科学新生活 文丛

U0304439

超级燃料

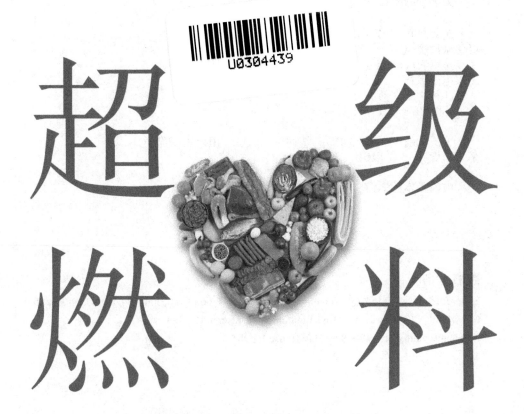

好脂肪与坏脂肪

[美] 詹姆斯·迪尼可兰东尼奥（James DiNicolantonio） / 著
约瑟夫·麦克拉（Joseph Mercola）

桂林 / 译

SUPER FUEL

KETOGENIC KEYS TO UNLOCK
THE SECRETS OF GOOD FATS, BAD FATS,
AND GREAT HEALTH

人民邮电出版社
北京

图书在版编目（CIP）数据

超级燃料：好脂肪与坏脂肪 / （美）詹姆斯·迪尼可兰东尼奥（James DiNicolantonio），（美）约瑟夫·麦克拉（Joseph Mercola）著；桂林译. -- 北京：人民邮电出版社，2021.3（2021.11重印）
（科学新生活文丛）
ISBN 978-7-115-55540-3

Ⅰ. ①超… Ⅱ. ①詹… ②约… ③桂… Ⅲ. ①减肥—基本知识 Ⅳ. ①R161

中国版本图书馆CIP数据核字(2020)第247318号

版权声明

◆ 著　　　　　［美］詹姆斯·迪尼可兰东尼奥（James DiNicolantonio）
　　　　　　　［美］约瑟夫·麦克拉（Joseph Mercola）
　　译　　　　桂　林
　　责任编辑　刘　朋
　　责任印制　王　郁　陈　犇
◆ 人民邮电出版社出版发行　　北京市丰台区成寿寺路 11 号
　　邮编　100164　电子邮件　315@ptpress.com.cn
　　网址　https://www.ptpress.com.cn
　　北京虎彩文化传播有限公司印刷
◆ 开本：700×1000　1/16
　　印张：15.25　　　　　　　2021 年 3 月第 1 版
　　字数：233 千字　　　　　2021 年 11 月北京第 2 次印刷
　　著作权合同登记号　图字：01-2019-3991 号

定价：69.00 元

读者服务热线：(010)81055410　印装质量热线：(010)81055316
反盗版热线：(010)81055315
广告经营许可证：京东市监广登字 20170147 号

内容提要

长久以来，人们对于脂肪的认识比较混乱，存在很大的误区，特别是动物脂肪一直处于被妖魔化的边缘。然而近年来的科学研究显示，保持脂肪摄入平衡是维持人体健康的重要基础。

我们的饮食中应该包含哪些类型的脂肪？又有哪些类型的脂肪应该避免食用？如何选择健康脂肪的来源？怎样保持各种健康脂肪摄入量的平衡？对于这些问题，一些膳食建议常常会使大家晕头转向，不知所措。麦克拉博士和迪尼可兰东尼奥博士基于严谨的科学分析，在本书中通过大量的事实、可靠的数据以及通俗易懂的文字为我们逐一解答这些问题，并提供了具有可操作性的实用建议。通过阅读本书，你还可以发现许多困扰自身多年的健康问题的根源，从而开启一段美好的旅程。

本书原著出版后受到了诸多科学研究机构和科学家的肯定与支持，希望本书能为你正确认识与理解脂肪在人体活动和健康方面的重要作用提供参考。

献给我亲爱的妻子梅根，也献给我的两个出色的孩子亚历山大和艾玛琳，感谢你们一直爱我，在背后支持我。

——詹姆斯·迪尼可兰东尼奥

献给我的父母亲。在过去的一年里先后失去你们两位至亲对我来说是一个难以承受的打击。感谢你们在我的一生中爱我和支持我，也感谢你们为我创造了坚实的基础。正是因为有了这样的基础，我才敢于教育他人。

——约瑟夫·麦克拉

前　言

来自作者迪尼可兰东尼奥博士的按语

有一个流传很广却不正确的观点是多不饱和植物油（例如玉米油、大豆油以及红花油）具有促进健康的作用，大家应该用它们代替饱和脂肪，特别是动物来源的饱和脂肪，比如黄油、猪油以及牛油。我们将在本书中澄清这个问题。

在本书中，我们将向读者们分享证据，为大家展示：与绝大部分现代人的饮食结构相比，人体在演化过程中已经适应了依靠更少的 ω-6 脂肪酸以及更多的 ω-3 脂肪酸来维持生存，而现代饮食中脂肪成分比例失衡是很多种慢性病的根源所在，这些慢性病正在折磨着数以百万计的人。我们还将向大家展示，食物中的脂肪成分如何控制机体对脂肪的储存，哪一种类型的脂肪最有利于机体和大脑的健康，以及哪一种类型的脂肪最有利于减肥。

在向大家介绍完 ω-6 脂肪酸、ω-3 脂肪酸以及它们之间的比例失衡会对机体健康造成怎样的结果之后，我们还将告知读者，如何通过明智地选择食物进行补充，将这些脂肪酸恢复到最佳水平。我们希望《超级燃料：好脂肪与坏脂肪》一书能够指导大家仅仅通过简单调整食物中的脂肪成分就重获健康，而且无须抑制自己对美食的渴望。

来自作者麦克拉博士的按语

我的上一部作品是《脂肪革命：高脂低碳，科学生酮》，其中就目前非常流行的生酮饮食以及原始饮食向读者们展示了全新的策略。我撰写那本书的目的是帮助大家理解，对于维持机体的整体健康状态来说，线粒体具有哪些重大价值，以及为了利用脂肪作为主要能量来源，如何采取周期性生酮的方式来帮助自己恢复新陈代谢的水平。根据《脂肪革命：高脂低碳，科学生酮》之中提供的模式可知，脂肪是人体最主要的宏量营养素。根据机体所处新陈代谢周期的不同，脂肪应该提供每日摄取的总能量的 50%~85%。

由于篇幅所限，在《脂肪革命：高脂低碳，科学生酮》一书中，我并没有深入探讨为什么脂肪选择是至关重要的问题。撰写本书的目的正是填补这个空白，同时为读者们提供最坚实的科学证据，使大家能够透过浑水清晰地看到真相，看到某些公共健康权威、内科医生以及新闻记者如何迷惑了至少两代人，尽管他们原本也是出于好心。

目 录

引言：有关脂肪的困惑

数十年来，饱和脂肪一直处于被妖魔化的状态，人们都认为饱和脂肪应该为胆固醇水平升高以及动脉栓塞负责。与此同时，医学和营养学组织为植物油赋予了有益于健康的光环。这基于以下事实：摄取饱和脂肪会升高血液中的胆固醇水平，而摄取植物油（主要由多不饱和脂肪酸构成）会降低血液中的胆固醇水平。但是，最近又有一条接一条的头条新闻在反复宣称，其实大家都被误导了，食用饱和脂肪不仅没有问题，实际上还对健康有益。向大家分享这些消息的是一些专业化营养组织和官方饮食指导机构，其中很大一部分正是原来要求我们远离饱和脂肪的那些单位。看上去专家们每周告知我们的消息都是不一样的，其中哪些我们可以相信？

如果有的读者打算执行 2015 版美国膳食指南（Dietary Guidelines for Americans，DGA），那么为了降低自己的胆固醇水平和罹患心脏病的风险，每日就应摄取大量植物油，例如棉籽油、大豆油、玉米油、红花油以及葵花籽油。与此同时，还要削减饱和脂肪的摄入量，在每日摄取的总能量之中，将饱和脂肪提供的热量控制在 10% 以下（2015 版美国膳食指南的建议）。为此，读者们需要有节制地食用红肉（牛肉、羊肉等）和猪肉；对于奶制品来说，要选择脱脂或者低脂的产品。另外一个问题是，美国膳食指南鼓励摄取植物油，但是另外一种非常重要的脂肪类型——ω-3 脂肪酸被彻底忽视了。很早之前，人们就认识到 ω-3 脂肪酸有益于心脏健康，但是在现在的美国膳食指南中没有相关的推荐内容。不仅如此，目前它还处于被攻击的状态。

最近，有些头条新闻谈及了 ω-3 脂肪酸与心血管健康的相关性，也许有的读者并没有读到这些新闻，下面我为大家列举几条。

- 归根结底，ω-3 脂肪酸补充剂并不能降低罹患心脏病的风险。（《时代周刊》，2012 年 9 月 12 日）
- 每日服用鱼油补充剂，可能并不会有助于心脏健康。（WebMD——美国互联网医疗健康信息服务平台，2014 年 3 月 17 日）
- 相关研究的结果并不支持人们原来所宣称的鱼油的疗效。（《纽约时报》，2015 年 3 月 30 日）

这几条新闻足以让人晕头转向，不知所措。很多心血管专家不再认为 ω-3 脂肪酸对心脏健康有益，甚至埃里克·托普尔博士也是如此。他是医景（Medscape，一个很受重视的医学信息收集网站）的主编。托普尔说道："有大量病人来找我，询问有关鱼油的问题，我请求他们停止服用鱼油。"医景上的文章也写道，托普尔博士在谈及鱼油的时候，认为它不宜食用……托普尔还曾经说过："鱼油毫无价值，我们也没有必要再去讨论剂量合不合适或者是否存在配制的原因，它就是不起作用。"

考虑到人们本来认为服用鱼油补充剂有好处，才花费自己辛苦挣来的钱去购买，如果它真像托普尔博士说的那样毫无价值，这件事本身就已经够坏了。不过，更糟糕的是，权威人士还想让我们相信鱼油补充剂不仅对健康没有一丝好处，实际上它还是有害的。有人指控它应该为增加罹患前列腺癌的风险负责。

- 服用过多的鱼油可能会大幅增加罹患前列腺癌的风险。（WebMD，2013 年 7 月 10 日）
- ω-3 脂肪酸与罹患前列腺癌风险的增加有关。（美国癌症学会，2013 年 7 月 17 日）

那么，哪一个才是真的？鱼油或者磷虾油之中的 ω-3 脂肪酸到底是有益还是有害？对于我们的健康来说，饱和脂肪是好的还是坏的？我们为什么要问这些问题？为什么会有这些争论存在，我们怎么会到达这种地步？也许最重要的一个问题是：我们应该怎么做。

在开始寻找这些问题的答案之前，让我们先快速回顾一下脂肪到底是什么，它们会发挥什么样的作用，以及每一种食物中含有哪一种类型的脂肪。

脂肪入门知识

营养学家在随意抛出专业词汇（例如"饱和脂肪酸"或者"多不饱和脂肪酸"）的时候，想当然地认为每个人都理解这些词汇的真实含义。如果有的读者不能确定这一点，那么不用担心，并非只有你是这样的。实际上，绝大部分人都不能明确地区分各种脂肪，很多新闻记者也是如此。从大众健康的角度考虑，最坏的一件事不外乎这些记者即使并不具备相关知识，依然在坚持撰写文章，为大家提供饮食建议。不幸的是，很多内科医生对饮食脂肪也并不了解，繁忙的工作使他们挤不出额外的时间去了解最新的科学研究和发现。这些因素就导致了大众——说的就是你们——像应声虫一样，只会机械地重复营养学教条，哪一条最流行就模仿哪一条，也不管它是不是正确。

每当既往的裤子穿不进去的时候，我们常常会想裤子是不是在烘干之后缩水了。不幸的是，这只不过是自欺欺人而已。如果那些令人误入歧途的饮食建议没有什么价值，只能让大家的腰围增大一点，仅仅这一条就已经够糟糕了。事情的真相是，如果我们遵照饮食建议，摄入的几乎全部脂肪酸都是通过植物油获取的，那么增加几千克体重只能算是危害最小的后果之一。相对于其他的后果（例如增加罹患心脏病、痴呆、肿瘤、胰岛素抵抗、自身免疫性疾病以及早逝的风险），体重增加一点就像是在公园里漫步，最不值得一提。

为了让大家能够认清那些有关脂肪的膳食指南，首先让我们来介绍一下脂肪到底是什么。从生物化学的角度来说，食物中的脂肪与储存在我们臀部、腹部以及背部的脂肪具有相同的结构。对于每个人的健康来说，食物中的脂肪以及我们体内的脂肪都是必不可少的，即使那些看上去没有一丝多余脂肪的人也是如此。

脂肪的结构及其复杂性

为什么脂肪会影响健康？脂肪是如何影响健康的？这些是非常复杂的问题，如果我们想要研究这些问题，就先去仔细地观察一下脂肪。这是一大类生物分子，研究它们是如何组织起来的以及如何进行分类非常有意义。

超级燃料：好脂肪与坏脂肪

所有脂肪的共性之一是不溶于水，实际上它们也只有这么一个共性。无论我们是在处理植物油、黄油还是在处理猪油的时候，都会发现事实确实如此。脂肪之所以具有疏水性是因为它们都具有某种相同的结构要素。尽管存在着不同的变化，但是脂肪分子主要表现为由碳原子配合氢原子构成的链状结构。我们可以把这种结构想象成一种曲折的图形，在每个转角的地方都存在氢原子作为标记。

这种微架构是非常重要的，正是这种微架构导致脂肪分子非常灵活，具有很强的线性延展性。如果我们把脂肪分子放在一起，它们就会表现出非常明显的"社会性"，通过伸展或者旋转与邻居联系在一起。尽管脂肪实际上是一个多样化的群体，具有非常广泛的生物学作用，但是每一种脂肪都具有这种特性。在脂肪的谱系图中，有一条分支占据优势地位。让我们把目光集中在它的身上，它就是甘油糖脂。

这个名字本身就揭示了这一类脂肪的共性：拥有一个由甘油构成的骨架结构。甘油是由三个碳原子组成的短链，不过每个碳原子并不是完全与氢原子结合，而是与一种被称为羟基的结构相连。除了甘油之外，所有甘油糖脂共同拥有的另外一个结构元素是上面我们曾经提到过的那一种由碳原子配合氢原子构成的链状结构。这种链条的一端是一种被称为羧基的结构，而链条与羧基组合在一起就形成了脂肪酸。

甘油糖脂的这种基本结构导致它天然就具有扩展性和多样性，能够与不同结构的脂肪酸以及其他的结构元素——体积庞大、具有亲水特性的磷酸盐结合，形成数量众多的变种。基于这种魔术般的组合，在脂肪中形成了两个密切相关而相互之间又存在明显差异的家族：甘油三酯家族和磷脂家族。也许有的读者已经非常熟悉甘油三酯这个名词，在我们每天吃的食物中都有它的存在，我们的血液以及脂肪细胞中也都包含这种成分。

磷脂就不像甘油三酯那么常见了，至少我们无法在杂货店直接买到。在磷脂的结构中同时含有疏水的脂肪酸以及体积较大的亲水基团，因此它从结构上就呈现两种不同的特点，一侧是亲水的头部，另外一侧是两条疏水的尾巴。我们可以把它想象成长有两条尾巴的蝌蚪。当磷脂分子被倒入水性环境之中的时候，结构上的特性会让磷脂分子出现魔术般的变化。

在这个时候，磷脂分子会自发地形成薄膜或者薄板样的结构，分子头部并排排列，并且都朝向外侧，也就是接近水的一侧。两层相对的分子共同构成类似三明治的结构，位于内部的分子尾巴相互粘在一起。这种结构是所有生命形式的基础，每一个细胞都利用磷脂构成的生物膜作为屏障或者分隔材料。也就是说，甘油三酯和磷脂两个家族分享某些共同的特征，不过本质上是为完全不同的目的服务的。甘油三酯为机体储存高密度能量，而磷脂是细胞膜的基本成分。换句话说，机体由磷脂构成，以甘油三酯为能量来源。

在开始介绍如何利用脂肪之前，我们还需要探索一下脂肪酸结构中另外一个方面的问题。在前文中，我们已经介绍过脂肪酸最简单的形式是曲折的线性结构，然而碳原子与碳原子之间的结合方式存在变化，由此也就导致了脂肪酸可以具有非常精细的结构。当相邻的碳原子之间都是通过一个共价键相连的时候，碳链具有一定的弹性，能够弯曲；而当多个碳原子都是通过双键相连的时候，碳链将会变成刚性结构。

因此，通过产生更长的链条，或者增加一个或多个双键，就可以形成结构相当复杂的脂肪酸。如果这些脂肪酸被整合到细胞膜之中，本质上就会发挥重要的结构和调控功能。

大家知道，在希腊字母表之中，α和ω分别是第一个和最后一个字母。为了命名不同的脂肪酸，化学家们根据双键的精确位置制订了一种编码方案，在描述脂肪酸的时候，通常是从羧基一端开始，而ω编号就是告诉大家从分子的另外一端（也就是终末位）开始，我们在什么位置能够找到第一个双键。举例来说，ω-3脂肪酸、ω-6脂肪酸、ω-9脂肪酸分别是指从羧基相对的那一端开始，在第3个、第6个及第9个碳原子那里可以找到第一个双键。

在这里需要提醒大家一下，ω编号并不意味着一种脂肪酸的任何生物学功能，无论对于健康来说，它是有益的还是有害的。ω编号只是用来命名脂肪酸的化学结构，至于这种被命名的每一种结构如何与机体的生物学功能相互影响，有待临床调查。

尽管每一个生物体都能够合成简单的脂肪酸，但是对于更加复杂的脂肪酸，只有某些类型的生物体才能够制造。因此，只要不是处于饥饿状态，我们通常能够产生足以满足机体需要的软脂酸，但是对于被称为EPA和DHA的长链ω-3脂肪酸来说，如果希望获得最理想的数量，我们必须通过食物获取。

超级燃料：好脂肪与坏脂肪

当听到"脂肪"这个词的时候，很多人会自然而然地产生负面的联想——我们应该尝试摆脱它。脂肪已经被妖魔化了很多年，由此导致了人们只要稍微一想到脂肪，身体上就会产生畏缩反应。考虑到超市的货架上随处可见无脂和低脂商品，加上医生和营养学家不断地警告大家选择咸肉和鸡蛋作为早餐注定会得心脏病，有这样的反应情有可原。

人们在讨论营养的时候，常常会忽视一个问题，那就是所有的脂肪和油脂无论是来自植物还是来自动物，它们都是由三种不同类型的脂肪酸组合而成的。这三种脂肪酸是饱和脂肪酸、单不饱和脂肪酸以及多不饱和脂肪酸。没有一种脂肪和油脂完全是饱和的，也没有一种脂肪和油脂完全是不饱和的。比如猪的脂肪（包括咸肉中的脂肪和猪油），有些人别说吃了，甚至一想到它就会感到不寒而栗，而实际上猪的脂肪中单不饱和脂肪酸的含量高于饱和脂肪酸，而在这些单不饱和脂肪酸之中，占据主导地位的类型是油酸。人们常说橄榄油有益于健康，而橄榄油之所以有这样的效果恰恰是因为它含有大量的油酸，是不是很令人惊奇？

除此之外，我们饮食中的绝大部分饱和脂肪酸并不是来自动物，而是来自植物。事实确实如此。就拿椰子油来说吧，其中饱和脂肪酸的含量高达 90%。现在世界上有很多营养学阵营，分别支持原始饮食、严格的素食、素食以及低碳饮食。这些营养学阵营相互敌对，好像橄榄油是唯一一种所有这些阵营都支持食用的脂肪，而橄榄油中也含有差不多 14% 的饱和脂肪酸。

也许有的读者会好奇，"饱和""单不饱和"以及"多不饱和"这些词汇都是什么意思？大家需要从一开始就掌握正确的相关基础知识，只有这样才能够更加容易地理解随后的内容。在此，我们也将澄清真相，每当我们提到饱和脂肪的时候，并不意味着它会堵塞血管，而植物油也并不是通往健康和欢乐的单程票。

"饱和""单不饱和"以及"多不饱和"这些词汇与脂肪酸的化学结构有关。为了简单起见，在下面的讲述中，我们将用"脂肪"一词代替脂肪酸。脂肪是由碳原子连接在一起形成的一长串结构，不过每个碳原子还有额外的空间可以与其他的原子（也就是氢原子）相互连接。如果在脂肪的结构中每一个碳原子的额外空间都已经被氢原子填满，那么这种脂肪就被称为饱和脂肪，也就是说被氢原子所饱和。这就是饱和的含义，并不像有些读者想的那样，是指它会充满我们的血管。

如果脂肪中有两个以上的碳原子相互折叠，通过双键结合就会挤占氢原子的空间，此时脂肪中的氢原子数量少于没有双键时的氢原子数量，我们就认为这种脂肪是不饱和的。如果在脂肪的整个分子之中只有一个双键，这种脂肪就被称为单不饱和脂肪（Monounsaturated Fat，其中的"mono"意味着1）；而在脂肪的整个分子中含有两个或两个以上的双键的时候，正如大家猜测的那样，它就被称为多不饱和脂肪（Polyunsaturated Fat，其中的"poly"意味着1个以上）。

在通常情况下，饱和脂肪、单不饱和脂肪以及多不饱和脂肪是同时存在的，因此，我们食用的每一种油脂都由这三种类型的脂肪共同构成。不存在哪一种脂肪或者油脂完全是饱和的或者完全是不饱和的现象。在表0.1中，我们为大家简单总结了几种脂肪和油脂中三种类型的脂肪酸的构成比例。

表0.1　不同脂肪和油脂中脂肪酸的构成比例

脂肪和油脂 *	饱和脂肪酸	单不饱和脂肪酸	多不饱和脂肪酸
椰子油	91%	6%	3%
羔羊油脂	58%	38%	4%
牛油	49%~54%	42%~48%	3%~4%
鸭油	35%	50%	14%
棉籽油	29%	19%	52%
橄榄油	16%	73%	11%
芝麻油	15%	41%	43%
葵花籽油	13%	18%	69%
红花油	9%	11%	80%
高油酸葵花籽油	9%	81%	9%

＊由于饲喂方式不同，例如草饲或者谷饲，动物性脂肪中脂肪酸的构成比例会有微小的差异[1]。

现在大家已经知道了这几个词的真实含义，那么脂肪或者油脂是饱和的还是不饱和的有什么意义？在解释这个问题之前，先让我们回答一个问题：脂肪和油脂之间有什么差异？脂肪在室温下是固体，例如牛油和猪油；而油脂在室温下是液体，例如菜籽油和大豆油。一种脂肪或者油脂是处于固体状态还是处于液体状态，取决于分子中双键的数量，双键越少，也就是越饱和，在相对较低的温度下就会越坚固。正是基于这个原因，当牛油和黄油被放在冰箱里的时候，它们完全呈固体状态；但是鸡油和鸭油即使被放入冰箱中也不会完全凝固，可以用勺子舀出来。也就是说，高度不饱和的油脂即使处于低温环境也不会凝固，而主要由单不饱和脂肪酸构成的油脂在一定条件下会凝固。因此，橄榄油被储存在冷柜中的时候会部分凝固，但是富含不饱和脂肪酸的鱼油和磷虾油即使被储存在冷柜中，依然会处于液体状态。

对于不同类型的脂肪酸来说，化学稳定性远比它是处于固体状态还是处于液体状态更重要。简而言之，饱和脂肪比不饱和脂肪更稳定。由于双键的存在，不饱和脂肪酸在加热、光照以及接触空气的时候容易出现对人体有害的化学变化。双键数量越多，不饱和脂肪就越敏感。也正是由于这个原因，有些油脂比较适合用于烹饪，有些最好冷食，而有些完全不能食用。玉米油和葵花籽油以多不饱和脂肪酸为主，因此最好不要用它们进行烹饪，而椰子油和动物性油脂富含饱和脂肪酸，因此它们适合用于烹饪。

如果有的读者不确定为什么脂肪和油脂会曝露在高温、空气或者光照条件下，那么让我们快速回顾一下这个问题。制造商从动物身上收集脂肪，此后为了去除可能混杂的肌肉和骨骼，通常会进行炼制，让脂肪溶解，然后以灌装方式销售。在炼制过程中，脂肪会同时曝露在高温、空气以及光照条件下。但是，由于动物性脂肪中含有较高比例的饱和脂肪酸，能够更好地保持完整性，高温和压力造成的损害很小。即使是含有较多多不饱和脂肪酸的动物性脂肪（例如鸡油和鸭油），由于其中也含有相当可观的饱和脂肪，因此也相对稳定。在我们将这些油脂放入锅中进行烹饪的时候，油脂再一次曝露在高温、空气以及光照条件下，不过它们还是稳定的，能够经得起高温的考验。

除了椰子油、棕榈油以及其他富含油酸的油脂之外，来自植物的油脂通常以不饱和脂肪酸为主。这也就意味着它们并不是很适合高温烹饪。脂肪并不是大豆和玉米等原料中含量最高的成分，为了从这些原料中提取大量油脂，需要使用相当高的温度和压力。我们每个人都可以使用曾祖母曾经用过的方法，在自己家的厨房里炼制猪油和牛油，但是如果没有价值几百万美元的设备和场地，我们就很难利用玉米和大豆生产出油脂。

在对植物油进行罐装之前，为了澄清、减色以及除臭，需要再次加热。（大家可以查看图0.1，我们为大家描述了植物油的加工过程。）而在灌装之后，这些被储存在透明塑料瓶中的植物油会被放置在货架之上。此时，它们将无时无刻不曝露在光照之下。在被送往商店之前，这些脆弱的油脂多次曝露在高温、空气以及光照条件下，而当我们将其用于烹饪时更是如此。如果有的读者对橄榄油的情况感兴趣，那么现在让我们来打消你的顾虑。橄榄油以单不饱和脂肪酸为主，多不饱和脂肪酸只占很小的比例，因此用橄榄油进行烹饪是安全的。大家要记住，脂肪酸结构中双键的数量决定着它的脆弱程度，即是否容易被破坏，而单不饱和脂肪酸只含有一个双键。

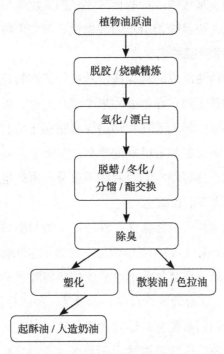

图0.1　植物油的加工过程 [2]

对于植物油生产厂商来说，在生产过程中采用的具体技术和加工顺序存在差异，图0.1只是为大家提供大体的描述，告知大家大量生产植物油所需要的加工操作步骤。

植物油

我们把很多植物来源的油脂称为植物油，实际上它们都来自谷物、豆类以及种子，例如玉米、大豆、棉籽、红花籽以及葵花籽。因此，此处的"植物"一词与我们头脑里的植物并不完全相同。大家思考一下就会知道情况确实如此，我想应该没有人听说过西兰花油和茄子油。

正是基于这个原因，这些油脂也常常被称为工业化加工的植物种子油。当普通大众为了降低罹患心脏病的风险，忠实地执行政府颁布的健康饮食建议的时候，通常会停止购买黄油和咸肉，也不会再像过去那样使用猪油和牛油进行烹饪，也就是说抛弃历史悠久的动物性脂肪，转而用那些更加健康的植物油（实际上这只是一种推测）来代替。那些相对年轻的人也许从来没有接触过传统的油脂，没有福气享受传统美味带给我们的愉悦，例如用鸭油炸的土豆以及因为添加了猪油而变得异常酥脆的馅饼皮。

用人造黄油、植物油制成的涂抹酱以及各种黄油的替代品通常都含有大量的工业化加工的植物种子油。在过去的半个多世纪里，医生和营养学家一直认为它们有益于心脏健康，特别是在和动物性脂肪相比的时候。数十年来，饱和脂肪默默地承担着导致肥胖和心脏病的罪名。实际上，人们一直把饱和脂肪和动脉堵塞联系在一起，就好像它们两者密不可分，由此也就导致了在饮食建议中推荐大家用植物油代替饱和脂肪。

工业化加工的植物种子油都富含一种特定类型的脂肪酸，这种脂肪酸被称为亚油酸（Linoleic Acid，LA）。亚油酸是一种多不饱和脂肪酸，人体在摄取之后通常会导致一个后果，那就是降低血液中的胆固醇水平。亚油酸是公认的人体必需的脂肪酸之一。在合理的饮食中，如果某一种成分被认定为"必需"，其中的含义并不仅仅是我们需要它，还隐含着另外一层意义，那就是人体无法利用其他的原料进行合成，也就是说我们必须通过食物获取。不过，尽管亚油酸是人体必需的脂肪酸，我们现在的日常摄取量也有些太高了，其中绝大部分都来自人体工业化加工的植物种子油。对于现代人来说，几乎不存在亚油酸缺乏的风险。

根据比较陈旧的数据，在我们每日摄取的总能量之中，亚油酸至少应该占据 2% 的比例，但是目前看来，这个数值明显被高估了。最新数据显示，我们只要达到这个数值的 1/4~1/2 就足够了，也就是在每日摄取的总能量之中，由亚油酸提供其中的 0.5%~1%。大家需要正确地看待这个问题，就现在的美国人来说，由亚油酸提供的能量在每日摄取的总能量之中占据的比例高达 7%~8%。纵观全人类的历史，从来没有出现过如此高的数值。换句话说，现代人真的没有出现亚油酸缺乏的风险。

尽管如此，在全世界范围内，由卫生机构颁布的大量膳食指南依然在向大家建议，为了降低罹患高胆固醇血症的风险，应增加亚油酸的摄取量，并且希望以此降低全球的心脏病负担。从数十年前开始，动物性脂肪的消耗量逐渐减少，而既脆弱又不稳定的亚油酸通过植物油这种著名的形式在饮食中占据了主导地位。

大家应该记住，种子油的榨取需要工业化加工。纵观人类的饮食历史，在相当长的时间里，由于一直不存在能够轻易生产种子油的技术，它们一直可以被忽略不计。直到最近，这些种子油才在食物中占据重要地位。那些由政府机构颁布的营养学建议实际上来自某些内科医生和营养学家，推荐大家用种子油取代人类已经食用了几个世纪的其他脂肪和油脂，这本身就非常奇怪。实际上，这些内科医生和营养学家并没有任何证据支持他们的观点。

从 1961 年开始，美国心脏协会建议全体美国人用植物油代替动物性脂肪，此后遍布全球的卫生机构和政府部门不停地向大家传达甚至是逐字灌输这种观念，由此导致了亚油酸消耗量的迅猛增加。在 1909 年至 1999 年之间，亚油酸在美国人每日摄取的总能量之中的比例从大约 2.8% 增长到 7.2%，也就是翻了差不多 2.5 倍 [3]。某种脂肪在总能量之中占据 7.2% 的比例，看起来并不是很多，不过大家不要被它欺骗。在 20 世纪，美国人的饮食结构发生了很多变化，而这一项是幅度最大的变化之一。

亚油酸消耗量的戏剧性增加的最主要的原因是大豆油的使用。大豆油中富含亚油酸，在 1909 年至 1999 年之间，美国大豆油的消耗量增加了不止 10 倍 [4]。在 20 世纪早期，在美国人的日常饮食中，ω-6 脂肪酸与 ω-3 脂肪酸所占的比例几乎相等，但是现在 ω-6 脂肪酸是 ω-3 脂肪酸的差不多 30 倍 [5, 6]。

有一种观点认为，如果食物中富含工业化加工的植物种子油，将会有益于健康。这种观点纯属无稽之谈。既然如此，为什么那些工业化加工的植物种子

超级燃料：好脂肪与坏脂肪

油会在我们摄入的总能量之中占据如此重要的地位？为什么会出现相互矛盾的信息？

我们认为，之所以会出现困惑是因为 ω–6 脂肪酸与 ω–3 脂肪酸在体内参与相似的生化过程，由此导致 ω–3 脂肪酸对机体产生好处的程度取决于它们需要与多少 ω–6 脂肪酸竞争。

大家可以把这种情况想象成消防员正在试图扑灭摩天大楼燃起的大火。尽管有足够的消防员和水，如果火焰完全失控或者扩散到周围的多栋建筑，消防员就会很难取得进展。火焰自身的温度越高，扩散的速度越快，扑灭它就越困难。在这个时候，并不是消防员没有履行职责，只是他们无法与失控的大火对抗。ω–6 脂肪酸与 ω–3 脂肪酸之间的关系也是如此。在我们的饮食中，ω–6 脂肪酸的含量越高，ω–3 脂肪酸想要产生影响，向大家展示有益的效果就越困难。

有一点毫无疑问，现代饮食中含有大量的 ω–6 脂肪酸。很多研究之所以得出 ω–3 脂肪酸对于某些特定的疾病过程没有影响的结论，是因为他们忽略了研究对象的饮食中大量 ω–6 脂肪酸的作用。并不是 ω–3 脂肪酸毫无作为，而是面对占据绝对优势的 ω–6 脂肪酸，它们无能为力，就像消防员尝试用咖啡杯扑灭大火一样。

有了这样的想法，让我们再次审视那些认为 ω–3 脂肪酸对健康无益的研究。为了抵消绝大部分现代人饮食中 ω–6 脂肪酸的作用，必须为研究对象提供大约每日 4 克 ω–3 脂肪酸，而在这些研究中，几乎每一个人都使用了 1 克甚至更低的剂量。

我们毫不奇怪，在大量摄入 ω–6 脂肪酸的背景下，选择如此小剂量的 ω–3 脂肪酸根本就不足以展示出它的任何益处。如果我们转向意大利和日本（在这两个国家，居民饮食中 ω–6 脂肪酸与 ω–3 脂肪酸之间的比例大约为 4∶1[7]，相比于美国 30∶1[8] 的比例可以说是有天壤之别），研究结果就会截然不同。在意大利和日本进行的研究中，全都观察到了 ω–3 脂肪酸为健康带来的好处。

ω–3 脂肪酸的类型

我们在前文中曾经提到过亚油酸是 ω–6 脂肪酸的一种亚型。同样，ω–3 脂肪酸作为一大类脂肪酸，也包含几个不同的亚型，其中有几种大家可能比较熟悉，如 α- 亚麻酸、二十碳五烯酸（Eicosapentaenoic Acid，EPA）以及二十二碳六烯酸（Docosahexaenoic Acid，DHA）。α- 亚麻酸主要存在于绿叶蔬菜、坚果以及种子（例如亚麻籽和奇亚籽）之中，而 EPA 和 DHA 主要存在于富含油脂的鱼类、甲壳类动物以及磷虾体内。草饲反刍动物（例如牛、绵羊、山羊以及鹿）的体内脂肪中也含有少量的 EPA 和 DHA。除此以外，蛋黄也是如此。当我们饲喂母鸡的时候，如果向饲料中添加鱼粉、亚麻籽或者奇亚籽，母鸡就会将这些种子之中的 α- 亚麻酸转化为 EPA 和 DHA。EPA 和 DHA 的分子链要长于 α- 亚麻酸，因此，EPA 和 DHA 有的时候又被称为"长链 ω-3 脂肪酸"，或者"长链的海洋脂肪"。它们之所以会有后面这个名称是因为它们主要来自海产品。

α- 亚麻酸与亚油酸一样，也属于人体必需的脂肪酸，人体无法合成，只能通过食物获取。研究证据显示，在旧石器时代，我们的原始祖先每日摄取的 α- 亚麻酸差不多是现代人的 10 倍，大约为 14 克 / 日[9, 10]，而现代人只有 1.4 克 / 日[11]。与 ω-6 脂肪酸的情况正好相反，相对于祖先，我们现在每日摄取了比他们多得多的 ω-6 脂肪酸，而 ω-3 脂肪酸远远不足。

α- 亚麻酸是一种必需的脂肪酸，但从技术层面来讲，EPA 和 DHA 不属于必需的脂肪酸，这是因为 α- 亚麻酸在体内可以被转化为 EPA 和 DHA。也是基于这个原因，α- 亚麻酸又常常被称为"亲本"ω-3 脂肪酸。有些麻烦的是，在全人类之中，绝大部分人并不能有效地进行这种转化，处于生育年龄的女性能够将 21% 的 α- 亚麻酸转化为 EPA，将 9% 的 α- 亚麻酸转化为 DHA，剩余的大部分人只能将大约 5% 的 α- 亚麻酸转化为 EPA，而能够被转化为 DHA 的 α- 亚麻酸只有 0.5%[12]。考虑到我们的食物中通常只含有很少量的 α- 亚麻酸，人体最终能够获得的 EPA 和 DHA 就微不足道了。由于 ω-3 脂肪酸的摄取量都很低，同时虽然 α- 亚麻酸能够在体内发挥一定的有益作用，但是对于某些生化过程来说，EPA 和 DHA 的作用更加强劲甚至是不可或缺的，它们的作用远远不能够被 α- 亚麻酸所替代，因此，EPA 和 DHA 完全应该被认定为一种"半必需的"脂肪酸。

如果 EPA 和 DHA 对健康来说确实非常重要，那么为什么我们的机体只能将很少量的 α- 亚麻酸转化为长链 ω-3 脂肪酸？这里面有两个主要的原因。首先，在旧石器时代，人类摄取的 α- 亚麻酸的量是非常巨大的，即使转化率低下，依然能够为机体提供足够的 EPA 和 DHA。其次，在旧石器时代，人类摄取 EPA 和 DHA 的量也很高，每天有 2000~4000 毫克[13, 14]。而现在我们的 α- 亚麻酸摄取量很低，再加上我们将 α- 亚麻酸转化为 EPA 和 DHA 的能力低下，这就导致大部分人都缺乏这些至关重要的脂肪酸，它们在一定条件下也就成为了"必需的"脂肪酸。如果我们希望将 EPA 和 DHA 的摄入量与自己机体的需求相匹配（在既往的很多年里，人体已经适应了通过食物大量摄入 ω-3 脂肪酸，同时很少有人听说过心脏病和肥胖症，这种状况直到近期才出现了改变），我们就需要将 α- 亚麻酸、EPA 和 DHA 的摄入量增加 10 倍以上。

为什么说 EPA 和 DHA 非常重要？原因很简单，如果机体处于这些脂肪酸缺乏状态，同时伴有 ω-6 脂肪酸过剩，特别是机体通过工业化加工的植物种子油（例如大豆油、棉籽油、玉米油以及红花油）摄取了大量劣质的 ω-6 脂肪酸，就会形成多种慢性退行性疾病。这些疾病目前正在工业化世界肆虐，每个患者都变得虚弱不堪。最近的研究结果显示，过量摄取工业化加工的植物种子油（含有大量 ω-6 脂肪酸）与心血管疾病、慢性退行性疾病、痴呆甚至糖尿病和肥胖症都有密切的关系。

通过饮食大量摄取劣质的 ω-6 脂肪酸，再加上缺乏 ω-3 脂肪酸，会增加罹患自身免疫性疾病的风险。这些疾病包括乳糜泻、克罗恩病、溃疡性结肠炎以及类风湿性关节炎，哮喘和其他的肺部疾病（例如慢性阻塞性肺病）、过敏、神经系统疾病（多发性硬化症、亨廷顿氏舞蹈症、帕金森氏病）以及眼部疾病（老年性黄斑变性）的发病率也会有所升高。

通过工业化加工的植物种子油增加 ω-6 脂肪酸的摄入量可能会增强食欲，抑制饱腹感，由此导致过度进食。如果有人已经罹患了上面提到的胃肠道疾病（例如乳糜泻、克罗恩病、溃疡性结肠炎），肠道的损伤就会影响对食物以及营养素的吸收，从而导致维生素及矿物质缺乏，进一步降低机体将 α- 亚麻酸转化为 EPA 和 DHA 的能力。随着越来越多的人被确诊罹患上述疾病，这个问题将变得越来越严重。

另外，如果我们拥有充足的 ω-3 脂肪酸来平衡 ω-6 脂肪酸，就有助于抑制炎症，促进大脑内负责记忆与认知功能的神经元生长，从而使大脑与肌肉组织之间能够健康地交流信息。拥有充足的ω-3脂肪酸还可以维持健康的血管功能，而健康的血管功能是将血压控制在合适范围的前提条件，此时心脏的整体功能也会处于合适的状态。可以说，机体内几乎没有哪个系统不需要补充足够的ω-3脂肪酸。它们不仅作为细胞膜的构建模块，是必不可少的结构性成分，还是重要的信号分子。如果我们并不想仅仅维持苟延残喘的状态，而是希望自身健康而茁壮，那么我们就需要纠正脂肪酸的失衡状态，无论是盘子里的食物还是我们机体内的脂肪酸比例都是如此。

当我们变老的时候，将α-亚麻酸转化为长链ω-3脂肪酸所必需的某些维生素和矿物质会进一步缺乏，而胰岛素抵抗（这种情况现在非常流行）会对原本就已经很差的转化能力造成干扰。此时的机体就像一个慢撒气的汽车轮胎，随着年龄的增大，恰恰在更加需要ω-3脂肪酸的时候，补充能力却在逐渐下降。相比之下，ω-6脂肪酸依然在大量涌入，进一步对ω-3脂肪酸造成稀释，加重机体的炎症负担。

面对这种情况，我们应该怎么做

医生、营养学家以及政府的专家曾经推荐大家大量摄取植物油。实际上，这是一种错误的选择。与此同时，他们对于正确的选择却一直保持沉默。当然，我们在这里使用"错误"和"正确"两个词并不是非常准确，毕竟无论是ω-3脂肪酸还是ω-6脂肪酸，机体都需要。不过，我们要做的事情应该与膳食指南的建议背道而驰：尽量减少通过植物油摄取ω-6脂肪酸，同时通过富含油脂的鱼类、放养动物出产的肉类食物以及蛋黄获取更多的ω-3脂肪酸。大家要记住，ω-3脂肪酸是一种脂肪，如果我们长期食用脱脂食物，将无法获得足够的ω-3脂肪酸。

这些就是本书的用武之地。本书将澄清有关脂肪的很多问题，对于那些所谓"有益于心脏健康"的植物油，我们会帮助大家认清其中的流言和错误想法。大家也许已经发现，新闻标题和杂志封面现在又开始骄傲地宣称"黄油回来了"，或者劝告大家在吃鸡蛋的时候完全没有必要把蛋黄丢进垃圾袋。我们曾经被欺骗过，现在这些是真的吗？对于脂肪来说，我们应该相信什么，真相到底在哪里？

如果大家有这些困惑，本书将会成为你们的生活指南。在随后的章节中，大家可以学到如下知识。

- 作者大力推荐周期性生酮的饮食模式。
- 为什么政府和私营的健康组织会建议大家削减动物性脂肪，而用更多的植物油来代替？他们是如何操作的？这样做会对机体健康造成怎样的伤害？
- 为什么我们的机体需要大量的 ω–3 脂肪酸？为什么很多人都达不到这个要求，存在 ω–3 脂肪酸缺乏的风险？
- 为什么我们曾经抱怨饱和脂肪会对健康产生很多消极影响，而实际上这些影响都是由工业化加工的植物种子油导致的？
- 为了在进入老年阶段的时候能够保持健康和活力，我们每日应该摄入多少 ω–3 脂肪酸和 ω–6 脂肪酸？有哪些食物比较合适作为脂肪酸的来源？
- 疾病、药物以及生活方式的问题是如何导致 ω–3 脂肪酸缺乏的？
- 较高的 ω–6 脂肪酸与 ω–3 脂肪酸之比是怎么导致糖尿病、体重增加甚至肥胖症的？通过这个问题，读者应该可以发现其中隐含的提示：在这几种情况下，仅仅削减碳水化合物的摄入量，并不能彻底解决问题。
- 为了判断是不是需要补充更多的 ω–3 脂肪酸才能够降低罹患慢性退行性疾病的风险，我们可以采用什么方法来测量体内的 ω–3 脂肪酸水平？
- 如何选择最健康的脂肪？其实这不是一个问题，其中包括哪些食物适合被添加到我们的食谱之中，应该选择哪一种油脂进行烹饪，以及如何选择补充剂（这个问题尤其适合那些在补充剂货架旁不知所措的读者）。

对于读者来说，你们可以把本书作为指南，利用它纠正体内脂肪失衡的状态，帮助自己远离慢性病。如果有的读者已经罹患了这些疾病，就可以利用本书帮助自己恢复。用一句话来说，就是优化脂肪平衡，使健康达到最佳状态！

第 1 章
历史回顾：被妖魔化的脂肪

纵观人类历史，在其中的绝大部分时间里，人类都是把脂肪作为食物中的重要组成部分。尽管现在我们一天 24 小时都可以从附近的便利店购买到食物，从而为机体提供充足的能量，我们甚至能够打电话订购，享受上门送餐服务，但是这种情况并不是向来如此。直至不久之前，战争、自然灾害以及其他无法预期的事件还会扰乱人类的日常食物供给，使我们无法彻底逃离饥荒的威胁。基于这个原因，脂肪由于能够比蛋白质和碳水化合物提供更多的能量，一直被看作一种"好东西"，是重要的能量来源。

我们的祖先通常会在晚秋宰杀牲畜，这种现象并不是偶然的，其中所蕴含的道理是，经过整个夏天和初秋的育肥，这些牲畜在被宰杀的时候能够提供更多富含能量且美味的脂肪。有些人或许还记得，在 20 世纪 40 年代，我们的祖母在选择瓶装牛奶的时候，还是通过上面那一层乳脂的厚度来判断质量的好坏的。这些情况说明，人类曾经把脂肪当作一种必不可少的东西，尽情享受它带给我们的愉悦。那么，是什么因素让人类对脂肪的看法发生了转变，蜂拥至超市寻找那些低脂甚至不含脂肪的食物？

饮食内的脂肪特别是饱和脂肪被妖魔化的过程始于 20 世纪 50 年代中期，起因是一位名叫安塞·季斯的研究人员发表了一篇论文。他的研究结果显示，机体从食物中摄取能量，其中来自脂肪的比例与退行性心脏疾病的死亡率之间存在相关性。换句话说，从食物中摄取的脂肪越多，死于心脏病的风险越高[1]。

这就是被看作里程碑的"六国研究"。实际上，季斯一共调查了 22 个国家，但是在发表这篇论文的时候，他忽略了其中 16 个国家的数据，而一旦将所有的数据都整合在一起，脂肪与心脏病之间的相关性就会被明显削弱 [2]。不久之后，英国研究人员约翰·尤德金医学博士发表了一篇论文，其中的结果显示饮食中脂肪的消耗通常会伴随着精制糖的消耗。也就是说，大量摄入脂肪的人群同时也会摄入大量的糖，实际上是糖导致了季斯所展示的结果而不是脂肪 [3]。

就季斯和尤德金两人的论文而言，无论哪一篇拥有更强有力的论据，都无法证实饱和脂肪和冠心病之间是否存在确切的因果关系，这是因为这两项调查从本质上都属于观察性研究。观察性研究是流行病学的研究方法之一，研究人员选择某个人群，观察他们的食物类型、生活习惯以及健康方面的后果，以此推断两者之间的潜在联系并向外扩展，形成适用于广大普通人群的假说。不过，这些假说必须经过进一步的科学实验来验证，否则它们并不比那些仅凭经验做出的猜测好多少。

举一个观察性流行病学研究的例子。生活在地中海地区的人常常拥有极好的健康状态以及较长的寿命，这种现象通常被归功于食用橄榄油、食谱中富含新鲜蔬菜，甚至适量饮用葡萄酒 [4]。实际上，出现这种现象也许仅仅是由于当地基础设施的原因，人们在很多地方无法乘车，需要走更多的路，或者是由于地中海沿岸新鲜的空气以及优美的景色，又或是由于当地的社区意识和尊敬老年人的风气，甚至是由于某些我们完全不了解的因素。流行病学研究很适合形成假说，但是在确定到底是哪些因素导致观测结果出现的时候并不可靠。

在季斯发表"六国研究"之后，另外一名研究人员爱德华·阿伦斯公布了自己的研究成果：如果利用经过高度工业化加工的植物油（特别是玉米油、红花油和棉籽油）代替食谱中的动物脂肪，人体血液中的胆固醇水平就会下降。随后的类似研究也证实了这个结果 [5, 6, 7]。此外，最容易导致胆固醇水平升高的脂肪是椰子油和乳脂，两者都含有大量的饱和脂肪。阿伦斯的发现把饱和脂肪与胆固醇水平升高牵扯在一起，为季斯的理论提供了充足的依据。

1961 年，也就是不久之后，一项公开发表的研究显示，胆固醇水平升高是冠心病的关键性危险因素之一 [8]。这项研究作为火种之一引起了大量研究，最终形成了所谓的"饮食－心脏假说"，也就是既然胆固醇水平升高是导致心脏病的主要因素之一，而饱和脂肪能够升高胆固醇水平，那么饱和脂肪就一定会导致心脏病。与此同时，既然多不饱和脂肪酸（主要来自植物油）能够降低胆固醇水平，那么它们应该有益于心脏健康。但是实际上，仅仅是 A（饱和脂肪）可以导致 B（胆固醇水平升高），而 B 和 C（冠心病）有关，这并不意味着 A（饱和脂肪）必然导致 C（冠心病）。

尽管这种不可靠的假说存在着明显的缺陷，美国心脏协会还是在 1961 年发表了官方意见，建议美国公民用植物油取代食物中的动物脂肪[9]。自此，饮食－心脏假说由一团小火苗逐渐变成了漫天大火，现在已经完全失去了控制，无论我们用多少水都无法将其扑灭。有一个方法可以让读者明了这种状况：你们下次去超市的时候，可以仔细查看陈列黄油的区域，其中充斥着各种人造奶油和植物油，很少能够找到真正的黄油。

什么是导致冠心病的真正因素

关于饱和脂肪导致胆固醇水平升高的真正机制，目前还存在争议。人们通常认为肝脏内低密度脂蛋白受体活性降低导致了胆固醇水平升高。在血管内，胆固醇以形成低密度脂蛋白的方式随血液流动，当低密度脂蛋白受体数量减少或者活性降低的时候，低密度脂蛋白颗粒及其所携带的胆固醇将不会被肝脏摄取，从而在血液中积聚[10]。多不饱和脂肪酸对低密度脂蛋白受体活性的影响正好与饱和脂肪相反，它们会提高受体活性，从而降低血液中低密度脂蛋白的含量[11, 12]。

这种理论貌似合理，但是存在一个问题。动物实验证实，只有当 ω-3 脂肪酸摄入量减少的时候，食物中的饱和脂肪才会导致胆固醇水平升高[13]。换句话说，ω-3 脂肪酸摄入量减少才更像是导致胆固醇水平升高的因素，而不是饱和脂肪本身。这种理论至少应该导致饮食－心脏假说稍微进行一些细化：A（ω-3 脂肪酸摄入量减少）导致了 B（胆固醇水平升高），而 B 和 C（冠心病）有关。

不幸的是，在营养学发展的历史过程中，我们错失了很多机会，这一次也是如此，饮食－心脏假说并没有得到调整，相关数据在被引述的时候，其中隐含的细节问题以及细微差别被完全忽略了。

季斯和海格斯戴进行的早期研究提示饱和脂肪是导致胆固醇水平升高（又被称为高胆固醇血症）的因素之一。这项研究并没有考虑 ω–3 脂肪酸的摄入背景，而 ω–3 脂肪酸缺乏可能不仅会产生高胆固醇血症，而且能够增加炎症反应，导致血液的异常凝固以及冠心病。

在随后的几十年里，饮食 – 心脏假说导致了人们对诸如牛奶、奶酪、黄油、猪肉以及牛排等食物的妖魔化，认为它们之中所包含的饱和脂肪会引起胆固醇水平升高。不过，并不是每个人都认为饱和脂肪是有害的。实际上，时至今日，在科学界依然持续存在着"胆固醇争论"，很多受人尊敬的研究人员和内科医生一直在宣称，无论是饱和脂肪还是较高的胆固醇水平，对于心脏健康都没有危害 [14]。

尽管如此，1977 年出版的《美国膳食目标》第一版中依然包含了联邦政府的官方指导意见，首次建议全体美国公民限制饱和脂肪的摄入量，同时增加多不饱和脂肪酸的摄入量，保证由多不饱和脂肪酸所提供的能量达到每日摄入的总能量的 10%。从 20 世纪 80 年代开始，美国膳食指南每隔 5 年会更新一次，每次都会重申这些建议 [15, 16]。也就是说，从 1977 年开始，美国人就被不断灌输多不饱和脂肪酸有益于健康的理论，并且被鼓励尽量避免摄入饱和脂肪。

这种多不饱和脂肪酸有益于健康的理论认为，限制饱和脂肪的摄入能够降低胆固醇水平，从而降低罹患心脏病的风险。但是，我们现在已经知道，当 ω–3 脂肪酸摄入量不足而 ω–6 脂肪酸摄入量过多的时候（在普通的美国人之中，这种现象非常普遍），饱和脂肪摄入量过低会导致某些促进炎症反应的物质合成增加，同时具有抗炎作用的物质合成减少，其最终的效果是增加罹患心脏病的风险，这恰恰与膳食指南希望达到的目的相反。

谈起目前营养学中不能令人信服的内容，上面所提及的只不过是冰山一角。从患者的食谱到学生的午餐，从哪种食物可以摆上货架到大众对"健康"的普遍看法，考虑到政府针对饮食所提出的官方建议将会影响我们生活的方方面面，我们有必要进行更多一些的研究，看看我们既往那些对于脂肪的认识是不是经得起时间的检验，或许在事实上它们已经到了需要进行重要更新的时候。

植物油和 ω-6 脂肪酸：
并不像大家认为的那样有益于心脏健康

一项被称为"护士健康研究"的大型饮食研究进行了长期调查，其结果显示，当调查对象增加多不饱和脂肪酸的摄入量之后，冠心病发生率降低了32%。这项研究还估计，在每日摄入的总能量之中，利用多不饱和脂肪酸或者碳水化合物代替饱和脂肪，如果由替代所产生的能量能够达到总能量的5%，那么罹患冠心病的风险就会降低42%[17, 18]。将冠心病的发生率降低42%，这是一种非常值得高兴的可能性。因此，在这些结果发表以后，几乎每个人都确信主要以亚油酸形式存在于植物油之中的 ω-6 脂肪酸对心脏有好处。

不过，这些研究在本质上依然是观察性研究，因此它们并不能证明因果关系。另外，在"护士健康研究"之中，对多不饱和脂肪酸摄入情况的估计基于饮食问卷调查，也就是要求调查对象说明在过去的某个特定时间段内对于某种特定食物摄入的多少和频次。对于大部分人来说，回忆三天前午餐吃了什么都是一件非常困难的事情。我们可以想象，尝试回忆在过去20年的时间里都吃过什么，其结果是多么不可靠，而20年正是这项研究的随访时间点之一。说得好听一点，这些调查问卷能够提供食品消耗的一个大致范围，如果苛刻一些，它们就毫无用处。对于调查人们真正的饮食状况，这些调查问卷无论从哪个方面来讲都是一种拙劣的方法，其结果也根本不能被看作真凭实据[19]。

由美国政府所提出的利用含有 ω-6 脂肪酸的亚油酸代替饱和脂肪的建议还得到了其他一些研究的支持。某项调查的结果显示，如果存在血液中亚油酸水平较低而饱和脂肪含量较高的现象，那么就会增加罹患代谢综合征、胰岛素抵抗以及炎症的风险[20]。还有些研究证实，血液中较低的亚油酸水平与罹患冠心病的风险之间存在密切联系，同时还会增加冠心病的死亡率，以及冠心病患者的全因死亡率[21, 22, 23]。这些研究结果常常被用来证实亚油酸有益于心脏健康的理念，鼓励人们增加植物油的消耗。但是，人们在那个时候并没有意识到炎症能够导致亚油酸氧化，产生相应的氧化产物，由此导致血液中的亚油酸水平降

低 [24, 25]。实际上，在一项研究中，研究人员调整了其他一些相关因素，此时血液中较低的亚油酸水平与死亡风险之间就没有那么强的相关性了 [26]。这些研究的结果提示，炎症能够降低血液中亚油酸的水平。也就是说，导致罹患冠心病以及死亡风险增加的因素并不是亚油酸摄入量不足，而是存在炎症反应。血液中的亚油酸水平降低可能仅仅是机体内炎症反应增强的标志之一，并不能反映饮食中脂肪的摄入情况。因此，当血液中的亚油酸水平降低的时候，我们最好想办法抑制炎症，而不是摄入富含 ω-6 脂肪酸的植物油。

有些人认为，我们从食物中摄取的脂肪会自动转化为血液中的脂肪。实际上，机体的代谢过程并不是这么简单。这一点很容易理解，当我们大量吃菠菜的时候，血液也并没有变成绿色。实际上，机体从食物中摄取的各种物质在进入血液之前会经过一系列生化过程，无论是结构还是数量都会发生显著改变。这种现象甚至在这些物质进入血液之后依然会发生。

地中海饮食

很久以前人们就注意到，居住在地中海地区的人罹患心血管疾病、糖尿病、肿瘤以及抑郁症的风险很低 [27]。而地中海饮食之所以声名远播还是因为那个熟悉的人物——安塞·季斯以及他在 20 世纪 50~60 年代进行的流行病学研究 [28]。季斯观察了隶属于 7 个国家的 16 个地区，发现地中海地区（包括意大利、克里特岛以及克罗地亚的南达尔马提亚）心脏病的发生率明显低于美国和北欧 [29]。他还注意到，日本人中心脏病的发生率也非常低。基于这些发表在"六国研究"之中的调查结果，季斯得出了结论：饱和脂肪是食物中最主要的反面因素 [30]。然而，地中海地区的人群过去并没有消耗大量经过工业化加工的植物油，在季斯引用数据的时候，这种情况被他忽略了。

季斯的研究还存在另外一个问题：实际上并不存在独一无二的地中海饮食模式。国别不同，人们的饮食习惯也存在差异，那些长寿且心脏病发生率很低的人群也并不是都不吃肉食和奶制品。想一想法国和意大利，他们并不是只食用低脂的布里干酪或者不含脂肪的意大利火腿。

当"六国研究"被用来进一步妖魔化饱和脂肪，认为它会升高胆固醇水平的时候，ω-3 脂肪酸的摄入情况也被忽略了，饮食分析中只报告了饱和脂肪酸、单不饱和脂肪酸以及多不饱和脂肪酸总量的摄入情况[31]。因此，"六国研究"并不能肯定地说美国及北欧地区之所以心脏病发生率高就是因为当地人摄入了过多的饱和脂肪以及 ω-3 脂肪酸摄入量不足。如果在研究的过程中调查了 ω-3脂肪酸的摄入情况，我们很可能就会抱怨 ω-3 脂肪酸摄入量不足而不是饱和脂肪才是导致心脏病的根源。

研究人员把所有这些细微的差别都掩盖起来，只留下饱和脂肪独自承担导致地中海国家和冠心病高发地区人口健康状态存在差异的罪责。如果在法庭上饱和脂肪被控危害了心脏健康，任何明智的陪审团都会嘲笑这种证据实在拿不上台面。

其他与饮食脂肪相关的研究

人们曾经研究过多种饮食模式，试图鉴别出有利于或有害于健康的个体因素，特别是在心血管疾病方面。有关地中海饮食的研究仅仅是其中之一。不幸的是，地中海饮食方式在当地并不是独一无二的，此项研究的这个缺陷同样折磨着其他的研究人员。季斯也不是唯一得出错误结论的科学家，而这些错误结论最终形成了当地的饮食规律。现在让我们来回顾一下其他国家的研究结果，看看它们是否支持饮食 - 心脏假说，分析一下它们的漏洞是不是比一块多孔的瑞士奶酪上的小孔还多。

很早之前就有人认识到日本人的心脏病发病率很低，不仅如此，20 世纪 60年代，在全世界范围内，日本都拥有最低的冠心病死亡率。与此同时，日本人饱和脂肪的消耗量也是最少的[32]。真是一个完美的证据，那么真是这样吗？

当时的日本确实拥有最少的饱和脂肪消耗量以及最低的冠心病死亡率，但是大家别忘了，这只能说两者之间有些联系，却并不意味着两件事同时发生，其中之一就一定是导致另外一件事的原因。伴随着较低的饱和脂肪摄入量，日本人的饮食还具有 ω-6 脂肪酸的摄入量较低而 ω-3 脂肪酸的摄入量相对较高的特点。一旦移民到夏威夷，日本人罹患冠心病的风险也会随之增加。季斯将其归咎于饱和脂肪摄入量增加所致，不过这也可能是因为日本人的传统饮食中包含大量的海产品，其中富含 ω–3 脂肪酸，在移民后 ω–3 脂肪酸的摄入量有所减少 [33, 34]。

还有其他大量流行病学研究声称在高胆固醇血症和冠心病发生风险升高之间存在联系 [35]，但是也有相当多的研究没能证实这种关联。尽管有这种矛盾的结果存在，那些发现高胆固醇血症和冠心病发生风险升高之间存在联系的研究还是常常被作为证据，用来支持"饱和脂肪是饮食中的大敌"。在营养学领域，这种现象被称为"采樱桃策略"，也就是说某些研究人员只关注支持自己假说的研究和数据，而对于那些与自己的假设相违背的结果采取不予重视甚至完全忽略的态度。这是一种非常危险的做法。在有关饮食脂肪的研究中充斥着采樱桃策略，这也正是这些年来一旦谈到饮食就会出现很多相互矛盾的话题的原因之一。

有关胆固醇的困惑

多年之后，随着大量相关研究的结果相继发表，研究人员彼得·帕罗蒂得出了一个推论，那些只能产生假说而不能证实因果关系的流行病学研究并不支持饱和脂肪导致心脏病的结论。实际上，帕罗蒂注意到，摄入椰子油（这是一种饱和脂肪），在导致低密度脂蛋白胆固醇（所谓的坏胆固醇）水平升高的同时，能够更大幅度地提升高密度脂蛋白胆固醇（所谓的好胆固醇）的水平。

除此以外，摄入饱和脂肪还有另外一个潜在的好处，那就是降低血液中微小而致密的低密度脂蛋白胆固醇颗粒以及另外一种类型的脂质——脂蛋白的水平 [36]。现在人们已经意识到，用这两种物质的水平来预测罹患心血管疾病的风险要优于总胆固醇水平或者低密度脂蛋白胆固醇水平。曾经有研究对改变饱和脂肪的摄入量之后血液中脂质成分的变化情况进行了较为广泛的分析，其结果显示，在摄入较多的饱和脂肪之后，反映心脏健康状况的指标得到了改善，特别是在利用饱和脂肪替代糖分或者其他类型的经过加工的碳水化合物

的时候 [37]。

大家应该知道，"饱和脂肪"是一个涵盖范围非常广泛的词汇，由很多种不同类型的脂肪酸所组成，每种脂肪酸都有自己独特的个性。在这些个性之中，某些是由脂肪酸中所包含的碳原子数量所决定的。举例来说，相对于含有 14 个碳原子的肉豆蔻酸，摄入含有 12 个碳原子的月桂酸更容易导致总胆固醇及低密度脂蛋白胆固醇水平升高。月桂酸的这种能力更是远远超过含有 16 个碳原子的硬脂酸 [38]。与此同时，它还具有一个令人着迷的特性：在所有的脂肪酸之中，月桂酸升高高密度脂蛋白胆固醇水平的能力最强。这一点常常被人们忽视。实际上，摄入月桂酸之所以会导致总胆固醇水平升高，在很大程度上是因为它导致了高密度脂蛋白胆固醇水平升高，由此就会产生如下后果：增加饱和脂肪的摄入量会导致总胆固醇和高密度脂蛋白胆固醇之间的比率下降。相对于低密度脂蛋白胆固醇水平来说，总胆固醇和高密度脂蛋白胆固醇之间的比率能够更加准确地预测将来是否会罹患冠心病 [39]。这种情况与纪录片《难以忽视的真相》中介绍的有些类似。

我们在查看自己的化验结果时，通常会看到"低密度脂蛋白胆固醇"一项。而实际上，与饱和脂肪一样，低密度脂蛋白胆固醇也并不是只有一种类型，它还可以继续分为不同的亚型，每种亚型都有自己的特性和作用。

有另外一个令人难以忽视的事实。著名的福雷明罕研究是一项以美国马萨诸塞州福雷明罕地区的居民为研究对象所进行的长期流行病学调查，其结果显示，在饱和脂肪和胆固醇摄入量减少的情况下，血液中微小而致密的低密度脂蛋白胆固醇颗粒的水平将会升高。与总的低密度脂蛋白胆固醇水平相比，血液中微小而致密的低密度脂蛋白胆固醇颗粒的水平能够更加精确地预测是否会罹患冠心病 [40]。

另外一项研究的结果显示，摄入较多的饱和脂肪，将会升高体积较大、较为蓬松的低密度脂蛋白胆固醇颗粒的水平，同时降低微小而致密的低密度脂蛋白胆固醇颗粒的水平 [41]。这是一个关键问题。在低密度脂蛋白胆固醇颗粒的构成之中，微小而致密的低密度脂蛋白胆固醇颗粒占优势被称为模式 B，大而蓬松的低密度脂蛋白胆固醇颗粒占优势被称为模式 A。目前认为，与大而蓬松的低密度脂蛋白胆固醇颗粒相比，微小而致密的低密度脂蛋白胆固醇颗粒更容易渗透进入动脉壁，因此模式 B 对心血管系统的健康更加有害。

微小而致密的低密度脂蛋白胆固醇颗粒停留在血流中的时间更长，这就导致它们更容易被氧化 [42]。氧化是一种生化损伤，我们能够观察到氧化，例如某些类型的金属生锈，当一个苹果或者牛油果长时间曝露在空气中时会逐渐变成褐色，同样是发生了氧化。人体内也存在氧化过程，携带胆固醇的脂蛋白、DNA 以及细胞膜上的结构性脂肪都会受到相似的氧化损伤。

研究人员发现，大多数研究都证实微小而致密的低密度脂蛋白胆固醇颗粒水平升高与冠心病发生风险之间存在正相关。也就是说，微小而致密的低密度脂蛋白胆固醇颗粒越多，罹患冠心病的风险越大 [43, 44]。因此，如果人们降低饱和脂肪的摄入量，就会导致微小而致密的高密度脂蛋白胆固醇颗粒增多，而这种有害的物质最终会增加罹患心脏病的风险。有一项研究的结果显示，一部分处于模式 A（大而蓬松的低密度脂蛋白胆固醇颗粒占优势）的人持续摄入低脂肪高碳水化合物食物，会转变成模式 B（微小而致密的低密度脂蛋白胆固醇颗粒占优势）。尽管这种结果并不能直接终结"饱和脂肪有害健康"的传言，但足以让我们对其产生疑问。这项研究还证实低脂肪高碳水化合物食物会升高血液中甘油三酯的水平，同时降低高密度脂蛋白胆固醇水平 [45]。对于选择这种饮食的人们来说，增加了他们罹患心血管疾病的风险。

截至目前，我们已经讨论了很多问题，每一个都不能简单地用"非黑即白"去认定。就甘油三酯水平升高来说，它们自身很可能对心脏健康有害，高密度脂蛋白胆固醇水平降低也是如此。如果两者同时发生，罹患心血管系统疾病的风险并不是相加而是相乘的关系。因此，一份低脂肪高碳水化合物食谱并不会降低我们罹患心血管疾病的风险，与之相反，它会增加我们罹患心血管疾病的风险。

如果我们用经过精制的碳水化合物来代替饱和脂肪，这种现象就变得更加确定无疑，此时大而蓬松的低密度脂蛋白胆固醇颗粒这种相对无害的物质会转变成微小而致密的低密度脂蛋白胆固醇颗粒，从而带来更大的危害。如果我们在几年甚至数十年的时间里遵循官方颁布的膳食指南，在制作面包圈的时候利用没有脂肪的橘子酱或者葡萄酱代替黄油和奶油芝士，我们就在不知不觉中参加了那些可能会损害心脏健康的饮食试验。

从临床试验中，我们到底得到了什么样的结果

迄今为止，我们所谈论的绝大部分研究在本质上都属于观察性流行病学调查。现在让我们把目光转向临床试验。在营养学研究领域，临床试验可以被设计成各种各样的方案。不过通常而言，研究对象会被分为两个或者多个小组，评估他们的健康问题或者营养状况。随后，一部分研究对象继续遵循既往的饮食和生活习惯，而另外一部分会接受某些改变。在经过某个特定的时间段之后，再次评估所有观察对象的健康问题或者营养状况，由此判断这些改变是否会对健康或者营养状况产生影响。有的时候，临床试验会以某些特定结果为研究目标。例如，在减肥的过程中，选择低碳水化合物食谱和低脂食谱时，哪一种能够减轻更多的体重，或者补充维生素 D 是否会降低罹患骨质疏松症的风险。

在通常情况下，临床试验的结果要比流行病学调查更可靠。不过，它们同样存在缺陷。临床试验最大的不足在于几乎不可能同时控制全部可能对健康产生影响的因素，其中的有些因素与饮食调整或者营养补充剂毫不相干，例如研究对象的社会经济状态、每日的运动量、睡眠的时长和质量、教育水平等。

想要控制那些与饮食相关的因素同样困难重重。正如我们知道的那样，食物和营养物质都不是单独存在的，它们总是相互作用，因此摄入某一种食物或营养物质所产生的效果并不仅仅由它们自身决定，至少在某种程度上是以每一位个体完整的饮食结构以及生活方式作为背景，由摄入的所有营养物质共同产生的。因此，在进行临床试验的时候，除非我们对每种营养物质都进行控制，否则结果就不可能反映它们之间的真实关系。而实际上，所有的参与者几乎不可能有完全一致的饮食习惯。举例来说，如果我们对饮食结构做出某一项调整，例如减少红肉的摄入，研究对象的食物中的其他组成部分还是会存在很大的差异。

当研究人员发现了这个问题以后，他们尝试通过控制其他因素而使各组之间的比较变得公平。实际上，这个目的根本无法彻底实现，对于那些可能干扰结果的其他因素来说，完全消除影响是不可能的。尽管如此，除了双盲安慰剂

对照研究（进行饮食研究时无法采用这种方法，参与者很清楚自己是否增加了某种食物，例如花椰菜，因此无法达到双盲的要求），某些类型的临床研究（即所谓的干预性研究）成为了我们目前所拥有的最佳研究方法。有几个非常著名的实验，它们全都涉及饱和脂肪和多不饱和脂肪，其结果导致了当代美国人饮食结构的重大改变。现在让我们来回顾一下，看看它们是证据确凿还是小题大做。

芬兰精神病院研究（The Finnish Mental Hospital Study，FMHS）的结果显示，那些增加了植物油摄入量的研究对象因为冠心病而死亡的风险有所降低。这项研究一直被当作经过工业化加工的植物油有益于人类心脏健康的证据之一。实际上，这项研究存在着严重缺陷。在 1959 年至 1971 年之间，这项研究在两所精神病院中进行，是一项以中年男子为研究对象的初级预防实验[46]。这里，初级预防是指对于某些事件（例如心脏病或者中风）首次发作的预防作用。相对应的还有次级预防，是指对于事件再次发作的预防作用。在其中的一所精神病院里，研究对象接受强化 ω-6 脂肪酸饮食，将传统的黄油用富含多不饱和脂肪酸的人造黄油代替，全脂牛奶由添加了豆油的牛奶代替，等等。与此同时，另外一所精神病院中的研究对象接受普通的住院饮食，没有用 ω-6 脂肪酸来代替饱和脂肪。

在那个时候，普通的人造黄油是人体获取反式脂肪酸的最主要的来源，而在 ω-6 脂肪酸强化组中，它们被富含多不饱和脂肪酸的人造黄油所代替。因此，在这项研究中，"ω-6 脂肪酸干预"并不仅仅是饮食中 ω-6 脂肪酸含量的变化，同时还包含反式脂肪酸的影响。这种现象的存在很轻易地对研究造成了扭曲，导致有利于 ω-6 脂肪酸的结果出现。（为了让液态的植物油能够具有类似于固体脂肪的表现，人们对植物油进行化学加工，制造出了反式脂肪酸。这就是那些由玉米油和豆油制成的人造黄油棒在室温下呈固态的原因。现在我们已经非常明确，摄取反式脂肪酸会升高血液中低密度脂蛋白胆固醇的水平。）

FMHS 总共进行了 12 年。在研究开始 6 年以后，两所精神病院交换了饮食方案，又继续进行了 6 年。在整个研究过程中，并没有对研究对象的入组和出组进行过多的限制，因此并不是每个参与研究的人员将每种饮食方案都执行了 6 年时间。另外，FMHS 并不是随机的，由此导致两组研究对象在血压水平、是否吸烟以及是否接受精神药物等方面都存在差异。其中最特别的是，在ω-6脂肪酸干预组之中，接受精神药物治疗的研究对象明显少于另外一组。现在我们已经了解这些药物存在心脏毒性，能够增加猝死的风险。对于这些不同类型的混杂因素，研究人员原本都应该进行控制。

在FMHS中，由于研究对象并不是随机选择的，很多因素可以导致有利于ω-6脂肪酸的结果产生，其中包括：ω-6脂肪酸干预组之中的研究对象减少了反式脂肪酸的摄入；在正常饮食组中，有较多的研究对象接受精神药物治疗，而这些药物具有心脏毒性，甚至出现这种结果很可能仅仅是一个偶然[47]。每当我们掷骰子的时候，都有一定的概率获得期待的点数。在ω-6脂肪酸干预组之中，很多因素都有可能对冠心病死亡率产生影响。在这些纷杂的因素中，我们提前预测到底是哪一个真正发挥作用，其实和掷骰子没有什么区别。现在只有一个结果无须猜测，那就是FMHS并不能作为确凿的证据来证明摄取更多富含ω-6脂肪酸的植物油有益于心脏健康。

还有一项研究值得我们回顾一下，那就是洛杉矶退伍军人研究。这项随机双盲实验共进行了8年，超过800名男性退伍军人入组，其中的一部分在参与研究之前已经确诊罹患冠心病[48]。研究人员比较了两种不同的饮食方案：一种为传统饮食，脂肪以动物脂肪为主，占全天摄取的总能量的40%，其中的饱和脂肪占全天摄取的总能量的18%，多不饱和脂肪酸仅仅占全天摄取的总能量的5%；另外一种为ω-6脂肪酸强化饮食，与第一种饮食相比，大约2/3的动物脂肪被植物油（主要是玉米油、大豆油、葵花籽油以及棉籽油）所代替，饱和脂肪占全天摄取的总能量的8%，而多不饱和脂肪酸占全天摄取的总能量的16%。

接下来会发生什么？利用植物油代替部分动物脂肪是不是会让参与者免于罹患心脏病？并不是这样。结果显示，采用ω-6脂肪酸强化饮食方案的参与者血液中胆固醇的水平下降了13%，但是胆固醇水平下降没有对心脏病发作以及猝死的概率产生明显的影响。

本项研究的结果还提示，在ω-6脂肪酸强化组中，参与人员由于动脉粥样硬化而出现致死性事件（包括动脉瘤破裂、截肢等）的概率较小。在营养与健康领域，相当多的研究人员在遇到这种与自己的想法不一致、会使自己心里不舒服的结果时，都会选择将其掩藏起来，假装它们并不存在，但是我们不会这样做。我们承认这是一个重要的发现，但是作者在设计本项研究的时候并不是特意去探讨 ω–6 脂肪酸与动脉粥样硬化致死之间的相关性，这只是一个次要的探索性问题，并没有对相关混淆因素进行精心的控制。因此，尽管本项研究发现减少饱和脂肪摄入量而增加多不饱和脂肪酸摄入量的参与人员较少出现动脉粥样硬化所导致的严重后果，我们有理由怀疑其根源究竟是饮食中脂肪成分的差异或者有其他合理的解释。

实际上，有很多因素可以作为答案。首先，在研究开始的时候，ω–6 脂肪酸强化组中既往有吸烟习惯的参与人员不仅在总人数上少于传统饮食组，烟瘾很大的人数也少于传统饮食组。ω–6 脂肪酸强化组中有 99 人从来不吸烟，传统饮食组中只有 86 人；ω–6 脂肪酸强化组中有 38 人每天吸 1~2 包香烟，在传统饮食组中为 57 人；ω–6 脂肪酸强化组中有 7 人每天吸两包以上的香烟，而在传统饮食组中为 13 人。考虑到吸烟会对心脏以及整个心血管系统产生非常有害的影响，我们无法轻易地忽略两组之间吸烟情况的差异。

其次，在研究开始的时候，两组参与者之中既往曾经有过心脏病发作经历的人数也不尽相同，ω–6 脂肪酸强化组少于传统饮食组（两组的数据分别为 327 人和 348 人），ω–6 脂肪酸强化组中既往可能出现过心脏病发作（存在心电图异常）的人数也少于传统饮食组。

最后还有一个因素会对研究结果产生影响。ω–6 脂肪酸强化组的参与人员每日维生素 E 的摄取量是传统饮食组的 10 倍。在本项研究之中，传统饮食组每日维生素 E 的摄取量非常低，已经达到了所谓的明显缺乏的程度。曾经有研究调查维生素 E 和心脏健康之间的相关性，结果显示维生素 E 可以降低因心脏病发作而导致的死亡风险[49]。因此，仅仅是较少的维生素 E 摄取量就足以增加传统饮食组参与人员冠心病发生的概率，他们从一开始就被置于罹患冠心病风险较高的境地。综合考虑这些因素，传统饮食组中有相对较多的人员大量吸烟，并且有相对较多的人员存在心脏健康状态较差的证据。可以说，这项研究从一开始就已经向有利于 ω–6 脂肪酸强化组的方向倾斜了。

和我们在前面回顾的 FMHS 一样，反式脂肪酸的摄入情况对于洛杉矶退伍军人研究来说也是一个额外的干扰因素。ω–6 脂肪酸强化组的反式脂肪酸摄入量被严格限制，但是在对照组中，每位参与人员反式脂肪酸的摄入量每日都超过了 2 克[50]。另外，两组参与人员每日 ω–3 脂肪酸（例如 α– 亚麻酸）的摄入量也存在差异，ω–6 脂肪酸强化组（大约 700 毫克 / 天）明显高于对照组（大约 100 毫克 / 天）。事实上，研究人员发现对照组参与人员明显缺乏 α– 亚麻酸[51]。如此众多的缺陷充斥在这项研究之中，每一个缺陷都可能对结果产生干扰，因此它并不能作为证据来证明我们都应该限制饱和脂肪酸的摄入，并用 ω–6 脂肪酸含量较高的植物油来代替。

还有一项具有明显缺陷的研究是明尼苏达冠状动脉调查，这是一项随机双盲临床研究，在明尼苏达州的 6 所精神病院以及一所养老院内进行，共历时 4 年半的时间，参与人员超过 9000 名[52]。也许有人会感到奇怪，为什么营养干预性研究有时会在精神病院中进行？这是因为与居住在家中相比，调查对象的饮食更加容易控制，在研究人员询问他们是否坚持饮食要求的时候也更容易实话实说。这项研究比较了两种不同的饮食方案，一种被称为治疗性饮食，另外一种被称为对照饮食。与对照饮食相比，治疗性饮食中饱和脂肪及胆固醇的含量较低，多不饱和脂肪酸的含量较高，两组中单不饱和脂肪酸的含量基本相同。所有参与人员接受指定饮食方案的时间平均为一年多一点。

这项研究得到了怎么样的结果？与对照组相比，治疗组的参与人员，也就是摄取较少的饱和脂肪和较多的多不饱和脂肪酸的参与人员拥有较低的胆固醇水平。在整个观察期间，治疗组中有 269 名参与人员死亡，而在对照组中有 248 名参与人员死亡。治疗组的死亡率略高于对照组，但是对于研究领域来说，这个差异十分微小，并没有达到显著的地步。不过，如果我们把参与人员按性别分开统计就可以发现，对于男性来说，两组中出现心血管意外的风险没有什么差别，但是对于女性来说，无论是冠心病死亡率还是非致死性心血管意外事件发生率以及全因死亡率，治疗组均明显比对照组高，三者分别增加 28%、25% 及 17%[53]。

明尼苏达冠状动脉调查的结果非常清晰地表明，利用多不饱和脂肪酸（主要由人造黄油和植物油以 ω–6 脂肪酸的形式提供）代替饱和脂肪，无法降低发生心血管意外事件的风险。实际上，对于女性来说，甚至有可能增加罹患冠心病的风险。在这项研究中，我们再一次看到了胆固醇水平下降的现象。但是，至少对于女性来说，随之而来的并不是冠心病死亡率以及全因死亡率的降低，这两项指标反而升高了。

取得与上述试验相反结果的临床研究

其实已经有相当多的临床试验取得了与上述研究完全相反的结果，只是大家几乎没有听说过它们罢了。抗冠状动脉俱乐部试验的结果显示，用 ω-6 脂肪酸代替饱和脂肪会增加冠心病死亡率，并使全因死亡率升高差不多 4 倍 [54]。另外两项研究也发现，利用 ω-6 脂肪酸代替饱和脂肪，除了冠心病死亡率，由于其他因素而导致的死亡率也会升高 71%[55, 56]。从 20 世纪 70 年代末开始，膳食指南就告知大家应该减少饱和脂肪的摄入，同时增加 ω-6 脂肪酸的摄入。如果我们照此执行，那么不仅无益，反而会增加自己因为心脏病或其他因素而死亡的概率。

罗斯进行了一项玉米油研究（利用玉米油治疗缺血性心脏病），其结果显示，与对照人员相比，接受玉米油或橄榄油治疗的参与人员最终的健康状况更差 [57]。在这项研究之中，80 名冠心病患者被随机分为三组：一组接受对照饮食；另一组接受限制动物脂肪的饮食，额外补充精炼橄榄油；最后一组同样接受限制动物脂肪的饮食，额外补充玉米油。在研究结束的时候，比较三组参与人员之中依然存活且在整个观察过程中心脏病没有再次发作（无论是致死性还是非致死性）的比例，分别为 75%（对照组）、57%（橄榄油组）以及 52%（玉米油组）[58]。尽管橄榄油组和玉米油组的参与人员都出现了胆固醇水平降低的现象，但最终结果就是如此。现在大家看着超市货架下层摆放的一桶桶玉米油时，尽管它们正在打折，非常便宜，但也没有那么大的吸引力了吧。

大家应该记住，即使胆固醇水平正常甚至降低，很多人的心脏病也会发作或者罹患其他的心血管疾病。因此，有一点再强调也不过分，那就是胆固醇水平下降并不意味着自动产生保护效果，使我们免于罹患心肌梗死和冠心病。很多研究仅仅基于植物油可以降低血液中的胆固醇水平就声称植物油比饱和的动物脂肪更有益于心脏健康，这种结论就好像用纸牌搭起来的房子一样，一碰就全倒了。也许你已经开始好奇，在这么多年的时间里，到底是什么导致我们利用那些经过人工染色和调味的植物油来代替有益的脂肪。有这种想法的并非只有你一个！

里昂心脏病膳食研究（Lyon Diet Heart Study，LDHS）中的部分参与人员在加入研究之前就曾经有过心脏病发作的历史。这项研究的结果显示，与传统的低脂饮食相比，一种以降低 ω-6 脂肪酸摄入为特征的地中海饮食能够将心血管疾病的发生率及死亡率降低 70%[59]。这种减少 ω-6 脂肪酸摄入的设定与现实情况是一致的，曾经有研究显示，如果选择有益于健康的地中海饮食，每日摄取的总能量之中由 ω-6 脂肪酸所提供的比例会低于传统饮食[60]。另外，在 LDHS 中，地中海饮食组每日 ω-3 脂肪酸（亚麻酸）的摄取量略高于传统低脂饮食组。我们从 LDHS 中可以得知，地中海饮食有益于健康，能够降低心血管疾病的发生率及死亡率的原因实际上并不是 ω-6 脂肪酸摄入量的增加，而是饮食结构中 ω-6 脂肪酸与 ω-3 脂肪酸之间的比例的降低。LDHS 还得到了另外一项结果，基于前文回顾的其他几项实验，出现这种结果时我们并不会感到奇怪，那就是尽管地中海饮食对健康有益，但它并不会导致胆固醇水平明显降低。

地中海饮食预防医学研究（Prevención con Dieta Mediterránea，PREDIMED）是一项大型随机临床试验，共有 7400 多名人员参与[61]。该研究比较了两种地中海饮食与一种传统的低脂饮食，其中一种地中海饮食每日补充 150 毫升特级初榨橄榄油，另外一种地中海饮食每日补充 30 克坚果，特别是核桃、美国大杏仁以及榛子。核桃富含亚油酸及亚麻酸，而美国大杏仁和榛子富含单不饱和脂肪酸。两组参与人员同时接受饮食咨询。低脂饮食组强调减少各种类型的脂肪的摄入，其中包括橄榄油、各种坚果、香肠、较肥的肉以及较肥的鱼，推荐食物为瘦肉、低脂奶制品、谷类食物、土豆、意大利面、米饭、水果以及蔬菜。因此，在 PREDIMED 中，与低脂饮食相比，一种地中海饮食富含单不饱和脂肪酸（来自特级初榨橄榄油），另外一种地中海饮食同样增加了来自橄榄油的单不饱和脂肪酸，还有来自坚果的 ω-6 和 ω-3 脂肪酸。

PREDIMED 的结果显示，与低脂饮食组相比，补充特级初榨橄榄油的地中海饮食和补充坚果的地中海饮食都明显降低了心脏病和中风的发生率以及心血管疾病所导致的死亡率，两组中的这些概率分别降低了 30% 和 28%，另外，补充特级初榨橄榄油的地中海饮食组的全因死亡率（不仅仅局限于心血管疾病）也有轻度下降。

在 PREDIMED 中，无论被分到哪一个组，参与人员每日都摄入差不多等量的鱼类和海鲜类食物，也就是说来源于海产品的 ω-3 脂肪酸（其中包括 EPA 和 DHA）的每日摄入量在三组之间并没有什么差异。因此，两种地中海饮食能够对健康带来益处几乎不可能是 EPA 和 DHA 摄入量的差异所导致的。与低脂饮食相比，两种地中海饮食每日会提供较多的单不饱和脂肪酸，不过程度仅仅是稍高一点而已。就亚油酸来说，添加特级初榨橄榄油的地中海饮食组减少了每日亚油酸的摄入量。与之相反，在添加坚果的地中海饮食组中，每日亚油酸的摄入量却明显增加。但是，这两个实验组都显示出有益于心脏健康的效果并降低了全因死亡率，因此，亚油酸摄入量的差异同样无法解释研究结果。

既然如此，保护因素到底是什么？对于作为对照的低脂饮食来说，添加特级初榨橄榄油的地中海饮食大幅减少了经过精炼及混合的橄榄油，取而代之的是增加了质量较高的特级初榨橄榄油，每日特级初榨橄榄油的摄入总量达到 50克。这是两种饮食之间最大的差异。与对照饮食相比，添加坚果的地中海饮食同样减少了精炼橄榄油，同时增加了特级初榨橄榄油的摄入量，只不过程度小于添加特级初榨橄榄油的地中海饮食和对照饮食之间的差异。在添加坚果的地中海饮食组之中，每日特级初榨橄榄油的摄入量达到了 32 克。综合来说，与对照饮食相比，两种地中海饮食都大幅增加了特级初榨橄榄油的摄入量。

在这项研究中，两种地中海饮食都从食物中彻底去除了精炼橄榄油，同时增加了质量较高的特级初榨橄榄油。这是非常关键的信息，很可能是导致两种地中海饮食有益于健康的原因所在。在添加坚果的地中海饮食组中可能还存在由坚果带来的效益。还有一点非常有趣，即在本项研究之中，低脂饮食组仅仅要求限制脂肪的摄入，对每日摄取的总能量未做特别限制，不过最终的结果是低脂饮食组每日摄入的总能量略低于两种地中海饮食。也就是说，尽管两种地中海饮食都提供了相对较多的能量，但更有益于身体健康，特别是心血管健康。现在大家是不是都有些后悔的感觉？平日里放弃了那些充满油脂、诱人的意大利火腿，反而去选择口感又干又柴的无皮鸡胸肉。

让我们再次回到亚油酸的问题上。美国心脏协会建议，在每日摄取的总能量之中，由 ω–6 脂肪酸所提供的能量应该达到 5%~10%。而在 PREDIMED 中，添加特级初榨橄榄油的地中海饮食组每日所摄取的亚油酸只能提供总能量的 5%，刚刚达到推荐值的下限。也就是说，在不增加亚油酸的摄入，仅仅让它提供每日摄取的总能量的 5% 的情况下，就可以降低心血管疾病的发生率。现在我们已经有了两项随机对照研究——LDHS 和 PREDIMED，它们都不支持美国心脏协会有关亚油酸的建议。大家是不是都非常渴望有益于健康的脂肪？想要达到这个目的，在制作沙拉的时候，我们完全可以慷慨地多加一点特级初榨橄榄油，撒上一些核桃仁也不错。

有关 ω–3 脂肪酸的研究

在前文中，我们花费了一些时间重新审视那些有关 ω–6 脂肪酸的研究，现在让我们把目光转向 ω–3 脂肪酸。在 2005 年之前，曾经有相当多的研究都发现来源于海产品的 ω–3 脂肪酸（鱼类食品以及 EPA/DHA 补充剂）能够降低心血管疾病的死亡率以及全因死亡率 [62]。不过，相对较新的研究没能证实这个结论。对于希望改善自身健康状况的人来说，这些相互矛盾的研究无疑会把水搅得更加浑浊，使他们产生困惑和烦恼。在此我们必须做出正确的选择，这不仅关系到我们到底应该吃些什么，而且会影响我们如何制定预算，如何规划购买食物和补充剂。到底 EPA 和 DHA 对于健康来说是有益还是有害？野生的大马哈鱼是不是真的配得上“超级食物”的称号？这些疑问足以让大家准备放弃 ω–3 脂肪酸，走入最近的一家快餐店。我劝大家一定不要这么做！

之所以突然出现很多质疑 ω–3 脂肪酸的结果，是因为在这些近期研究之中很多都存在自身缺陷及混杂因素。这些缺陷及混杂因素足以解释近期研究和既往研究结果之间的差异，其中的主要问题如下 [63, 64]。

- 研究所选择的 ω–3 脂肪酸的剂量不够充足。对于那些需要 ω–3 脂肪酸的人来说，给予较大的补充量才有可能显示出益处。
- ω–6 脂肪酸的摄入量过高。大家应该记得，ω–3 脂肪酸和 ω–6 脂肪酸之间需要保持平衡，当 ω–6 脂肪酸的摄入量过高的时候，需要更多的 ω–3

脂肪酸去抵消它的作用。

- 参与人员在研究进行的同时接受其他的医学治疗。某些药物或者治疗方法会干扰 ω-3 脂肪酸的效果，甚至阻断 ω-3 脂肪酸原本能够发挥的作用。

- 随访时间过短。健康状况并不会经过一个晚上就出现魔法般的改变。改变脂肪的摄入情况，无论是通过食物还是补充剂，都需要经过一段时间才能显示效果。很多研究的持续时间过短，仅仅这个问题就足以解释它们为什么无法显示 ω-3 脂肪酸的效果。

- 在显示效果的时候缺乏统计功效。研究对象或者数据点过少都会导致无法产生精确而可靠的结果。

较早的那些支持 EPA 和 DHA 有益于健康的研究却并不存在这些问题的干扰，让我们选择几项，详细地回顾一下。饮食与再梗死试验（The Diet and Reinfraction Trial，DART）的结果显示，对于曾经有过心脏病发作经历的患者来说，接受增加多脂鱼类摄入量的建议与不接受此建议相比，两年内全因死亡率降低了 29%[65]。对于那些无法耐受鱼类食物的患者，如果他们接受 ω-3 脂肪酸补充剂（其中含有 EPA 和 DHA），全因死亡率的下降幅度就会超过 50%[66]。

意大利心肌梗死生存研究小组的预防性试验（GISSI-Prevenzione，GISSI-P）是一项随机对照研究，参与人员超过 11000 人，他们在参与研究前都刚刚经历过心脏病发作。研究结果显示，接受 EPA/DHA 补充剂的参与人员明显降低了非致死性心脏病再次发作的概率、中风的发生率以及全因死亡率 [67, 68]。与此同时，心血管疾病的死亡率降低了 30%，而心源性猝死的发生率降低了 45%。在意大利的另外一项随机对照研究（GISSI-Heart Failure）中，选择与 GISSI-P 相同的 ω-3 脂肪酸补充量，在大约 7000 名参与人员中测试 ω-3 脂肪酸对心衰的影响。该试验的结果显示，接受补充剂的参与人员的全因死亡率以及因为心血管疾病而入院治疗的概率均明显降低 [69]。对于地位低下的脂肪来说，这真是一个令人印象深刻的记录。

日本曾经进行过一项研究，共有 18000 多名伴有高胆固醇血症的人员参与，每个人都接受低剂量的他汀类药物治疗，其中的半数同时每天摄取 1800 毫克 EPA。在理论上，单纯接受他汀类药物就能够降低心源性猝死、致命性和非致命性心肌梗死以及非致命性冠心病的发生率。不过研究的最终结果显示，结合

EPA 能够进一步降低出现上述后果的可能性[70]。还有一项队列研究同样在日本进行，参与人员均为经历过冠心病发作或中风的患者。该试验的结果显示，应用 EPA 补充剂能够将主要的心血管不良事件的发生率降低 19%，再次中风的发生率降低 20%[71, 72]。大家要注意，这项研究是在日本进行的，那里的日常饮食中含有大量 ω-3 脂肪酸。即便如此，补充 ω-3 脂肪酸看上去还是能够给心脏健康带来更多的益处。

饮食与 ω-3 脂肪酸干预试验（Diet and Omega-3 Intervention Trial，DOIT）是近期进行的一项安慰剂对照研究，共有 500 多名挪威人参与。该试验的结果显示，接受 ω-3 脂肪酸补充剂（每天补充大约 2 克 EPA/DHA）能够将全因死亡率降低 47%[73]。这项研究提示，对于那些既往从来没有出现过心血管问题的人来说，EPA 和 DHA 也有可能降低死亡率。也就是说，即使我们从来没有发作过心脏病，每日摄取 2~4 克 EPA/DHA 也能够让我们活得更长久一些。

总的来说，有关 ω-3 脂肪酸的研究显示，无论既往有没有心血管疾病，这种特殊的脂肪都有利于心脏和心血管系统的健康。

货真价实的饮食建议

工业化加工的植物油应该感谢 2015 版美国膳食指南。正是因为这份膳食指南，工业化加工的植物油才拥有了自己的专属地位，那就是成为了"健康饮食模式"的一部分。目前，每个美国公民都被建议每天摄入 27 克工业化加工的植物油，也就是大约 5 茶匙。这个建议很可能会增加慢性病（其中包括心脏病和肿瘤）的发生率。而我们推荐另外一种选择：我们自己设定的周期性生酮饮食模式。

这种周期性生酮饮食模式由以下两个阶段构成。初始阶段通过低碳水化合物低蛋白质高脂肪饮食诱导机体恢复新陈代谢的灵活性，这个阶段一直要持续到机体能够燃烧酮体提供能量，大部分人需要 2~8 周的时间。而在新陈代谢恢复了灵活性，机体拥有利用脂肪作为清洁燃料产生能量的能力之后，每周可以抽出 2~3 天，在饮食中添加健康的碳水化合物和较多的蛋白质，通常可以选择

超级燃料：好脂肪与坏脂肪

接受力量锻炼的日子。我们将自己基于本章数据所设定的饮食模式和 2015 版美国膳食指南推荐的所谓健康饮食模式进行了比较，详见表 1.1。

表 1.1　2015 版美国膳食指南与周期性生酮饮食模式的对比

2015 版美国膳食指南推荐的饮食模式	我们推荐的周期性生酮饮食模式
谷物，至少一半是全麸谷物	避免完全以过度加工的谷物作为主食，即使经过过度加工的全麸谷物也不可以。尽可能选择营养丰富的天然食物，例如非集中饲养的有机草饲牛肉、鱼类、禽蛋类、蔬菜、坚果以及植物种子
蔬菜和水果	最好选择当地出产的有机蔬菜和水果（水果要适量，并且应该选择那些较苦的种类，例如各种浆果）
无脂或低脂奶制品	选择那些由非集中饲养的有机草饲动物所出产的奶制品，来源尽可能接近自然，其中应该包括全乳或者全脂奶制品。脱脂和低脂奶制品通常会添加糖分，还会增强饥饿感
蛋白质食物（海产品、瘦肉、家禽、蛋类、荚果、坚果、植物种子以及豆制品）	选择天然的蛋白质食物，其中包括海产品、畜肉类、家禽、蛋类、荚果（适量）、坚果以及植物种子。没必要完全限制肥肉的摄入。尽量选择有机食物，肉类最好来源于非集中饲养的动物。与集中饲养的动物相比，它们含有毒素和耐药细菌的可能性更小
油脂（橄榄油或其他植物油，每人每日摄取量的上限为 27 克）	选择特级初榨橄榄油，避免食用经过工业化加工的植物油
限制在食物中添加各种糖，保证由其产生的能量不超过每日摄取的总能量的 10%	限制在食物中添加各种糖，保证由其产生的能量不超过每日摄取的总能量的 5%
每日钠离子的总摄取量不超过 2300 毫克	选择生酮饮食，每日需要更多的钠离子。绝大部分人每日需要摄取 4000~6000 毫克钠离子

在美国所有官方的心脏健康组织之中，美国心脏协会位居首位，它原本应该就食物中 ω-6 脂肪酸与 ω-3 脂肪酸之间的比例问题为大家提供合理的建议，但事实上它并没有这么做。根据相关研究 [74]，我们认为这个数值最好不要超过 4 : 1。也就是说，在我们的食物中，ω-6 脂肪酸不应该达到 ω-3 脂肪酸的 4 倍以上。

另外，原本建议由亚油酸提供每日摄取的总能量之中的 5%~10%。我们认为这条建议应当废弃，大家应该进一步限制亚油酸的摄入量，将其控制在每日摄取的总能量的 0.5%~2%。这样做足以维持机体重要的生理功能，而增加摄取量只会对健康造成不良影响，特别是在 ω-3 脂肪酸摄取不足的情况下。我们认为，美国心脏协会还应该建议大家直接从天然健康食品（例如坚果、种子、鱼类以及禽蛋）中获取 ω-6 脂肪酸，而不是通过那些工业化提取的油脂（其中包括玉米油、大豆油、棉籽油以及其他来源）。利用特级初榨橄榄油代替富含亚油酸的植物油也是一个正确的选择，有助于降低罹患心血管疾病以及因其而死亡的风险。

由日本的研究数据可知，即使日常饮食中已经富含 ω-3 脂肪酸，额外补充 ω-3 脂肪酸依然能够降低主要心血管疾病的发生率。基于这个事实，我们认为在美国人的日常饮食中含有大量 ω-6 脂肪酸的情况下，目前美国心脏协会推荐大家每日补充 500~1000 毫克 EPA/DHA，可能不足以达到对心血管系统的最佳保护作用。普通人群每日补充 2~4 克 EPA/DHA 或许更合适，而对于那些具有罹患冠心病风险或者已经罹患冠心病的人来说，更应该如此 [75]。在表 1.2 中，我们将就饮食中 ω-6 和 ω-3 脂肪酸摄入量的问题，比较目前美国心脏协会的推荐意见和最新科学依据所支持的意见之间的差异。

表 1.2　关于饮食中 ω-6 和 ω-3 脂肪酸摄入量的问题，
美国心脏协会的推荐意见和循证意见之间的差异

美国心脏协会推荐意见	循证意见
每日摄取的总能量的 5%~10% 由 ω-6 脂肪酸提供	在每日摄取的总能量之中，将亚油酸所提供的能量限制在 0.5%~2%，就足以支持机体重要的生理功能。将亚油酸所提供的能量限制在 3% 的上限之下，可以避免与 ω-3 脂肪酸之间产生酶的竞争，同时减少合成那些具有促进炎症作用的化合物 [76]。如果 EPA/DHA 的摄入达到最佳状态，亚油酸的摄入量就可以放宽到 3% 以上。对于每个人来说，亚油酸都应该来自天然的健康食品，具体来源见下文
推荐使用经过工业化加工的植物油	避免摄入经过工业化加工的植物油，直接从坚果、种子、鱼类、家禽、禽蛋等中获取 ω-6 脂肪酸
对饮食中 ω-6 和 ω-3 脂肪酸之间的最佳比例未作建议	保证饮食中 ω-6 与 ω-3 脂肪酸之间的比例不超过 4∶1

美国心脏协会推荐意见	循证意见
为了预防心脏病，每日额外补充 500 毫克 EPA/DHA；心脏病患者每日额外补充 1000 毫克 EPA/DHA	为了预防心脏病和降低心脏病再次发作的概率，无论何时何地都要保证每日摄取 2~4 克 EPA/DHA。每个个体所需的摄取量可以通过测定 ω-3 脂肪酸指数来确定，这个指标是指红细胞中 EPA 与 DHA 的含量。我们需要通过调整每日 EPA/DHA 的摄入量，使 ω-3 脂肪酸指数维持在 8% 以上 [77]

本章小结

饱和脂肪被认定为导致心脏病的罪魁祸首，这是非常不恰当的。得出这样的认识主要基于两个理论：第一，摄取饱和脂肪会升高血液中的胆固醇水平；第二，较高的胆固醇水平会增加罹患冠心病的风险。后一条理论存在明显缺陷。亚油酸是一种 ω-6 脂肪酸，主要存在于植物油之中，在那些没有经过加工的天然食物中含量很低。它被错误地认定为有益于心脏健康主要是由于以下 3 个经不起推敲的原因。

- 经研究发现，当食物中的饱和脂肪被植物油代替以后，机体内的总胆固醇和低密度脂蛋白胆固醇水平降低。不过，我们应该记住，这种情况只有在 ω-3 脂肪酸的摄入量同时减少的时候才会发生。
- 很多被用来支持 ω-6 脂肪酸有益于健康的研究实际上都同时伴有 ω-3 脂肪酸摄入情况的改变，只不过这个因素被忽略了。
- 血液中亚油酸水平较高与罹患冠心病的风险降低之间确实存在一定的关联，但是对于一部分人来说，血液中亚油酸水平的高低并不能自动对应他们饮食中亚油酸含量的多少。

工业化加工的植物油远远不像有关专家宣称的那样有益于健康。实际上，基于下述原因，我们有理由相信它们会损害机体的健康状态。

- 在人类漫长的演化过程中，直到最近，工业化加工的植物油才成为人类食物的一部分。目前我们并没有发现有人群在大量消耗工业化加工的植物油的同时维持良好的健康状况及长寿。

- 相关研究一直在证实 EPA 和 DHA 能够降低主要心血管疾病的发生率及死亡率，但是这种结果只有在 ω–6 脂肪酸摄入量减少的情况下才会出现。

- 健康状况相对良好的人群（例如日本人和意大利人）都具有一个相同的特点，那就是饮食中 ω–6 脂肪酸与 ω–3 脂肪酸之间的比例维持在 4∶1 甚至更低的水平。如果我们选择那些没有经过过度加工的天然食品，就很容易达到这个比例，而一旦我们摄取植物油或者选择含有植物油的加工食品，想要达到这个比例就几乎是不可能的。那些提倡用 ω–6 脂肪酸特别是工业化加工的植物油代替饱和脂肪的建议很可能会增加我们罹患心脏病以及其他慢性疾病的风险。现在已经到了把传统的黄油重新拿上餐桌的时候了。

第2章
危险的反式脂肪：反式脂肪的兴衰史

在第 1 章中，我们已经知道饱和脂肪是如何被扣上帽子成为导致心血管疾病的罪魁祸首的。不过，从数千年前开始，动物脂肪就已经成为人类饮食的重要组成部分。我们在前面回顾了那些存在缺陷的研究，即使将它们都集合在一起，也不足以支持用植物油彻底取代动物脂肪的地位。那么，植物油到底是如何做到这一点的？这是一个非常复杂的故事，其中涉及伪科学、信息误导以及食品工业化加工所导致的灾难性结果。真正了解的人很少，而愿意把它揭露出来的人更是寥寥无几。这个故事我们永远不应该忘记。

故事要从威廉·诺曼的实验室讲起。诺曼是一位德国化学家，致力于找出一种方法使液态油脂转变成更加稳定的固体形态，他最终取得了成功。1901 年，诺曼发现在高温状态下，利用一种催化剂，能够使植物油与氢气发生反应，从液体转化为固体。当时，人们对动物脂肪（例如猪油和牛油）的需求逐渐增大，动物脂肪的供给越来越无法满足人们的需求，人们开始需要用工业制造的副产品（也就是廉价的植物油）来代替动物脂肪，而这些植物油用来烹饪不理想。因此，当诺曼发现如何把液态油脂转变为更加耐储藏的半固态脂肪之后，这确实是一个大买卖。诺曼严密地守护着他的发现，仅仅分享给几个值得信赖的同事并申请了专利。实际上，当时诺曼对自己的发现知之甚少。现在我们把它称为反式脂肪，正是反式脂肪导致了人类健康全球性的重大灾难。

1910 年，宝洁公司购买了诺曼的专利在美国的使用权，利用这种技术制造出一种部分被氢化的脂肪，即众所周知的植物白油。这是世界上第一种可以在市场上买到的氢化脂肪，也被赞誉为具有突破性意义。

隐藏在反式脂肪背后的科学原理

在继续讲述故事之前，让我们先花一点时间来讨论一下反式脂肪的确切含义。通过本书第 1 章的内容，我们已经知道脂肪分子是由大量碳原子及氢原子组成的链状结构，链状结构上的特定配置决定着这种脂肪属于饱和脂肪酸、多不饱和脂肪酸或单不饱和脂肪酸。实际上，在脂肪中还存在着一种类型，那就是反式脂肪。液态的植物油通过一种被称为部分氢化的工业化加工过程，在脂肪酸结构中随机加入氢原子，就形成了工业化生产的反式脂肪。

对植物油进行氢化处理的目的是将多不饱和脂肪酸转化为更加稳定的饱和形式，同时也使它形成了半固态的外观及质地。不过，和其他很多种工业化食品的加工过程类似，植物油的氢化也伴随着一种出乎意料的结果，那就是对于这种非天然的脂肪酸，机体并不能很轻易地把它识别出来。由于机体在摄入脂肪以后会用它来形成包绕在细胞外面的膜状结构，因此，可以毫不夸张地说，反式脂肪会从里到外对我们的身体进行改造。换句话说，当我们摄入含有反式脂肪的食物后，机体内每个细胞的完整性和功能都会受到损害。更加糟糕的是，反式脂肪具有相对较长的半衰期。这也就意味着，一旦摄入，我们将会在很长的时间里无法将其摆脱。由起酥油制作的蓝莓派诚然非常美味，但是为了它而使反式脂肪混入脑细胞，在几个月的时间里发挥无人清楚的作用，值得吗？

有一件非常重要的事情，大家应该注意。反式脂肪并非只有人造的，世界上还存在天然的反式脂肪，而它们并没有人造反式脂肪的那些风险。实际上，有些研究的结果显示，摄入少量的顺反式脂肪（按照顺序进行氢化反应所得到的反式脂肪）对健康有益。举例来说，共轭亚油酸（Conjugated Linoleic Acid, CLA）是一种在草饲动物体内发现的天然反式脂肪，具有明显的抗癌特性 [1]。而反式异油酸（Trans-Vaccenic Acid）也已经被证实具有降低胆固醇水平的能力 [2]！因此，正如大家所看到的那样，存在于天然有机食品中的少量天然反式脂肪不仅不会危害健康，反而有益。

但是，同样的情况并不适用于人造反式脂肪（也被称为工业化生产的反式脂肪），它们会导致心血管疾病。现在我们还没有彻底明了其中的具体机制，只是提出了几种不同的理论。曾经有研究提示，从阻止前列腺素合成到抑制机体形成长链 ω-3 脂肪酸，反式脂肪能够抑制多种生物学功能。不管确切的机制是什么，这些生物学功能与心脏病相关是公认的事实 [3, 4]。另外，越来越多的证据显示，人造反式脂肪对机体的影响远远不止心血管系统，它还会在糖尿病 [5]、阿尔茨海默病 [6]、肿瘤 [7, 8]、神经系统疾病 [9, 10] 甚至抑郁症 [11] 的发生过程中发挥作用。

并不是所有人都能够了解这些情况。与之对应的是，我们从后文中就会知道，在整个 20 世纪，工业化生产的反式脂肪以部分氢化植物油的形式变得越来越流行。

市场营销改变了全世界的饮食结构

尽管开发出了植物白油，但想要顺利销售，宝洁公司仍然面临着一个主要障碍，那就是如何说服全世界的人放弃久经考验的动物脂肪，而用人造起酥油来代替。由于当时绝大部分家庭的烹饪工作都由主妇承担，因此宝洁公司以家庭主妇作为主攻目标，制定了一个十分简单的策略，非常明智，同时也具有很强的迷惑性。在当年的女性杂志上突然出现了大量广告，描绘出一幅家庭主妇愉快地为家人制作食物、全家人其乐融融的画面，植物白油在其中被吹捧为比黄油优异、更加有益于健康的烹调油 [12]。

这种宣称植物白油是纯天然的、容易被吸收且更加便宜的市场营销策略一直持续了数十年时间。医生和科学家的形象频繁出现在广告中，暗示选择植物白油会使儿童快乐成长，体格健壮。各式各样的广告充分利用各种有效的社会影响因素，不断地宣告每一个人（从白发苍苍的老奶奶到蹒跚学步的小不点）都喜欢用植物白油制作的馅饼。宝洁公司还四处发放免费的烹调书，其中有 250 道菜谱。当然，正如大家猜测的那样，每一道都用到了植物白油。实际上，对于当时的人们来说，除了用植物白油来烹饪以外，好像已经没有理由做出其他的选择。

……食物色泽明亮，令人垂涎，对每一位家人都充满吸引力，即使他们原本胃口不好也是如此。正如医生告诉我们的那样，植物白油是完全来自植物的起酥油，并没有动物脂肪那么油腻。

——引自 1938 年植物白油印刷广告

宝洁公司的市场营销获得了巨大成功。1916 年，仅仅一年的时间，植物白油就销售了 2700 万千克。与此同时，由于部分氢化棉籽油的竞争，动物脂肪的销量开始下滑。一时之间，植物白油所向无敌。

人造黄油进入人类食品供应名单

人造黄油最初是由牛油制造的，在 19 世纪末从法国传入美国，原本在美国并不是非常流行。这种状况在制造商开始往牛油中添加多不饱和植物油，并把它当作黄油的替代品上市销售以后才得以改变。此后，它受到传统黄油产业的阻击，保护者认为它对美国传统的奶牛牧场以及黄油产业造成了威胁，在全国范围内限制它的销售，并对生产课以重税 [13]。即使在存在禁令和重税的情况下，人造黄油产业依然在逐渐推广和采纳脂肪的氢化加工工艺，最终将牛油彻底剔除，取而代之的是形成了一种只含有部分氢化植物油的配方。

还有一个问题影响人造黄油的销售。人造黄油原本呈苍白色，就像一大块蜡一样，并不是特别吸引人。制造商找到了一个解决办法，他们把产品染成黄色，就像黄油一样。传统的黄油产业大呼不平，要求禁止经过染色的人造黄油用于食品制造。他们的诉求在一段时间内获得了支持，人造黄油制造商被禁止给自己制造的产品染色。不过他们又钻了一个空子，由于并不限制消费者自己染色，他们在销售的时候会搭配上一包染料。令传统黄油产业经营者沮丧的是，面临人造黄油的挑战，他们毫无办法。

大萧条时代和第二次世界大战

大萧条时代之后爆发了第二次世界大战。在这个时间段，部分氢化脂肪以指数增长的方式普及了起来。大萧条发生在 1929 年至 1939 年之间，一场经济危机诱发了波及全世界的贫困，很多原本坚持使用动物脂肪进行烹饪的人被迫改用部分氢化植物油，毕竟它更容易负担。

第二次世界大战爆发以后，这种情况进一步恶化。首先，每个人都要保存食物，由此对脂肪产生了更大的需求。其次，从脂肪中可以提取甘油，这是一种澄清的液体，在制造炸弹的时候需求量非常大。当时的美国政府要求每一个家庭都将家中剩余的油脂贡献出来 [14]。配额供给不足所产生的短缺问题导致全世界的人们都不得不用部分氢化植物油代替动物脂肪。

美国心脏协会加盟

处于植物白油广告营销、大萧条以及第二次世界大战包围之下的动物脂肪已经被击倒在地，爬不起来了。宝洁公司为了让自己最心爱的发明受到更多的关注，抓住机会向美国心脏协会许诺，愿意斥资 150 万美元请美国心脏协会为其代言 [15]，宣称植物白油比动物脂肪更有益于健康。

美国心脏协会接受了这份协议。至此，动物脂肪在美国人的饮食中彻底丧失地位就成为了必然。不过，这份代言协议存在一个严重的问题，当时没有证据支持美国心脏协会所宣称的内容，并没有哪一项研究的结果显示天然的动物脂肪对机体有害。尽管如此，动物脂肪还是被妖魔化，并且在全世界范围内被踢出了餐桌。从蛋糕、饼干到油炸食品，全世界对植物白油的需求呈爆炸式增长。不久以后，每一个家庭的食品储藏室里都堆放着一桶植物白油，餐馆也开始使用植物白油，而在差不多每一种加工食品和预包装食品之中也都含有它。

随着心脏病发生率逐渐升高，人们需要找出一个承受指责的对象。1956 年，美国心脏协会曾经主办了一期电视广播节目，在全美国播放，其中鼓励观众采纳一种"谨慎饮食"。这种饮食之所以如此命名是因为制定人员认为它具有降低罹患心脏病风险的能力。"谨慎饮食"中含有冷麦片、玉米油和人造黄油，用鸡肉代替黄油、猪油、牛肉以及鸡蛋。坚持"谨慎饮食"是一个痛苦的过程。达德利·怀特博士是那一期电视节目的参与者之一，他也是艾森豪威尔总统的私人医生。他以前曾经说过："我从1921年开始心脏病医师的职业生涯，直到1928年才第一次看到心脏病发作的患者。回顾1920年之前的时代，完全没有心脏病发作。当时的人们从猪油和黄油中获取脂肪，没人听说过玉米油这个词。因此，我认为那个时候的饮食对心脏更加有益[16]。"

不过，怀特博士的观点在不久之后就发生了转变。艾森豪威尔总统的心脏病发作，在他回家休养的时候，医生为其开具了抗凝药物并建议他接受低脂饮食。尽管并没有证据将饱和脂肪和心脏病联系在一起，怀特博士还是改变了立场。这很可能与他曾经出国旅行并和安塞·季斯共处了一段时间有关。

艾森豪威尔总统曾经将一分熟牛排当作最喜爱的食物之一，而在心脏病发作之后，他开始将动物脂肪及胆固醇踢出食谱。美国大众密切关注着总统的治疗过程，利益集团也没有浪费一分钟，开始广播总统正在利用部分氢化脂肪酸对抗心脏病。14年后，艾森豪威尔最终还是死于心脏病。

1957年，也就是"谨慎饮食"被推介一年之后，一位名叫乔治·克里斯塔基斯的研究人员决定在一个人群中测试它的效果。参与人员均为男性，年龄为40~59岁。结果显示，接受"谨慎饮食"的参与人员血液中的胆固醇水平较低，大约为220毫克/分升。与之相比，接受动物脂肪的参与人员血液中的胆固醇水平大约为250毫克/分升。克里斯塔基斯非常兴奋，用"这项研究看上去已经为大众的健康行动提供了合理的根据"作为自己的研究结论[17]。如果这项研究中的所有信息都已经被展示出来，那么这句话就可能是真实的。不过从另外一篇文章[18]（发表于1966年）的陈述中，我们可以发现这项研究中的隐藏内容："在'谨慎饮食'组，有8名参与人员死于心脏病，而在对照组中那些每日吃鸡蛋、每餐都有肉的参与人员没有一个人因此而死亡。"

在艾森豪威尔罹患心脏病的那段时间里，美国公共卫生署任命安塞·季斯主持调查饮食中的脂肪对健康的影响。与饥饿的狼追踪猎物一样，部分氢化脂肪的制造企业一直在密切关注形势的变化，寻求彻底击败动物脂肪的最佳机会。现在，这个时刻到来了。正如我们在第 1 章中讨论的那样，安塞·季斯进行的"六国研究"具有明显的缺陷，结果毫无决定性，但是将心脏病和动物脂肪联系在一起，为植物油制造企业带来了巨大的经济效益。

就像多米诺骨牌一样，美国心脏协会、政府以及其他健康组织和权威依次陷落，宣称低脂饮食更加健康和安全。此后，全美心脏病的患病率稳步升高，一直看不到尽头。到了这个时候，再怎么做都为时已晚，批评家们集体沉默，而那些对季斯的粗糙研究表示质疑的研究人员被无情地嘲笑，工作也受到威胁。

一位孤独的反对派

在上一章中，我们曾经讨论过那些标志性研究，例如"六国研究"、福雷明罕研究、芬兰精神病院研究、护士健康研究等。每一项研究在方方面面都存在着缺陷。

到底有哪些人研究过反式脂肪？诸如美国心脏协会这样的组织向人们兜售反式脂肪，声称它比黄油更健康，其中的依据在哪里？事情的真相是，直到 1957 年，才开始出现反式脂肪如何影响人体健康的研究。也就是说，从植物白油上市销售开始，尽管生产企业一直在鼓吹自己的产品更健康、更安全、更好，而实际上在长达 46 年的时间内，没有一项涉及反式脂肪的人体临床试验。没有研究支持，是不是就意味着整个反式脂肪产业都建立在一个牵强附会的谎言之上？这个问题留给读者自己去评判。

在动物脂肪被官方判定失败之前，也就是季斯研究的同期，还有另外一项非常重要的研究正在进行。它的主持人员是一位生化学家，名叫弗瑞德·库默罗。在此后反式脂肪的衰败过程中，他将扮演重要的角色。

库默罗当时是伊利诺伊大学的一名研究人员。他设法从那些死于心脏病的患者体内获取解剖标本。通过检测标本，库默罗有了惊人的发现，他在心脏组织里面找到了人造反式脂肪。库默罗把自己的发现发表在最负盛名的学术杂志《科学》上 [19]。这是历史上第一篇公开发表的有关反式脂肪的临床研究。每一位读者是不是都认为库默罗的论文一定会引发重要的讨论，并且引导对反式脂肪进行更加深入的研究？情况并不是这样，没人重视他的发现，库默罗本人也被很多人刻意回避。不过，库默罗决定，不顾忌他人的反对，进一步探索反式脂肪对人体的影响，从而踏上了长达56年的针对反式脂肪的讨伐之路。

一份煎鸡蛋和一杯牛奶，标志着库默罗一天工作的开始。他努力工作，尝试找出方法说服大众反式脂肪并不像它伪装的那样。到了1968年，库默罗注意到每经过10年，美国的心脏病死亡率就会升高一次。但是，主管机关处于支持利用部分氢化脂肪代替动物脂肪的阵营，与之对抗是一场艰苦卓绝的战斗，这个证据不足以获胜。

尽管如此，在20世纪70年代中期，库默罗还是在坚持自己的研究，调查反式脂肪对猪的影响。他发现，那些饲喂人造反式脂肪的猪的动脉中形成的斑块达到了致命的水平[20]。库默罗将自己的发现提交给美国联邦贸易委员会（Federal Trade Commission，FTC）。不过非常令人震惊，FTC拒绝了库默罗，仅仅因为他是一个生化学家，而不是心脏病专家。此后，1976年美国食品药品监督管理局（Food and Druy Administration，FDA）官方确定没有证据显示反式脂肪是有害的。这令库默罗非常沮丧，更糟糕的是库默罗尝试禁止反式脂肪的努力也被忽视了。

安塞·季斯的主张曾经支配着美国心脏协会、美国国家卫生研究院以及各方面的政策决策者。季斯对于决策者的影响是某些研究人员失去基金支持的原因。对于那些不同的观点，季斯并不是乐于接受，进行科学辩论，而是选择谩骂、中伤以及公开羞辱作为应对措施。在那些失去美国国家卫生研究院基金支持的研究人员之中就有库默罗。除了自掏腰包为雇员支付工资以外，库默罗别无选择。尽管如此，他依然坚持着与反式脂肪的战斗。

形势逆转

到了20世纪90年代，越来越多的证据显示反式脂肪酸是危险的。为了保护自己的产品，同时也为了证明抵制反式脂肪是错误的，部分氢化脂肪企业注资100万美元赞助了一项属于自己的研究。令人尴尬的是，相关论文于2001年

10 月 4 日发表 [21]，其结果提示我们，与饱和脂肪相比，反式脂肪确实会增加罹患心脏病的风险。在这种不利证据开始取得了压倒性优势，反式脂肪产业赞助的研究又自证其罪的情况下，看上去反式脂肪已经到了穷途末路。不过，FDA还是一直拖延到 2003 年才有所行动。与丹麦彻底禁止反式脂肪不同，FDA 选择从 2006 年开始强制施行标识要求，简而言之就是制造商必须在食品的营养标签上标注出反式脂肪的含量。

更糟糕的是，当每份食物中的反式脂肪含量不足 0.5 克时，还允许企业不进行标注。这种要求会在两个方面存在问题。首先，绝大部分消费者不知道如何阅读和理解营养标签。其次，人们还是可以从食物中摄取反式脂肪，并且很容易就达到对健康造成威胁的数量。FDA 原本计划在营养标签中为那些含有反式脂肪的食物添加一条声明，建议大家尽可能减少反式脂肪的摄入，不过这个想法最终没有实施。按照 FDA 的话说，他们收到了很多评论，反对这样做 [22]。有意思的是，我们可以注意到 FDA 更担心反式脂肪产业的反应，而不是美国大众罹患心脏病的风险问题。

反式脂肪的末日

经过越来越多的研究，反式脂肪和心脏病之间的联系逐渐变得确切无疑。2009 年，弗瑞德·库默罗决定向 FDA 提交一份 3000 字的请愿书，希望禁止将反式脂肪用于食品制造。尽管强有力的证据已经证实了反式脂肪的危害，但FDA 毫无回应。2013 年，库默罗起诉了 FDA，从而促使 FDA 马上召开了新闻发布会，发布了一份禁令，禁止食品供应行业使用反式脂肪。不过这份禁令并没有立即施行，它为企业留出了 5 年的宽限期，用来从产品中逐渐去除反式脂肪。

重要的教训

为什么 FDA 会对禁止使用反式脂肪采用拖延的态度？如果美国也像其他的

许多国家那样立即将反式脂肪从食谱中剔除，就可能拯救很多人的生命。实际上，很多专家都推测，在美国每年超过 10 万人的死亡与反式脂肪有关 [23]。如果这种估计是正确的，FDA 的拖延会导致数百万美国人死亡。这个数值与 1775 年以来美国军人在历次战争中的总死亡人数相当 [24]，而反式脂肪只用了最近的 20 年就完成了这个任务。

从反式脂肪在 1911 年被推向市场以来，有多少人因此失去生命？把各位受害人都加在一起，足以比得上人类历史上的任何一次重大灾难。但是，反式脂肪产业和我们的政府一起悄无声息地把反式脂肪在过去 107 年里制造的破坏抹得一干二净，相当多的美国人对此毫无察觉。

这是每个人都应该注意到的教训：大自然赐给我们食物，我们在试图对其进行篡改的时候，一定要小心。

本章小结

人类在 1901 年创造出了工业化反式脂肪，又被称为人造反式脂肪。原本创造它的目的是使植物油凝固，变得更加稳定，但是随之而来的是一种我们看不见的效果，机体无法轻易地识别这种非天然的脂肪酸，它们会留存在机体内，在相当长的时间里包被细胞。

反式脂肪产业伴随着植物白油的上市而出现，随后又因为植物起酥油延续发展。经营者说服美国心脏协会、美国国家卫生研究院以及其他健康机构接受动物脂肪对机体有害而反式脂肪更健康的理论，尽管从一开始并没有研究结果支持这种理论。随后，安塞·季斯为此提供了漏洞百出的证据。

在精明的市场营销的作用下，伴随着大萧条和第二次世界大战的爆发，反式脂肪迅速成为美国脂肪消耗的主流。

弗瑞德·库默罗一直在对抗整个反式脂肪产业。他一次又一次地证实反式脂肪会导致心脏病。

直到 2003 年，FDA 才开始禁止反式脂肪。FDA 的拖延可能导致了数以百万计的美国人死亡。

第 3 章
ω-3脂肪酸与ω-6脂肪酸：与演化有什么关系

让我们回到第 1 章，我们在那里留下了一些线索，提示大家现代的食物供给存在 ω-6 脂肪酸过于丰富而缺乏 ω-3 脂肪酸的问题。这个问题是导致机体的健康状态崩溃、饱受慢性病摧残的主要因素之一。如果我们现在摄取过多的 ω-6 脂肪酸，同时存在 ω-3 脂肪酸不足，最终会出现什么情况？为什么会这样？ ω-3 脂肪酸与 ω-6 脂肪酸之间是如何失去平衡的？

有关 ω-3 脂肪酸与 ω-6 脂肪酸的故事，实际上就是一个我们如何推动自身饮食的演化，而这种演化又对人类现在如何进食产生影响的故事。

直到 1850 年，地球上的全部人口才达到了 10 亿规模。80 年以后，到了 1930 年，这个数字翻了一倍，全球总人口达到 20 亿。到了 1976 年，这个数据只用了不到 50 年就继续翻倍，达到 40 亿。仅仅又过了 10 年，这个数据达到了 50 亿。如果说人类只喜欢做一件事，那么一定是繁殖。

人口呈指数式增长意味着对食物的无尽需求。为了养育自身，人类需要尽快生产出更多的食物，同时降低成本。时至今日，情况依然如此。作为主要因素之一，对于那些制作快捷且更加廉价的食物的追求推动了农业的发展和壮大，并且最终导致了工业革命。在历史上，人类起源于狩猎，逐渐过渡到选择在某个地方长时间定居，种植农作物，用比较形象的方式来说就是扎下了根。从此之后，人类开始更多地依赖谷物作为能量来源 [1]。

随着工业化以及食物机械化加工的出现，工厂替代农场成为人类食物的主要来源。为了追求数量，也为了便于生产和配送，产品的质量问题被抛在了脑后。我们现今从食物中获取的能量远远超过历史上的任何时代，但是营养物质更少，正如俗话说的那样，吃得太多，但是营养不良。在过去的 100 多年时间里，我们食物中的脂肪出现了三个引人注目的变化。

- ω-6 脂肪酸的含量增加，主要是亚油酸，来自工业化生产的植物油，例如棉籽油、大豆油、玉米油、红花油以及葵花籽油。
- 工业化生产的反式脂肪含量增加。
- ω-3 脂肪酸的含量降低，无论是主要来自植物的 α- 亚麻酸还是来自动物的 EPA 和 DHA 都是如此 [2, 3]。

这种变化伴随着同时期美国人慢性病发病率的急剧升高，暗示食物中脂肪的变化很可能是导致后者的真凶 [4]。尽管在这个案件之中，脂肪并不是唯一的嫌疑人，但是它的指纹遗留在了每一处犯罪现场。对于我们的食物供应来说，还有另外一个非常重要的改变。我们起初食用野生植物，逐渐转变为专门种植，最具代表性的就是庞大的单一作物制系统。也就是说，在某一块土地上大量种植某一种植物，同一地块上没有其他植物。在美国，小麦、玉米以及大豆现在都采用这种种植方式，历史上却并不是如此。

与农作物种植方式的改变相比，牲畜饲养方式的改变可能更加重要。野生动物和海洋生物在自然条件下已经演化了数百万年，但是目前人类能够买到的肉类主要来自集中式动物饲养系统，海产品特别是鱼类也越来越多地来自水产养殖场。那些为人类提供肉食的动物（特别是牛和猪）绝大部分都出生在一个小农场或者牧场，在那里吃草或者吃混有各种食物的饲料。不过一旦它们达到某个年龄或者尺寸，就会被送到育肥场。在那里为了育肥，尽快达到上市的要求，它们将要被饲喂那些还带着除草剂的转基因谷物和大豆。

这两个变化导致我们现在的食物（无论是植物来源还是动物来源）中的营养成分都和以前有了显著差异。与野生植物相比，即使仅仅过了几代的时间，当代植物中的 ω-3 脂肪酸含量就已经明显降低。与此同时，与那些野生动物、纯草饲或者散养的牲畜相比，动物被圈养之后，其体内也会出现更多的 ω-6 脂肪酸，而 ω-3 脂肪酸的水平会降低。

这些变化主要发生在最近的 100 年时间里，从演化的角度来说，这只不过是一眨眼的工夫。如此短的时间不足以让人类在基因层面上演化出相应的应对措施以适应这些新奇的食物 [5]。（当然，也不能排除在我们之间有少数古怪的人已经有了这种能力。可能有些人会发现自己的某一位朋友或者亲戚非常喜欢那些经过过度加工的垃圾食品，从来不锻炼，每天熬夜，也就是那些所谓的不良习惯一应俱全，但是十分健康，至少在表面上是如此。不幸的是，并不是每个人都能够这样，只有很少人可以逃避规则的束缚。）可以说，人类体内的基因还处于史前的旧石器时代，它们与现代饮食之间的配合只能用惨不忍睹来形容，注定会带来灾难。

我们体内可怜的 DNA 对于如何应对工业化加工的炸鸡球毫无头绪，也不知道怎么处理涂有芝士酱的玉米脆饼。

情况就是这样，如果我们寻求恢复健康状态，希望到了老年的时候也能够充满活力，那么尽可能恢复到我们古老的基因能够适应的饮食方式将是一个良好的开端。既然如此，读者也许会感到好奇，这种饮食方式到底是什么样？

海洋中的 ω-3 脂肪酸

从 35 亿年前一直到差不多 5 亿年前，地球上的主要生命形式都是蓝绿藻。由于大气中没有太多的氧气，因此当时几乎没有生物能够像现在我们认为的那样呼吸。不过，海藻不断地通过光合作用产生氧气 [6]。在经过了相当长的时间之后，地球上的氧气浓度逐渐升高，最终达到了一个临界点，此时新的生命形式开始出现。这些新的生命形式以蓝绿藻为食，由于蓝绿藻含有 ω-3 脂肪酸，因此 ω-3 脂肪酸在这些新的生命形式的体内累积，最终聚集在了细胞膜的位置。

这个过程正是各种海产品的起源故事。海产品中主要富含两种特殊的 ω-3 脂肪酸，即 EPA 和 DHA。当然，不同的海洋生命形式的体内也含有亚油酸，不过这种 ω-6 脂肪酸的含量很低。举例来说，鱿鱼、鲱鱼、甲壳类动物以及浮游生物体内的 EPA 和 DHA 含量差不多是亚油酸的 300 倍。可以说，与 ω-6 脂肪酸相比，海产品含有更多的 ω-3 脂肪酸。换句话说，能够为人类提供 ω-3 脂肪酸的食物绝大部分来自海洋。

但是人类生活在陆地之上，很多人的居住地距离海洋几千千米。对于那些住在岸边和岛屿上的人来说，获取海产品相对容易，能够把各种海鲜当作饮食的重要组成部分，但是那些远离大海的内陆居民将如何获取这些特殊的 ω-3 脂肪酸？

早期人类和大脑

在食物中不含有 EPA 和 DHA 的时候，早期人类通过自身合成的方式获取 EPA 和 DHA。机体内有一座"生化工厂"，能够合成那些脂肪。这就解决了人类只能停留在海产品丰富的地带的问题，使他们可以探索更广阔的地区，而不必担心那里是否缺乏海产品。时至今日，这种高明的生物学技巧依然与人类同在，就烙印在我们的 DNA 之中。

当然，机体合成 EPA 和 DHA 时并不能无中生有，它们肯定得有来源，这个来源就是另外一种 ω-3 脂肪酸——α- 亚麻酸。全人类都有将 α- 亚麻酸转化为 EPA 和 DHA 的能力，不过各人能力的大小存在差异，决定能力大小的是遗传因素，并不涉及技巧和才艺，无法通过学习来强化。

布莱恩·佩斯金提倡补充亲体必需的脂肪酸，也就是来自植物的亚油酸和 α- 亚麻酸，而不是因为绝大部分人不能很好地把 α- 亚麻酸转化为 EPA 和 DHA，就额外补充来自鱼类的长链 ω-3 脂肪酸。他的依据是，既然人类无法大量合成 EPA 和 DHA，就说明长链脂肪酸对人体来说一定不是非常重要，甚至可能是有害的 [7]。事实上，尽管人类可以将 α- 亚麻酸转化为 EPA 和 DHA，不过这个过程需要消耗大量的能量。因此，在 EPA 和 DHA 的供应非常充足的情况下，完全没必要将宝贵的生化能量用在不必要的转化过程上，此时对机体的这种转化能力进行限制是有益的。不过，一旦我们无法从食物中很轻易地获取现成的 EPA 和 DHA，提升转化能力就变得有益。这就像一种紧急保护模式，在绝对需要的时候可以调用。

超级燃料：好脂肪与坏脂肪

这些情况提示我们，即使在人类之中有一部分人将 α- 亚麻酸转化为 EPA 和 DHA 的能力不足，EPA 和 DHA 对机体来说依然非常重要，甚至可以说转化能力不足也是导致这些特殊的脂肪酸变得重要的主要因素之一。在早期人类的发展过程中，基因方面的改变提升了他们将 α- 亚麻酸转化为 EPA 和 DHA 的能力。这是早期人类能够扩散到整个非洲的原因之一。考虑到这一点，我们可以说 EPA 和 DHA 应该是无害的。当然，就像氧气和水一样，EPA 和 DHA 也不是越多越好。那么对于早期的人类来说，在他们的典型饮食中到底有多少 EPA 和 DHA ？

我们祖先的胃肠道起初与类人猿的胃肠道相似，拥有容积庞大、布满皱襞的大肠，适合消化蔬菜和水果，在经过了几百万年的演化之后转变成为更加接近食肉动物胃肠道的消化系统，大肠的容积变小，从而不再适合消化大量的植物性食物。与此同时，胃酸浓度升高，小肠变长。这种变化的目的非常明确：更有利于从动物性食物中汲取营养物质[8]。并不是只有消化系统发生了变化，在演化的过程中，我们的大脑也变得更加高级。在演化生物学中有一种观念，这种观念被称为“高耗能组织假说”。它的工作原理是这样的：消化是一种能源非常密集的过程，消化过程需要消耗大量的能量，完全可以与跑一次马拉松相比，尽管看上去不是这样。让我们回忆一下饱餐一顿之后的状态，很多人都曾经出现过昏昏欲睡的现象，甚至无法从沙发上站起来。在美国，这种情况最常在感恩节晚餐后出现，因此专门有个词语来形容这种现象，即“感恩节晚餐后食物昏迷”。这种餐后突然无精打采和疲乏的现象与火鸡体内存在色氨酸没有太大的关系，最主要的原因是机体内的能量都离开大脑，分流到了消化系统。对于我们的祖先来说，他们需要为肠道提供大量的能量来分解大量富含纤维的植物性食物。

随着时间的推移，人类祖先的消化系统逐渐发生了变化，以适应越来越多的动物性食物。与含有大量纤维的植物性食物相比，动物性食物更加容易消化，机体利用较少的能量就可以将其分解。幸运的是，这些节约下来的能量并不是直接消散，而是促使形成更加复杂的大脑。现代人类的大脑能力非凡，可以创作交响乐，著书立说，还能够发射卫星。

我们的祖先从猎物身上获取肉食，什么部位都不放过，其中包括内脏。他们还砸开猎物的骨头和头颅，以获取骨髓和脑组织[9]。也许有的读者一想到这幅画面就觉得毛骨悚然，但是动物的脑组织比相同重量的鲑鱼含有更多的DHA。因此，与21世纪过于拘谨的人类相比，我们的祖先能够获得充足的DHA。大家要记得，当时人类的猎物都是野生动物，而不是集中饲养的。因此，从它们身上传染疾病的风险远远低于现在。

得益于脑组织中丰富的脂肪含量，特别是DHA，食用猎物的脑组织支持早期人类形成了更大的大脑。与此同时，人类的体形也变得更大[10]。

人类的史前祖先逐渐演化，最终从解剖学上形成现代人类。在这个过程中，DHA一直不可或缺。时至今日，DHA依然是我们大脑中必不可少的成分之一。读者应该记住，脂肪参与形成每个机体细胞最基本的结构，而就DHA而言，它在大脑里的含量非常丰富。现在我们每天都会从食物中得到或多或少的EPA和DHA，或者利用植物来源的α-亚麻酸转化形成一部分，但是对于早已适应了大量DHA的狩猎基因来说，这么点量简直微不足道。与农业开始被大规模推广之前的人类相比，现代人类的大脑体积缩小了大约11%[11]。EPA和DHA摄入不足很可能是导致这种现象出现的根源。

走出非洲之后的演化过程

基因改变使人类获得将α-亚麻酸转化为EPA和DHA的能力，而这个过程发生在人类迁出非洲之前，距今超过85000年。事实上，正是由于出现了基因改变，人类将α-亚麻酸转化为EPA和DHA的能力逐渐变强，才使得人类原本很小的栖息地能够逐渐得到扩张，最终横跨甚至走出非洲。由于这种基因改变导致了人类种群的迅速发展，因此，有些研究人员把它称为"改变游戏规则"事件。

对于那些最终停留在非洲的人类来说，基因改变被固定了下来，而那些走出非洲、现在定居在欧洲和亚洲的人类体内的基因改变没有保留下来，其中的原因随后将会讨论。不过，这种现象导致了居住在全世界不同地点的现代人类将α-亚麻酸转化为EPA和DHA的能力存在非常大的差异。就像我们在前面曾经谈到的那样，虽然每个人都具有这种能力，但是有些人的能力更强一些。

在那些早期人类冒险走出非洲的过程中到底发生了什么，致使他们体内的基因改变没有保留下来？人类学家推测，我们的祖先在离开非洲、散播至欧洲和亚洲的过程中沿着海岸线迁移，他们甚至通过一块陆地，最终到达了美洲。在历史上，现在的俄罗斯曾经通过这块陆地连接着阿拉斯加。一直处于海岸线附近，使我们的先祖一直可以获得富含 EPA 和 DHA 的食物 [12]。

当代的欧洲人和亚洲人缺乏那种可以很好地将 α- 亚麻酸转化为 EPA 和 DHA 的基因。这是因为对于他们的祖先来说，停留在海岸边，可以从食物中摄取足够的 EPA 和 DHA，并不是非常需要这种转化过程 [13]。历经相当长的时间，我们将 α- 亚麻酸转化为 EPA 和 DHA 的能力一直没有增强，这说明从旧石器时代开始，我们的绝大部分祖先就拥有充足的 EPA 和 DHA 补给，并不需要强大的脂肪转化能力就能够生存下去 [14, 15]。不幸的是，在当代美国人的饮食中，EPA 和 DHA 的含量很低，但是机体还停留在只适合食物中含有大量 EPA 和 DHA 的状态，并没有为基因留出足够的时间来适应，提升机体将 α- 亚麻酸转化为 EPA 和 DHA 的能力。基于这个原因，EPA 和 DHA 应当被看作"功能上的必需品"。

我们必须面对现实：拥有将 α- 亚麻酸转化为 EPA 和 DHA 的能力并不意味着我们能够通过它为机体提供足够的 EPA 和 DHA。我们最好确保自己通过饮食或者高质量的补充剂来获取充足的 EPA 和 DHA。

天然食物

S. 博伊德·伊顿和梅尔文·科纳尔是研究旧石器时代饮食的权威。他们注意到，目前流行于西方世界的慢性病，例如心脏病、2 型糖尿病、肿瘤以及精神方面的问题（焦虑、抑郁、双相型情感障碍），在那些游牧民族中几乎不会出现。其中的根源不能简单地归结于游牧民族的寿命较短，大部分还没有罹患慢性病就已经去世了。实际上，现在依然有人保留着传统的游牧习惯和饮食风俗，其中很多人都能够活到 60 多岁 [16, 17]。另外，在工业化世界，即使儿童也有可能罹患 2 型糖尿病和代谢综合征，也会出现病理性肥胖。因此，这些情况的出现并不仅仅是年龄变大的问题。

伊顿和科纳尔的研究结果显示，在旧石器时代后期，人们每天差不多摄取12500千焦能量，其中的65%来自蔬菜，剩余的35%来自被捕获的野生动物。不过，由劳伦·柯登领导的另外一个研究小组得出了几乎相反的结论。柯登研究了229个游牧部落，在他们每日所摄取的总能量之中，平均起来有高达68%的比例来自动物，仅仅32%来自植物[18]。食物中植物和动物之间的比例存在差异的原因可以用这些部落居住的环境来解释。举例来说，如果一个部落生活在相对温暖的居住地，他们将会摄取更多的植物性食物，而在寒冷的区域，很可能动物性食物会更多一些。无论哪一项研究都清晰地告诉我们，早期人类的饮食都是由植物和动物共同组成的。

在相当长的时间里，说起地球上的植物，绿叶植物一直占据最主要的地位。绿叶植物中含有高浓度的 α-亚麻酸。从重量角度来说，绿叶植物中的 ω-3 脂肪酸（α-亚麻酸）与 ω-6 脂肪酸之间的比例大约为 3∶1[19]。也就是说，绿叶植物含有更多的 ω-3 脂肪酸，差不多是 ω-6 脂肪酸的 3 倍。而对于陆生哺乳动物来说，肌肉组织中 ω-6 脂肪酸的含量是 ω-3 脂肪酸的 2~5 倍。在脂肪组织中，两者之间的比例是平衡的，差不多为 1∶1。从整体上来看，我们那些旧石器时代的祖先是杂食性的，他们的食物中既有野生植物也有野生动物，其中 ω-6 脂肪酸和 ω-3 脂肪酸之间的比例接近 1∶1，达到了非常完美的平衡[20]。大家需要注意的是，我们在这里提到的 ω-3 脂肪酸是指来自植物和动物的 ω-3 脂肪酸，都是以 α-亚麻酸的形式存在，并不是指那些碳链更长也更加重要的脂肪酸——EPA 和 DHA。这两者需要从海产品中获取。我们在以前曾经提过，现代食品供给出现了一个变化，就是出现了集中式动物饲养系统，那些鸡、牛和猪都被集中饲养。

柯登的研究结果显示，用谷物饲养牛，其肌肉组织中 ω-6 脂肪酸和 ω-3 脂肪酸之间的比例超过了草饲牛的两倍[21]，其中的原因在于谷物属于种子。大家应该知道，牧草中富含 ω-3 脂肪酸，而种子中的 ω-6 脂肪酸含量较高。和人类一样，牛的身体成分也会受食物的影响。如果给牛饲喂含有大量 ω-6 脂肪酸的食物，牛肉和脂肪中 ω-6 脂肪酸的含量就会升高，而当它们被加工成肉食的时候，这些 ω-6 脂肪酸也就会随之进入人体。

大家还应该记住，与只吃草相比，在饲养场接受谷物饲料的问题牛会被迅速育肥。当然，这原本就是集中饲养的目的。此时它们所摄入的部分脂肪会渗入肌肉组织，形成所谓的大理石花纹。很多人知道，牛排上出现大理石花纹意味着更佳的风味，因此这样的牛肉受到了追捧。研究结果显示，谷物饲养的动物能够形成比草饲动物多一倍的大理石花纹[22]。与此同时，谷物饲养的动物的食物中含有更多的碳水化合物，因此与草饲动物相比，它们体内的饱和脂肪的含量也会更高一些。和人类一样，牛在摄入过量碳水化合物的情况下也会在体内沉积更多的饱和脂肪。我敢打赌，没什么人已经认识到自己和那些谷物饲养的牛是多么相似。

谷物饲养、草饲以及野外捕获的动物脂肪成分的比较

在集中式动物饲养系统出产的谷物饲养动物体内，ω-6 脂肪酸和 ω-3 脂肪酸之间的比例是草饲动物的两倍。

集中式动物饲养系统出产的谷物饲养动物能够形成比草饲动物多一倍的大理石花纹。

野生动物体内的 ω-3 脂肪酸含量比谷物饲养动物多 2~4 倍，比草饲动物多 2~3 倍。

对于每一个人来说，我们都不希望自己的体内出现大理石花纹，因此我们需要调整饮食，减少其中 ω-6 脂肪酸的含量，增加 ω-3 脂肪酸。抛弃植物油是一个良好的开端，第二步可以考虑选择那些一直使用草料饲养的动物来取代集中饲养的动物（无论是在养殖的哪个阶段，只要那些动物接受过集中饲养，就最好将其放弃）。

现代的饮食，现代的灾难

研究人员估计，对于人类来说，一份有益于健康的饮食中多不饱和脂肪

酸、单不饱和脂肪酸以及饱和脂肪酸之间的比例应该维持在 6∶1∶1。也就是说，在我们的饮食中，多不饱和脂肪酸应该占据脂肪成分的绝大部分，达到单不饱和脂肪酸和饱和脂肪酸的 6 倍。在此基础上，ω-6 脂肪酸和 ω-3 脂肪酸之间的最佳比例为 1∶1[23]。那么，我们现在的饮食与这个标准有多大的差距呢？

人们相信，在整个旧石器时代，人们每天摄入 7.5~14 克亚油酸（ω-6 脂肪酸），而现在我们的摄入量达到了这个数值的两倍[24, 25, 26]。对于 ω-3 脂肪酸——α- 亚麻酸来说，情况恰恰相反：在旧石器时代，人类平均每日摄入量为 15 克，而现在的人不足 1.4 克，有 10 倍的差距。EPA 和 DHA 的情况更加糟糕，现在我们每天的饮食中只含有 100~200 毫克 EPA 和 DHA[27, 28]，比旧石器时代的祖先（每日 660~14250 毫克[29, 30]）少得多。我们来自旧石器时代的古老基因每时每刻都在盼着情况的改变。

布莱恩·佩斯金还指出，以克为单位补充鱼油会导致鱼油过量，由此引发癌症、心脏病和糖尿病[31]。然而实际上，即使我们摄取较大剂量的鱼油，每日 3000~4000 毫克 EPA 和 DHA，也不会导致过量。考虑一下我们旧石器时代的祖先，他们每天摄入的 EPA 和 DHA 最高达到了 14000 毫克，我们现在所谓的大剂量鱼油刚刚达到祖先摄入量的中间水平。

与现代人相比，我们的祖先摄入的 ω-6 脂肪酸更少，同时却摄入了更多的 ω-3 脂肪酸。在他们的饮食中，不同类型的脂肪之间的比例与我们有很大的差异。就全部的 ω-6 脂肪酸和 ω-3 脂肪酸来说，在人类的演化历史中，两者之间的比例曾经低至 0.79，但是现在我们每日摄入的 ω-6 脂肪酸达到了 ω-3 脂肪酸的 15~20 倍。除了廉价糖以及各种精制碳水化合物泛滥以外，从精制植物油之中爆发性地摄取 ω-6 脂肪酸很可能是自农业出现以来人类饮食结构方面发生的最引人注目的变化。从这个角度来看，那么多人罹患各种类型的慢性病就不足为奇了。

让我们更加深入地探讨一下亚油酸。在我们通过饮食所摄取的全部 ω-6 脂肪酸中，亚油酸只占据很小的部分，也并不是它对机体造成了最大的伤害。亚油酸在不同情况下会对机体产生不同的影响。从营养学角度来讲，亚油酸是一种人体必需的脂肪酸，这里的"必需"是指它在体内发挥不可或缺的生物学功能，而人体又无法合成，只能从饮食中摄取。因此，我们并不能说亚油酸是坏的脂肪酸。实际上，我们需要它，只不过需求量非常小罢了。如果与 ω–3 脂肪酸相比，我们摄取的亚油酸过多，或者是已经被破坏的亚油酸，机体将会陷入混乱状态。

能够导致脂肪酸被破坏的因素有 4 个：高温、光照、空气以及压力。在这些因素下，脂肪酸会通过氧化的方式被破坏。让我们回顾一下第 1 章中的内容，氧化会导致脂肪酸发生化学变化，无论是食物中的脂肪酸还是我们体内的脂肪酸都是如此。在我们的祖先进食的时候，由于他们吃的都是纯天然食物，其中的 ω–6 脂肪酸，无论是来自动物脂肪、坚果、植物种子还是有其他的植物来源，都能够免于被氧化。而现在的情况有所不同，我们食物中的 ω–6 脂肪酸主要来自从植物种子中萃取的油脂，这些种子主要是玉米、大豆、棉籽以及葵花籽。人类应用现代萃取工艺的历史很短，在萃取油脂的过程中，脂肪酸会曝露在所有能够对其产生破坏的因素之下，其中包括高温、光照、空气以及压力，因此脂肪酸在生产过程中就已经被氧化。随后它们会被储存在透明的塑料容器（常常有毒）中，陈列在超市的货架上，持续曝露在光线之下，一直被催化造成氧化损伤。

当亚油酸被氧化之后，会形成所谓的氧化亚油酸代谢产物。很多健康问题（其中包括慢性疼痛、心血管疾病、肝病以及神经退行性疾病）在形成或恶化的过程中，都有这种代谢产物参与[32]。我们一定不想驾车驶上一座锈迹斑斑、东倒西歪的铁桥。同理，我们也不会希望摄入已经被氧化破坏的脂肪。

那么饱和脂肪的情况又是怎么样的？现代人每天摄入大约 40 克饱和脂肪，这个数值很可能高于旧石器时代。奶制品中富含饱和脂肪，但是它并不在旧石器时代的食谱之中，因此，奶制品是导致现代人体内饱和脂肪摄入量升高的因素之一。另外一个因素是人类饮食中肉类来源从野生动物向谷物饲养动物的转换，谷物饲养动物体内饱和脂肪的含量高于野生动物。饱和脂肪摄入量的变化非常显著，不过我们从表 3.1 中可以发现，现代饮食中只有两种变化是根本性的。首先是 ω–3 脂肪酸摄入量显著减少，由此导致了第二个变化，那就是 ω–6 脂肪酸和 ω–3 脂肪酸之间的比例的变化。

表3.1 比较人类从旧石器时代饮食与工业化时代饮食中摄取的脂肪的变化

膳食脂肪	旧石器时代	现代	变化
亚油酸(ω–6脂肪酸)	7.5~14克/天[33, 34] 所有的亚油酸都不是来自工业化加工的植物油	11~22.5克/天[35, 36] 亚油酸几乎都来自工业化加工的植物油	从减少23%到增加3倍
α–亚麻酸（ω–3脂肪酸）	12~15克/天[37, 38] 所有的α–亚麻酸都不是来自工业化加工的植物油	1.4克/天[39] 几乎全部α–亚麻酸都来自工业化加工的植物油	减少84%~91%
EPA和DHA（ω–3脂肪酸）	660~14250毫克/天[40, 41]	100~200毫克/天[42, 43]	减少70%~93%
ω–6脂肪酸/ω–3脂肪酸	0.79[44]	15~20[45, 46]	增加了19~25倍
饱和脂肪	32~39克/天[47]	22~55克/天[48, 49]	从减少44%到增加1.7倍
工业化生产的反式脂肪	0	5.4克g/天[50] （占每日摄入总能量的2.6%）	是现代饮食中全新的成分，旧石器时代的饮食中并不含有工业化生产的反式脂肪

表3.1显示的是人体每日摄入的各种脂肪酸的估计值，其中的变化是指现代摄入量与旧石器时代摄入量的差异。举例来说，与旧石器相比，现代人每日摄入的α–亚麻酸减少了84%~91%。

本章小结

人类祖先的饮食由绿叶植物和野生动物组成，其中所包含的ω–6脂肪酸与ω–3脂肪酸之间的比例大约为1∶1。一旦人类祖先无法从食物中获取EPA和DHA，他们就会利用植物来源的α–亚麻酸在体内合成。现代人的饮食是从这种饮食结构演化而来的。

早期人类在冒险走出非洲的过程中，一直沿着海岸线迁移，能够持续获得富含 EPA 和 DHA 的海产品，他们的基因因此而发生改变，最终导致机体合成 EPA 和 DHA 的能力下降。

在现代人的饮食中，ω–6 脂肪酸与 ω–3 脂肪酸之间的比例为 16∶1~20∶1。从遗传学角度来说，我们的身体无法很轻易地处理这个问题。

上述原因也就导致了慢性病以及精神疾病发病率升高的现象。

出于这种考虑，本书提出了如下解决办法。

- 通过饮食补充 α- 亚麻酸、EPA 和 DHA。
- 避免食用工业化加工的植物油，用纯天然食物作为 ω–6 脂肪酸的来源。
- 远离工业化生产的反式脂肪。

第 4 章
健康的脂肪，健康的人：失控的 ω−6 脂肪酸

在第 3 章中，我们探讨了在人类的演化过程中，ω−3 脂肪酸和 ω−6 脂肪酸所扮演的角色，其中强调了一点，那就是现代的西方饮食与心血管疾病、肿瘤、肥胖、2 型糖尿病等慢性病有着密切的关系。与祖先的饮食结构相比，现代西方饮食含有过多的 ω−6 脂肪酸，而 ω−3 脂肪酸的含量不足。

从出现在地球上开始，在几乎整个人类的历史进程中，食物中这两种重要的脂肪酸原本都是等量的，而到了现在这个比例变成了 15：1~20：1，ω−6 脂肪酸占据了明显的优势[1, 2]。

除了比例关系出现显著的变化以外，在我们的饮食中，EPA 和 DHA 的总含量也比旧石器时代的饮食减少了 90% 以上。通过本章稍后的内容，读者就会得知，EPA 和 DHA 摄入量不足会对机体的健康状况产生毁灭性的影响。之所以会这样，主要原因之一就是 EPA 和 DHA 摄入量不足与炎症反应密切相关。目前"炎症反应"一词已经成为了时髦术语，常常登上健康和营养领域的头条新闻。

当听到炎症反应的时候，很多人都会联想到火焰，它们之间确实有相似之处，我们可以把炎症反应看作在机体里点燃了一把火。有几个词可以用来形容炎症反应，它们是"温度升高""发红""肿胀""疼痛"和"局部压痛"。尽管有些简单，但这几个词所描述的状况与炎症反应的真实表现相去不远。当我们扭伤脚踝或者划破皮肤的时候，周围的区域会肿胀，皮肤也会发红，按压时有

疼痛的感觉，甚至摸上去会感到热热的。这个时候局部就出现了炎症反应。

现在炎症反应的名声不太好，不过实际上它是机体对创伤做出的自然反应，也是一个必不可少的过程。炎症反应能够为机体提供保护，将损伤限制在较小的范围内，而不是扩散到全身各处。如果没有炎症反应，在理论上，仅仅是骑自行车擦伤膝盖，我们就会因为流血过多而死亡。

炎症反应只有在非常严重、转变成为慢性炎症或者机体无法解决的时候才会变成一个麻烦，此时它和那种急性发作、持续时间很短的炎症反应完全是两回事。当我们的脚趾不小心碰到树桩或者偶尔割伤自己的时候，很快就会出现炎症反应。此时它有非常重要的生物学价值，而那些慢性的、失去控制的炎症反应意味着机体持续处于"被架在火上烤"的状态。这种炎症可能会局限于某种特殊类型的组织（例如关节或者皮肤）之中，也有可能蔓延至全身。炎症反应在某些方面与血液凝固类似，当机体由于损伤而出现凝血块的时候，同时会通过纤维蛋白溶解的过程来防止凝血块扩散到损伤以外的区域，而所有的炎症反应也都需要恰当地协调分解过程。形成慢性炎症总是有原因的，尽管它可能不像摔断胳膊那样容易被发现。未被确诊的食物过敏、对某种食物过于敏感、所接触的环境中存在有毒物质都能够导致慢性炎症。本书最关心的问题——饮食脂肪结构失衡同样也是原因之一。

我们通过前文已经知道，脂肪不仅仅是分布于臀部和腰背部、令人爱恨交加的填充材料，它还参与构建机体内至关重要的信号分子，而这些信号可能有助于促进炎症反应的发生，也可能有助于解决炎症。也许有的读者已经从其他的书中读到过，ω-3 脂肪酸具有对抗炎症的作用，而 ω-6 脂肪酸会加重炎症。不过，这种说法多少会令人产生一些误解。无论是 ω-3 脂肪酸还是 ω-6 脂肪酸都可以作为构成成分，形成具有加重炎症或者对抗炎症作用的物质，并不是其中的一种只能形成某一种产物。通常来说，ω-3 脂肪酸更多地形成抗炎物质，而 ω-6 脂肪酸更多地形成促炎物质。因此，当西方饮食在很大程度上偏向 ω-6 脂肪酸的时候，机体会持续处于炎症状态，就像一直被海浪冲刷，不断形成伤害。不过这种情况真正出现时有一个前提条件，那就是 ω-3 脂肪酸的摄入量不足。

如果我们的体内有大量 ω-6 脂肪酸在四处纵火，却没有足够的 ω-3 脂肪酸作为消防员，机体将会出现什么样的结果？答案是机体将会处于慢性炎症状态，而这种慢性炎症状态又与很多疾病有着密切的联系。这些疾病包括类风湿性关节炎、牛皮癣、炎性肠病、高血压、动脉粥样硬化、过敏症以及各种类型的肿瘤等 [3]。

在全世界范围内，那些饮食中ω－6脂肪酸与ω－3脂肪酸的比例很低的人群通常都拥有非凡的健康状况。无论是生活在温暖的环境中还是生活在寒冷的环境中，无论是在北极还是在热带岛屿，也无论是以动物性食物为主还是以植物性食物为主，这些健康的人群都有一个相同点，那就是保持较低的ω－6脂肪酸摄入量，而与之相配的是丰富的ω－3脂肪酸。现在让我们选择几个地区，更加深入地讨论一下。

格陵兰岛

人们在数十年前就已经知道，格陵兰岛上的因纽特人拥有自己的生活方式，他们的大部分食物来自鱼类和其他海产品。他们的心血管疾病发生率非常低，也很少有人因为心脏病而死亡 [4]。与现代的西方饮食不同，在格陵兰岛上的因纽特人的饮食之中，ω－3脂肪酸的含量明显高于ω－6脂肪酸，是后者的两倍多。对于格陵兰岛上的因纽特人来说，从食物中摄取的ω－6脂肪酸能够提供每日摄取的总能量的2%左右，而ω－3脂肪酸大约为5%，也就是说ω－6脂肪酸和ω－3脂肪酸之间的比例仅为2：5。大家应该还记得，对于现代的美国人来说，这个比例是15：1~20：1，远远高于格陵兰岛上的因纽特人。据统计，在美国全部年龄为45~65岁的男性在1974年至1976年之间的总死亡人数中，40.4%是由于缺血性心脏病导致的，而在格陵兰岛这个数值为5.3%，下降了80%以上 [5]。除了缺血性心脏病，在格陵兰岛上的因纽特人中，其他心血管疾病的死亡率同样很低，即使将所有心血管疾病导致的死亡人数综合在一起，也仅占总死亡人数的7%。与之相对应的是，在美国和欧洲所有心血管疾病导致的死亡率占全因死亡率的45%。

日本人每日ω－3脂肪酸的摄入量高于美国人和欧洲人，但是低于格陵兰岛上的因纽特人，而全日本的心血管疾病死亡率也恰好位于两者之间，大约为 12%。曾经有研究人员分别在上述地区收集了组织样本，并测量了其中 ω-6 脂肪酸和 ω-3 脂肪酸之间的比例，其中格陵兰岛为 1:1，日本为 12:1，而美国及欧洲为 50:1，三组之间有明显的差异[6]。换句话说，在上述地区，人体内 ω-6 脂肪酸和 ω-3 脂肪酸之间的比例越大，心血管疾病导致的死亡率越高。

之所以会出现这种情况，在很大程度上是因为两个方面的因素。首先是炎症反应，其次是 ω-6 脂肪酸和 ω-3 脂肪酸对血液和血管所产生的作用。心脏毕竟是心血管系统的一部分，各种因素不仅仅会损伤心脏，也会导致心血管系统的其他问题。举例来说，ω-6 脂肪酸过量且 ω-3 脂肪酸摄入不足会导致血液更加容易凝固，这种高凝状态会促使心脏病或中风发作，同时还会导致血管难以扩张[7]。机体内的血管并不像家里的水管一样是硬硬的，形状永远不变，而是具有弹性，能够根据机体对血流量的需求进行膨胀或收紧。这两种情况又被分别称为扩张和收缩。在 ω-6 脂肪酸过量而 ω-3 脂肪酸不足的情况下，血管更加倾向于收缩，此时心脏必须更加努力地工作才能使血液流过血管，从而导致血压升高，久而久之会使血管破裂出血以及发生其他的并发症。

格陵兰岛上的因纽特人的传统饮食天然就含有大量的 ω-3 脂肪酸，而 ω-6 脂肪酸的含量较低，这就造成了他们体内的炎症反应非常轻微，因此因纽特人的各种炎性疾病（例如牛皮癣、哮喘等）的发病率都很低就不足为奇了[8, 9]。还有一个众所周知的事实，那就是格陵兰岛上的因纽特人的 1 型糖尿病以及多发性硬化的发病率也很低。这两种疾病都属于自身免疫功能异常。研究结果显示，补充 ω-3 脂肪酸对于那些同时涉及炎症反应和自身免疫功能的疾病都有益处。这些疾病包括炎性肠病、类风湿性关节炎以及牛皮癣。

本章中的信息告诉我们，那些 ω-6 脂肪酸和 ω-3 脂肪酸摄入量之间的比例较低的人会维持较低的慢性疾病发生率，而在 ω-6 脂肪酸和 ω-3 脂肪酸之间的比例升高之后，很多慢性病的发生率也会随之升高。这些疾病包括牛皮癣和类风湿性关节炎，它们会使患者痛苦不堪并变得虚弱。其他的疾病还包括心血管疾病以及 2 型糖尿病，这两者可都是彻头彻尾的人类杀手。

日 本

让我们把视线转向日本。在冲绳岛的居民之中，能够达到世界上最长预期寿命的比例很高，因此冲绳岛也属于"蓝色区域"之一。实际上，冲绳岛的居民曾经在全日本甚至全世界都是最长寿的人。除此之外，在他们之中，由中风、心脏病以及肿瘤所导致的死亡率也非常低[10]。在第二次世界大战之前，冲绳人利用动物脂肪特别是猪油作为主要的烹调用油。但是此后，这个健康长寿的人群陷入了对饱和脂肪毫无根据的恐惧，开始在烹调过程中差不多全部使用植物油。在日本的其他地区，食物中的ω-6脂肪酸是ω-3脂肪酸的4倍左右。与之相比，冲绳居民食物中的ω-6脂肪酸达到了ω-3脂肪酸的6~7倍[11]。日本的一位研究人员发现，随着食物中ω-6脂肪酸与ω-3脂肪酸之间的比例的升高，冠心病、肺炎、支气管炎以及肺癌的发生率也会升高。含有大量ω-6脂肪酸的植物油使得ω-3脂肪酸的价值黯然失色，也使得世界上最长寿的冲绳人付出了代价[12]。到了20世纪90年代，冲绳人的寿命从全日本的第一位降到了第五位。与此同时，在全日本年龄超过70岁的老年人之中，冲绳人的全因死亡率是最低的，但是对于年龄小于50岁的日本人来说，冲绳人的全因死亡率排名第一。换句话说，较老一代的冲绳人在一生的大部分时间里所摄入的ω-6脂肪酸与ω-3脂肪酸之间的比例都维持在较低的水平，看上去有保护作用，而那些年轻人长期食用含有大量ω-6脂肪酸的食物，付出了寿命缩短的代价。

日本其他地区的情况也并不比冲绳好多少。从20世纪初到1950年左右，日本人饮食中ω-6脂肪酸与ω-3脂肪酸之间的比例一直没有超过3∶1。到了1970年，这个比例升高到4∶1。在这个过程中，日本人平均摄入的亚油酸增加了2倍，从1950年的大约4克升高到1970年的12克。伴随着ω-6脂肪酸每日摄入量升高而来的是肺癌、大肠癌、乳腺癌、前列腺癌、胰腺癌、食道癌以及皮肤癌死亡率的升高[13]。

其中，肺癌死亡率升高的情况值得我们深入了解一下。肺癌有两种主要类型：其中之一是鳞状细胞癌，通常是由吸烟所导致的；另外一种是肺腺癌，与吸烟没有明显的关系。在日本因肺癌而死亡的病例中，超过一半来自肺腺癌。这就提示我们，从 1950 年以后，除了吸烟以外，还有其他的因素增加了日本人肺癌的死亡率。

动物研究的结果显示，富含 ω-6 脂肪酸的玉米油能够促使肺腺癌的发生 [14]。实际上，在动物体内，并不仅仅限于玉米油，任何一种富含 ω-6 脂肪酸的油脂通常都会促进肿瘤的生长，而 ω-3 脂肪酸会发挥抑制作用 [15]。大家应该记住，脂肪酸不仅是细胞的组成构件，而且会在体内被转化为具有传递信号作用的化合物。一旦细胞由类型错误的脂肪酸所构建，再加上促进炎症反应的信号物质过多，而抗炎的信号物质不足，就会促使机体在细胞水平上出现功能异常，进而形成肿瘤 [16]。

一位日本的研究人员曾经非常清楚地对此做出了总结：ω-3 脂肪酸（包括植物油中的 α- 亚麻酸以及来自鱼油的 EPA 和 DHA）会抑制癌变，同时亚油酸和其他的 ω-6 脂肪酸对肿瘤有刺激作用……在当前的工业化国家，人们每日摄入的亚油酸所产生的能量占据每日摄取的总能量的 6%~8%，已经达到了刺激肿瘤形成的水平 [17]。这一点非常引人注目。大家应该记得我们在第 1 章中曾经提到过，美国心脏协会目前依然建议大家将每日亚油酸的摄入量维持在每日摄取的总能量的 10% 左右。这位研究人员还建议每日 ω-6 脂肪酸的摄入量不应该超过 ω-3 脂肪酸摄入量的两倍 [18]。这一点与我们在本书中的建议完全一致。

印　度

让我们把目光向西移动，来到印度。印度的研究人员 S.L. 马尔霍特拉曾经进行过一项研究，其中纳入了 100 多万铁路工人，他们的年龄位于 18 岁至 55 岁之间，从 1958 年到 1962 年底在印度的不同地区工作满 5 年时间。在研究过程中，来自印度南部的铁路工人的心脏病死亡率达到了印度北部工人的 6 倍以上 [19]。相对于印度南部，来自印度西部和东北部的铁路工人的心脏病死亡率也处于较低水平 [20, 21]。

更令人感到有些神秘的是，在印度的不同地区之间，不仅仅死亡率存在差异，印度南部人口去世时的平均年龄也要比北部人口小 10 岁 [22]。除此之外，在印度的另外一个发现也会颠覆我们对锻炼的认知，令人产生困惑。我们通常认为体力活动会促进健康，延长寿命，但是印度的研究显示，与需要进行体力劳动的铁路工人相比，那些久坐不动的铁路文员的死亡率更低 [23]。另外，研究人员把印度不同地区的铁路工人按照工种分组之后发现，尽管年龄与劳动强度方面都没有差别，但那些来自南方的体力劳动者的死亡率达到了北方体力劳动者的 15 倍以上 [24]。这就像一部侦探电影，杀手藏在哪里？到底是什么因素导致了印度南部的高死亡率？

研究人员排除了以下因素：吸烟、社会经济地位以及精神压力。他们认为这些并不是导致死亡率存在显著差异的关键。研究人员还发现，印度北部工人每日从饮食中摄取的脂肪总量达到了南部工人的 19 倍，但是心脏病的发病率下降了 87.5%。因此，他们从影响因素中排除了脂肪的总摄入量。

在对铁路工人的研究结果发表之后，马尔霍特拉并没有将该研究终止，而是继续进行下去，其结果再一次证实了上述发现 [25]。具体来说，其中的结果显示，在 1963 年至 1964 年，印度南部铁路工人的心脏病发生率达到了印度北部的 7 倍以上，而且这种差异并不是由脂肪的总摄入量所导致的。这是因为同期印度北部铁路工人的脂肪总摄入量依然比印度南部多了 18 倍。在这项研究正在进行的时候，动物脂肪（其中包括奶制品）构成了印度北部居民食物中脂肪的绝大部分，而印度南部的人们更喜欢植物油 [26]。尽管与印度北部相比，印度南部铁路工人的脂肪总摄入量更低，但是绝大部分脂肪来自花生油和芝麻油，而印度北部铁路工人每日的脂肪总摄入量达到了总能量的 23% 左右，其中的绝大部分来自印度酥油 [27]、乳脂以及发酵的奶制品，几乎都是饱和性动物脂肪。

与各式各样的地中海饮食相比（每日脂肪的总摄入量通常会达到总能量的 35%~40%），印度北部铁路工人每日的脂肪总摄入量达到总能量的 23%，这是一个相当低的水平。尽管如此，相对于印度北部居民每日摄入 70~190 克脂肪，印度南部铁路工人的饮食就过于简朴了，每天只能摄入 10~30 克脂肪 [28]，可以说是彻头彻尾的低脂饮食，但是心脏病的死亡率更高。马尔霍特拉注意到，在受到印度南部居民偏爱的植物油中，大约45%是多不饱和脂肪酸，几乎都是ω-6脂肪酸，而在印度北部，动物脂肪中只有2%是多不饱和脂肪酸[29]。在北部区域，印度人喜欢食用酸奶、脱脂牛奶、印度酸奶以及其他经过发酵的奶制品，但是这些发酵的奶制品在南部地区仅占食物的很小一部分。

在20世纪50年代，相对于西方世界来说，印度北部很少有人会死于心脏病。印度北部是有史以来世界上心脏病死亡率最低的地区之一。来自印度的数据显示，在20世纪五六十年代，在位于印度北部的德里地区，居民的冠心病发生率低得异乎寻常[30]。事实上，当时的德里是世界上冠心病发生率最低的地区[31]。另外，当地其他类型的心脏病和脑血管疾病（包括中风）的发生率也很低，低到了令人震惊的地步。在20世纪50年代，德里的全部死亡人口中只有3%是由心脏病导致的，而在西方国家，这个比例高达50%[32]。当时的德里对于心脏健康来说是名副其实的天堂。

不幸的是，我们同样可以在现代的印度人饮食中发现曾经出现在冲绳人饮食之中的那些不利于健康的变化。到20世纪70年代，印度一直维持着比很多国家都低得多的冠心病发生率，糖尿病的情况也是如此[33]。此时，印度人的饮食仍然比较传统，其中的主要烹调用油有印度酥油和椰子油（其中富含饱和脂肪），还有芥子油（其中富含单不饱和脂肪酸和ω-3脂肪酸）。所有这些烹调用油都有相似的特点，那就是ω-6脂肪酸的含量较低，由此也就导致了ω-6脂肪酸与ω-3脂肪酸之间的比例维持在低水平。

然而，到了20世纪90年代，在植物油能够降低胆固醇水平理论的推动下，几乎所有的印度饮食都用富含ω-6脂肪酸的植物油取代了传统的烹调用油。可以说，美国不仅对外输出了流行文化，而且用自己错误的营养学理论误导了世界上的其他国家。传统的印度饮食并不含有很多EPA和DHA，但是富含α-亚麻酸，而现在植物油很流行，其中富含ω-6脂肪酸，但是缺乏α-亚麻酸，因此破坏了脂肪酸之间的平衡，从抗炎状态转变为促进炎症反应的状态。

目前，都市中的印度人流行低脂饮食。这种饮食要求将每日所摄入的ω-6脂肪酸维持在摄取的总能量的7%，如果再遵照印度膳食指南中的其他要求，最终会导致每日只能摄取很少量的ω-3脂肪酸。因此，对于都市中的印度人来说，饮食中ω-6脂肪酸与ω-3脂肪酸之间的比例高达20：1左右，完完全全就是一份促进炎症反应的饮食。在居住在农村的印度人的饮食中，ω-6 脂肪酸与 ω-3 脂肪酸之间的比例差不多为 5：1，依然较高，但是明显优于 20：1。相对于都市中的印度人，印度农村人口几乎所有的慢性病（特别是 2 型糖尿病和肥胖症）发生率都维持在较低的水平。有一些重视健康的都市精英所选择的烹调用油都是那些宣称有益于心脏健康的植物油，由此导致 ω-6 脂肪酸在每日摄取的总能量之中所占的比例达到 19% 左右，而饮食中 ω-6 脂肪酸与 ω-3 脂肪酸之间的比例最高可以达到 50：1！

在更加传统的印度饮食（例如印度农村人口的饮食）中，ω-6 脂肪酸在每日摄取的总能量之中仅占 5.5% 左右，ω-6 脂肪酸与 ω-3 脂肪酸之间的比例大约为 5：1。在这种饮食中，差不多 90% 的脂肪来自高度饱和的印度酥油，其余的脂肪几乎都来自芥子油。研究人员注意到，在植物油完全笼罩印度之前，接受这种脂肪高度饱和的饮食，印度人很少罹患糖尿病，但是在饮食中的 ω-6 脂肪酸的含量升高之后，无论是城市人口还是农村人口，糖尿病的发生率都明显升高。

伴随着印度饮食中 ω-6 脂肪酸与 ω-3 脂肪酸之间的比例升高，多种慢性疾病，特别是 2 型糖尿病和肥胖症的发生率也在上升。数十年前，印度以 2 型糖尿病发生率极低而著名，但是现在 2 型糖尿病的发生率已经位居世界前列。一项研究的调查人员发现，减少脂肪的总摄入量，特别是在 ω-6 脂肪酸与 ω-3 脂肪酸之间的比例显著降低的情况下，会改善 2 型糖尿病患者的胰岛素敏感性，减少降糖药物的需要量 [34]。现在的印度研究人员已经发现了真相，他们曾经说过，看上去胆固醇水平问题就像一个幽灵，印度人在追逐它的时候放弃了自己原本合理的脂肪摄入模式，现在不得不面对胰岛素抵抗的流行。印度人应该严重关切在烹调过程中使用含有大量 ω-6 脂肪酸的油脂是否安全 [35]。

关于这些研究，还有一件有趣的事情值得注意，那就是仅仅补充一点点鱼油并不足以解决现代印度饮食所带来的问题。单纯增加 ω-3 脂肪酸的摄入量并不能产生魔法效果，还需要减少 ω-6 脂肪酸的摄入量，让 ω-6 脂肪酸与 ω-3 脂肪酸之间的比例发生显著变化。印度读者可以通过用更加传统的烹调用油取代植物油来达到这种效果，这些传统的烹调用油都有一个共同的特点——ω-6 脂肪酸的含量比较低。

基塔瓦岛和以色列

斯塔凡·林德伯格是一位内科医生，对营养学和演化生物学非常感兴趣。他曾经领导一个研究小组，对居住在基塔瓦岛上的居民进行调查。基塔瓦岛是特罗布里恩群岛的一部分，隶属于巴布亚新几内亚。基塔瓦岛居民的饮食中富含碳水化合物，提供每日摄取的总能量的 69%，蛋白质提供 10%，脂肪提供剩余的 21%[36]。基塔瓦岛居民的脂肪摄入量相对较少，但是其中的绝大部分是来自椰子的饱和脂肪。在他们每日摄取的总能量之中，单不饱和脂肪酸仅仅提供其中的 2%，多不饱和脂肪酸的情况也是如此。基塔瓦岛居民的饮食主要由块茎（洋芋、番薯以及芋头）、水果、椰子、鱼类和蔬菜组成，西方食物与酒可以忽略不计，也几乎没有奶制品、精制糖、谷物以及植物油。除了富含 ω-3 脂肪酸的鱼类以外，动物脂肪的其他来源相对较少。

在基塔瓦岛，居民每日摄入的脂肪总量很少，但是其中饱和脂肪的比例很高。实际上，在他们每日摄取的总能量之中，饱和脂肪提供了其中的 17%。这个数值远远高于美国膳食指南的推荐值，足以把美国心脏协会的政策制定者吓得喘不过气来。不过，与现代美国人的饮食不同，基塔瓦岛居民的饮食富含 ω-3 脂肪酸，但是 ω-6 脂肪酸的含量非常低。与此同时，基塔瓦岛居民每日的体力活动也并不是很多，仅仅比西方国家的平均程度稍多一点。另外，尽管很多基塔瓦岛居民都有吸烟的习惯，但是几乎没有中风和心脏病患者 [37]。

我们再次发现了一个特殊人群，他们具有罹患心脏病的主要风险因素之一——吸烟，但是看上去不受它的影响。如果我们询问美国心脏协会，他们就一定会说，每日大量摄入饱和脂肪，加上有吸烟的习惯，一定就像定时炸弹一样，早晚会引发心血管疾病；尽管基塔瓦岛居民每日的体力活动比大部分美国人都多一些，但并不能达到每天进行一次三项全能运动的水平，那些风险因素（高饱和脂肪摄入量及吸烟）会形成重重压力，使他们的健康状况变得越来越差。但是实际上，林德伯格研究小组的研究结果显示，基塔瓦岛居民的健康状况好得出人意料。

现在，我们是不是可是把这种现象称为"基塔瓦岛悖论"？

当某些悖论突然出现的时候，我们需要问问自己，它们是不是确实与规则不相符，是真正的悖论，还是我们的假说或者规则本身就是错误的？就基塔瓦岛的情况来说，也许饱和脂肪并不会对心脏带来损害，也许过量的 ω−6脂肪酸不利于心脏健康，也许 ω−3脂肪酸能够发挥保护作用，甚至这三种情况都有可能是正确的。

现在让我们来分析一下以色列人的脂肪摄入情况。如果亚油酸真的有益于心脏健康，以至于美国心脏协会建议在每日摄取的总能量之中至少 10% 由饮食中的亚油酸提供，那么我们就可以做出如下推测：如果某个人群每日摄入大量的亚油酸，他们的心血管系统就会异乎寻常地健康。但是在以色列，情况恰恰与之相反。以色列是世界上亚油酸摄入量最高的地区之一，同时也拥有世界上最高的心血管疾病和高血压的发生率，2 型糖尿病以及肥胖症的发生率同样很高。

肥胖症、2 型糖尿病、高血压以及心血管疾病在很大程度上都起源于慢性胰岛素抵抗。尽管其中也会有其他因素在发挥作用，但是在这种情况下，慢性胰岛素抵抗是最主要的因素，也是证实代谢综合征的确凿证据。代谢综合征是指由以下疾病或问题之中的三种或三种以上所构成的症候群，其中包括腹型肥胖（腰围过大）、高血压、空腹血糖水平升高、高密度脂蛋白胆固醇水平降低以及高甘油三酯血症。因此，以色列人的肥胖症、2 型糖尿病以及高血压的发生率同时升高，他们应该警惕代谢综合征。

针对以色列的情况，我们有理由怀疑富含 ω−6脂肪酸的饮食可能是问题的核心所在。如果人们将饮食中的 ω−6脂肪酸含量降低，那么将会出现什么结果？

一项来自意大利的研究为我们解答了这个问题。在这项研究中，罹患代谢综合征的患者被分为两组，其中一组 90 名患者遵照指示，接受地中海风格的饮食，另外一组 90 名患者接受美国心脏协会建议的低脂饮食。这种低脂饮食与美国政府的膳食建议存在可怕的相似性，在每日摄取的总能量之中，由碳水化合物提供其中的 50%，蛋白提供 15%~20%，而脂肪所提供的能量不超过 30%[38]。在地中海饮食组的食物中，水果、蔬菜、坚果、全麸谷物以及橄榄油的含量明显高于低脂饮食组，ω−6脂肪酸与 ω−3脂肪酸之间的比例降到了

11：1~6.7：1，尽管依然很高，但是已经比参加研究之前有了很大的改善。而在低脂饮食组中，参与人员饮食中的 ω–6 脂肪酸与 ω–3 脂肪酸之间的比例与参加研究前没有什么变化。与参加研究前相比，地中海饮食组还有两个明显的改变，首先是每日增加了一汤匙橄榄油，其次是每日 ω–3 脂肪酸的摄入量增加了两倍。而在这两个方面，低脂饮食组与参加研究前相比没有明显变化。

总之，地中海饮食组的参与人员每日增加了脂肪的总摄入量，同时也增加了 ω–3 脂肪酸的摄入量，但是 ω–6 脂肪酸的摄入量有所减少，那么会得到什么样的结果呢？在两年以后，与低脂饮食组相比，地中海饮食组之中有更多的参与人员的代谢综合征的症状得到了缓解，两组之间的差距达到了 50%。尽管脂肪的总摄入量有所增加，但地中海饮食组的参与人员减去了更多的体重，反映炎症的指标也得到了更好的改善。大家应该注意，在这个研究中，与低脂饮食组相比，地中海饮食组的食物中含有更多的水果和全麸谷物，它并不是一种严格意义上的低碳水化合物饮食 [39]。因此，这项研究的结果再一次向我们证明肥胖和代谢综合征并不仅仅与碳水化合物有关。看来对饮食中的脂肪成分进行调整，特别是减少 ω–6 脂肪酸的摄入，即使不对碳水化合物进行限制，也能够改善机体的代谢功能。当然，这并不意味着我们可以放开肚子，大吃特吃面包和意大利面。不过，用一碗全脂酸奶配上一些浆果和核桃仁作为早餐不失为一个好主意。

下面，将在表 4.1 中为大家总结在本章中我们曾经探讨过的那几个地区的饮食中 ω–6 脂肪酸与 ω–3 脂肪酸之间的比例（仅为估计值）[40]。

表 4.1　饮食中 ω–6 脂肪酸与 ω–3 脂肪酸之间的比例 [41]

地区	1960 年之前	较新的时代 / 现代
格陵兰岛	0.4：1	没有数据
日本	1：1~2：1	4：1
印度（农村）	3：1~4：1	5：1~6.1：1
印度（城市）	3：1~4：1	38：1~50：1
英国	10：1	15：1
北欧	10：1	15：1
美国	7：1~8：1	17：1

炎症反应和ω-3指数

当人们出现急性炎症和疼痛（例如头疼、牙疼或者痛经）时，最通常的做法是服用一片阿司匹林或者布洛芬。阿司匹林和布洛芬的作用机制之一是抑制某些酶的活性，而这些酶会促进炎症物质的产生。对于这些能够导致炎症的酶来说，EPA和DHA同样有抑制作用[42]。这并不意味着我们偶然被桌子角磕破皮肤的时候，吃几粒鱼油就可以魔术般地带走疼痛。但是，如果我们通过饮食定期补充足够的ω-3脂肪酸，那么对于那些由于炎症反应得不到恰当控制，蔓延开来而导致的慢性疾病，其中包括动脉粥样硬化、类风湿性关节炎和炎性肠病等，能够降低罹患它们的风险。

我们如何知道自己已经摄入了足够的ω-3脂肪酸？最好的方法是测量红细胞中ω-3脂肪酸的含量，得出ω-3指数。ω-3指数是指红细胞膜上ω-3脂肪酸在总脂肪之中所占的百分比，理想水平是达到8%以上，低于4%将被认为ω-3脂肪酸严重缺乏。尽管我们曾经说过血流中某种脂肪的含量并不能够真实地反映食物中这种脂肪的含量，但是对于ω-3脂肪酸来说，这种关联恰恰是非常可靠的[43]。还有一点我们需记在心里，ω-3指数与体内炎症的严重程度呈典型的负相关，ω-3指数越高，机体内炎症的严重程度就越低。下面让我们来看看这是怎么回事。

曾经有一项研究以周围动脉疾病患者为研究对象。周围动脉疾病是指某些动脉（例如大腿、胳膊和胃部的动脉）狭窄所导致的疾病，由于相应区域的血供减少，所以会产生疼痛。研究结果显示，相对于ω-3指数较低的患者，ω-3指数较高的患者体内反映炎症严重程度的指标反而更低。具体来说，与那些ω-3指数分别处于4.5%和3.7%水平的患者相比，ω-3指数达到6.8%的患者的C反应蛋白（一种反映炎症程度的标志物）水平明显降低[44, 45]。ω-3指数还是冠心病死亡率的独立风险因素，ω-3指数越低，死亡的风险越大。对于罹患冠状动脉相关疾病的患者来说，ω-3指数与炎症反应之间还存在密切的负相关，ω-3指数越低，炎症越严重[46]。

炎症国度

随着西方人饮食中 ω-6 脂肪酸与 ω-3 脂肪酸之间的比例升高，肥胖症、2型糖尿病以及心血管疾病的发生率也在增加，两者呈平行关系。在前面的章节中，我们曾经提到过，在通常情况下，ω-3 脂肪酸是抗炎化合物的构建材料，而 ω-6 脂肪酸是促炎化合物的构建材料。当饮食中的 ω-6 脂肪酸与 ω-3 脂肪酸达到一个平衡的比例（1∶1，或者接近 1∶1）时，机体就可以维持正常功能和健康状态，体内的炎症反应处于低水平且可控的状态，就像是家里的炉火一直不熄，但是又不会将房屋点燃一样。如果我们增加食物中的 ω-6 脂肪酸，却没有补充足够的 ω-3 脂肪酸（就像往炉火中不断添加燃料，使机体持续处于炎症肆虐的状态，触发或加重多种健康问题），这些问题就会导致死亡或者降低生活质量，例如罹患心血管疾病、2 型糖尿病、肥胖症、慢性疼痛、高血压、自身免疫性疾病等。大部分政府主管部门和卫生机构都曾经发布指南，建议大家将饮食中的 ω-6 脂肪酸与 ω-3 脂肪酸维持在某一个比例，不过在不同的指南中，这个比例存在很大的差异，从 4∶1 一直到 19∶1。我们可以从本章的内容中得知，只有其中的最小值才基本符合那些健康人群的真实情况。对于心脏病发生率很低的地区（例如日本和格陵兰岛），饮食中 ω-6 脂肪酸与 ω-3 脂肪酸之间的比例达到了更低的水平，差不多为 1∶1~4∶1。我们可以从第 3 章的内容中得知，饮食中 ω-6 脂肪酸与 ω-3 脂肪酸之间这种更低的比例才更加匹配我们体内那些来自祖先的基因。总的来说，现有的科学证据提示我们，减少 ω-6 脂肪酸的摄入，补充 ω-3 脂肪酸是一种我们能够做到的改变，尽管相对简单，但会为自身的健康状态带来深远的影响。

本章小结

炎症反应给人们的印象很差，但是又必不可少，只有它正常工作，机体才能够维持正常的功能状态。局部出现温度升高以及肿胀，是机体应对创伤时做出的反应，能够将损伤控制在较小的局部区域。一旦炎症反应失去控制，变得严重、迁延不愈，就变成了一个问题。

尽管不是一成不变，但是基本上，ω–6脂肪酸在机体内会发挥促进炎症反应的作用，而 ω–3 脂肪酸（特别是 DHA 和 EPA）会发挥控制炎症反应的作用。

通过对印度、日本、格陵兰岛、基塔瓦岛和以色列的研究，人们发现富含饱和脂肪和 ω–3 脂肪酸而 ω–6 脂肪酸含量较低的饮食会减轻炎症反应，降低肿瘤、2 型糖尿病以及心脏病的发生率。

第 5 章
膳食脂肪：
哪些有益于心脏健康，哪些有害

在前面的几章中，我们一直在向大家介绍，在人类历史的绝大部分时间里，人类一直在坚持采用比较原始的饮食结构，而现代饮食结构与原始饮食结构之间的差距越来越大，慢性病的发生率也显著增高。我们还考察了几个地理位置相距很远的地区，其中包括北极、地中海、亚洲以及太平洋的西南部地区。这些地区居民的饮食中无论是含有大量的碳水化合物还是几乎不含碳水化合物，无论是以植物性食物作为基础还是以动物性食物作为基础，都具有一个共同的特点，那就是富含 ω-3 脂肪酸，而 ω-6 脂肪酸的含量很低。这些地区的居民大都具有很好的健康状况，对于那些困扰了美国人超过半个世纪的各种慢性病，时至今日他们依然能够免疫。不过，我们还观察到，当这些地区的居民认为现代西方饮食更加有益于健康，特别是有益于心血管系统的健康，从而放弃传统饮食的时候，随之也就丧失了自己令人嫉妒的健康状况和长寿，开始出现现代美国非常流行的那些慢性病。出现这种情况的根源在于 20 世纪 70 年代美国依据一些被推测出来的所谓证据制订出了膳食指南，自此几乎每一个工业化国家都出现了一个相似的饮食特点，即食物中 ω-6 脂肪酸与 ω-3 脂肪酸之间的比例明显升高。

尽管现在已经有了直接的科学证据反对那些饮食指南，并且这些证据正在像滚雪球一样越来越多，但是有关营养方面的头条新闻依然停留在既往的那种模糊不清的状态，让人有一种被卡在时间隧道里的感觉，过去的错误也注定要被不断重复。一方面保健品商店里储存着大量的鱼油和磷虾油补充剂，另一方面营养学杂志会在某个时间突然告诉你 ω-3 脂肪酸并不像大家想象的那样有益，甚至有可能损害人体健康。

为了解决这个问题，在本章中我们将深入剖析 ω-6 脂肪酸和 ω-3 脂肪酸对心血管系统健康的影响，向大家展示公众的看法和真相之间的差异。我们会重点讨论 ω-3 脂肪酸与心脏病的相关性，随后还会介绍单不饱和脂肪酸和饱和脂肪酸。

心脏病

公众的看法：定期摄入植物油可以降低血液中的胆固醇水平，从而减小罹患心脏病的风险。

现实的真相：大量摄入工业化加工的植物油通常会导致血液中总胆固醇以及低密度脂蛋白胆固醇水平降低，但是并不意味着在这种状态下就不会罹患心脏病，降低心脏病发作的风险。如果有人认为较低的胆固醇水平会自动产生保护作用，就需要重新考虑这种想法的正确性。心脏病发作是一个一视同仁的杀手，无论是对于血液中胆固醇水平较低的人群、胆固醇水平很高的人群还是对于胆固醇水平不高不低的人群，心脏病发作的概率没有什么不同。

与食物中脂肪的情况相同，当谈到胆固醇水平与罹患心脏病风险之间的关系时，发挥作用的并不是胆固醇的总量，而是其类型。增加植物油的摄入量会增加微小而致密的低密度脂蛋白胆固醇颗粒。相对于那些体积较大而更加蓬松的低密度脂蛋白胆固醇颗粒来说，它们对于心脏健康更加有害。与此同时，增加植物油的摄入量会增强低密度脂蛋白胆固醇颗粒对氧化的敏感性。相对于那些没有被氧化的颗粒，被氧化后的低密度脂蛋白胆固醇颗粒更有可能导致血管出现问题。还有一点，大量摄入工业化加工的植物油常常会导致高密度脂蛋白胆固醇水平降低，如果某人血液中的总胆固醇水平不高，而这种情况是由高密度脂蛋白胆固醇水平降低所导致的，那么也并不值得庆祝。

ω-3 脂肪酸的作用

公众的看法：ω-3 脂肪酸（EPA 和 DHA）会升高低密度脂蛋白胆固醇水平，从而增加罹患心脏病的风险。另外，ω-3 脂肪酸可能会导致血糖水平和血液中胰岛素水平升高，它们还对氧化反应天生敏感，由此会增加机体内的氧化损伤。

现实的真相：EPA 和 DHA 会升高低密度脂蛋白胆固醇水平，这一点确实如此，但是与富含 ω-6 脂肪酸的植物油不同，EPA 和 DHA 更加倾向于增加大而蓬松的低密度脂蛋白胆固醇颗粒，减少微小而致密的低密度脂蛋白胆固醇颗粒。后者更容易在动脉壁上堆积，其危害明显大于前者。因此，EPA 和 DHA 对低密度脂蛋白胆固醇的影响从总体上讲是有益的。另外，EPA 和 DHA 能够减轻炎症反应，缓解在血液中形成凝血块的趋势。而这些凝血块一旦形成就非常危险，能够导致心脏病发作和中风。EPA 和 DHA 这些重要的脂肪酸还能够降低血压，改善血管的总体健康状况与功能。

近期进行的有些研究让人们开始质疑 ω-3 脂肪酸的价值，之所以会这样是因为在某些情况下 ω-3 脂肪酸并没有显示出人们预期的积极效果。这些情况有一个共同的特点，那就是伴有大量的 ω-6 脂肪酸摄入。如果忽视研究对象的日常饮食，那么涉及 ω-3 脂肪酸补充剂的研究通常就会失败。我们可以设想一下，如果研究对象日常采用的是典型的西方饮食，服用少量 ω-3 脂肪酸补充剂，那么就像在 ω-6 脂肪酸的海洋之中撒上一点点 ω-3 脂肪酸，并不会产生太大的影响。当研究对象的日常饮食中的 ω-6 脂肪酸含量相对较低的时候，EPA 和 DHA 一直都被证实有益于心血管系统的健康，那些调查机体组织中 ω-3 脂肪酸含量的研究也是如此。

血 压

公众的看法：海产品所含的 ω-3 脂肪酸（EPA 和 DHA）对降低血压毫无帮

助，而植物油也不会升高血压。

现实的真相：研究结果显示，摄入 EPA 和 DHA，特别是每日摄入的总量达到3 克或者 3 克以上，能够显著降低血压。对于那些合并糖尿病和心脏病患者来说更是如此，而摄入富含 ω-6 脂肪酸的植物油将会导致血压升高并对动脉造成损害。

高血压还有"静默杀手"的称号。这是因为其他的心血管问题常常会导致胸部疼痛、呼吸急促或者其他症状，但是对于很多人来说，高血压会静悄悄地出现，没有任何具有警示意义的伴随信号。它的进展过程是悄无声息的，甚至已经出现了心脏和血管损伤，而患者依然毫不知情。正是因为高血压的阴险和狡诈，每个人都应该对它保持警惕。鉴于这种情况，我们有必要分析一下在保持正常血压的过程中，有哪些因素能够提供帮助。

食　盐

公众的看法：有一种说法是食盐会使水分潴留在体内，从而使心血管系统面对更大的压力，因此食物中的食盐一直被当作导致高血压的反派角色。

现实的真相：为了健康，人类从远古时代就开始摄入食盐。在升高血压的问题上，食盐完全是一个无辜的替罪羊，其实 ω-6 脂肪酸才是决定性因素，它的作用远远超过钠离子，但是几乎被彻底忽视了。（迪尼可兰东尼奥博士的著作《盐的困境》为我们提供了强有力的证据，证实在历史上一直被人类视作珍宝的食盐并不是导致高血压的元凶。实际上，钠离子含量过低的饮食反而会导致血压升高。）

脂　肪

公众的看法：摄入脂肪会导致血管堵塞。

现实的真相：对于营养方面的问题，如果有的读者一直持有现今大众最具代表性的观点，那么就很可能意识不到脂肪对动脉所发挥的真正作用。人体内血管的功能受某些物质的控制，这些物质会帮助血管针对血流情况做出反应，进行舒张或者收缩。舒张是血管必备的功能，如果丧失了舒张功能，血液通过的时候就会变得困难，从而导致血压升高。

一氧化氮是能够帮助血管扩张的物质之一，大家不要将其与牙科医生所用的笑气相混淆，那种具有麻醉作用的气体是一氧化二氮。除了舒张动脉，一氧化氮还有助于阻止血液凝固和预防动脉粥样斑块的形成[1]。所有这些听上去都不错，但是和脂肪有什么关系呢？

就像我们曾经讨论过的那样，ω–6 脂肪酸（例如亚油酸）对于氧化反应高度敏感，而一旦亚油酸被氧化破坏，就会触发一系列级联反应，最终导致一氧化氮的合成减少[2]。而一氧化氮越少，血压就会越高[3]。

另外，让我们回忆一下，大量摄入 ω–6 脂肪酸会增加微小而致密的低密度脂蛋白胆固醇颗粒，还会导致低密度脂蛋白胆固醇被氧化。人们已经在动脉壁上的斑块中发现了这些被氧化的低密度脂蛋白胆固醇[4]，而这些斑块会对动脉壁正常发挥自身功能产生干扰。ω–6 脂肪酸除了损伤动脉，通过干扰动脉壁的舒张能力影响血压以外，它还会促进那些能够诱发血管收缩的物质的合成，令血压问题雪上加霜[5]。当我们知道了在动脉粥样硬化以及高血压发生的过程中都有大豆油、玉米油以及棉籽油参与之后，它们是不是看上去就不是那么有益于心脏健康了[6]？不过，上述情况并不一定适用于那些天然食品，例如坚果和植物之中的 ω–6 脂肪酸。

关于亚油酸在冠心病发作中的作用，新旧观点之间的差异见图 5.1。

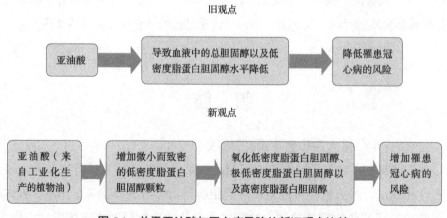

图 5.1　关于亚油酸与冠心病风险的新旧观点比较

脂肪和血压

关于这个问题，先从我们最熟悉的地方开始，即 ω-3 脂肪酸如何对抗 ω-6 脂肪酸，从而维持正常的血压。一项研究以患有轻度高血压的患者为研究对象。与每日摄入 6 克玉米油相比，连续 10 周每日摄入 6 克鱼油能够使血压达到更低的水平 [7]。实际上，玉米油组参与人员的动脉压相对于参加实验前还有所升高，尽管只升高了一点点 [8]。对于已经存在血压升高问题的人来说，即使某个因素只让血压轻度升高，也可能会把患者从无需药物治疗转入需要药物治疗的不同范畴。从这项研究中，我们可以得知，鱼油至少在降低血压方面优于富含 ω-6 脂肪酸的玉米油，并且这种有益的效果在短至 10 周的时间里就可以观察到。现在每日摄取 6 克长链 ω-3 脂肪酸是一个相对较大的剂量，不过如果我们平日的饮食习惯比较健康，食用丰富的海产品，额外再少量补充一些 ω-6 脂肪酸，还是很容易达到这个剂量的。

现在我们知道在控制血压方面，EPA 和 DHA 优于玉米油，但是其他类型的脂肪会是什么情况，例如单不饱和脂肪酸？对于它们来说，ω-6 脂肪酸是占据优势地位还是依然会失败？

曾经有一项研究比较了橄榄油（富含单不饱和脂肪酸）和葵花籽油（富含 ω-6 脂肪酸）对血压的影响，橄榄油取得了完胜。在研究中，高血压患者被分成两组，一组接受富含单不饱和脂肪酸而多不饱和脂肪酸含量很低的饮食，另外一组接受富含多不饱和脂肪酸而单不饱和脂肪酸含量很低的饮食。6 个月后，两组交换食谱 [9]。这种设计方法使得所有参与人员都能够评估两种食谱的效果。

大家一定好奇，最终的结果如何，葵花籽油可以为心脏健康带来多大的好处？大家要知道，美国心脏协会建议在每日摄取的总能量之中，10% 要由 ω-6 脂肪酸来提供。美国心脏协会希望我们相信这样做有利于心脏健康，而在这个实验中，葵花籽油组正好符合这个要求。不过，结果并不是那么美好。所有参与人员在参加实验之前的平均血压为 134/90 毫米汞柱（正常血压的标准是不超过 120/80 毫米汞柱 [10])。

在橄榄油饮食结束的时候，参与人员的平均血压为 127/84 毫米汞柱，依然稍高，但是已经很接近正常标准了。而在葵花籽油饮食结束的时候，参与人员的平均血压并没有下降，反而有所升高，达到了 135/90 毫米汞柱。

橄榄油能够达到这种效果已经非常不错了，但是还有更加令人惊喜的地方，那就是对药物使用情况的影响。在参与人员接受橄榄油饮食之后，降压药物的使用量下降了 48%，其中 8 人可以彻底停用降压药。与之相对应的是，在参与人员接受葵花籽油饮食之后，降压药物的使用量仅仅减少了 4%，所有参与人员都需要服用降压药。不仅如此，有两位参与人员原本不必应用药物治疗，但是改用葵花籽油饮食之后不得不加用降压药。研究人员认为，这两种油脂中含有不同类型的脂肪酸，它们之间的差异是导致食用后表现出不同效果的原因之一。除此之外，橄榄油中所含有的多酚类物质可能也发挥了一定的作用。多酚能够增加体内的一氧化氮含量，从而使血压降至更低的水平 [11]。当我们品尝高质量的橄榄油的时候，有些橄榄油的口感有些辛辣，或者在喉咙后方产生轻微的烧灼感。这种情况正是多酚类物质导致的。有的读者非常喜欢葵花籽，偶尔用它来拌沙拉或者在看球赛的时候当作零食，这没什么问题（不过，有些内科医生，例如史蒂文·贡德里认为绝大部分植物都含有高浓度的植物凝集素，应该尽量避免食用），但是应该避免使用植物油烹调食物。

我们总结了一下隶属于 ω-6 脂肪酸的亚油酸导致高血压的潜在机制，其中包括以下方面。

- 会减少一氧化氮的合成 [12]。
- 对脉管系统内的胰岛素信号产生抑制作用，阻断内皮型一氧化氮合酶的活化 [13]。
- 导致低密度脂蛋白胆固醇被氧化，从而引起血管自身的功能异常和高血压 [14]。
- 对于那些具有收缩血管作用的物质，可以促进它们的合成 [15]。
- 促进慢性炎症反应，从而导致血管自身的功能异常 [16, 17]。

EPA 和 DHA 的价值

大剂量服用来自海产品的 ω-3 脂肪酸的时候，它具有稀释血液的作用。对于那些处于高凝状态（指非常容易在血液中形成凝血块）的人群来说，血液被稀释是大剂量服用 ω-3 脂肪酸最主要的益处之一。代谢综合征患者患病的根源在于胰岛素抵抗，也常常伴随着高凝状态[18]。有的读者也许还记得，在上一章中我们曾经提到过，大量摄入 ω-6 脂肪酸看上去会促进胰岛素抵抗的形成。大家可以设想一下，当存在胰岛素抵抗的时候，特别是在血糖水平很高的情况下，血液就不会像水一样顺滑流畅，取而代之的是变成一团烂泥，通过血管时非常困难，同时还会对动脉壁产生压迫，此时血压升高就不足为奇了。

曾经有一项研究以肥胖的个体为研究对象，这些研究对象同时伴有高血压，其血脂的情况也不理想。研究结果显示，补充鱼油能够降低血压以及血液中甘油三酯的水平，同时还可以使血凝状态恢复正常[19]。在另外一项研究中，罹患高血压的研究对象被进一步分为两组，非糖尿病患者为一组，另外一组伴有 2 型糖尿病。研究结果显示，鱼油补充剂能够显著降低收缩压（就是测量血压时得到的那个较大的数值）。对于非糖尿病患者来说，收缩压的平均值从 159 毫米汞柱降到了 146 毫米汞柱，而伴有糖尿病的患者的收缩压的平均值从 158 毫米汞柱降到了 142 毫米汞柱。尽管这些参与人员依然处于高血压状态，但是动脉压有了如此明显的下降，这说明鱼油确实能够帮助我们向更健康的方向发展。不过，尽管鱼油的效果非常明显，我们也不能把它当作万能神药，只有联合其他生活方式和饮食方面的干预措施，血压才有可能进一步下降。

研究人员曾经对 31 项关于鱼油和安慰剂的对比研究进行综合分析，结果发现鱼油补充剂与降压效果之间呈剂量依赖关系。这也就意味着摄入的鱼油剂量越大，降压的效果越明显[20]。我们应该注意到，参与人员每日至少摄入 3.3 克鱼油才能达到最大的降压效果。与健康人相比，高血压、血脂异常以及动脉粥样硬化患者的降压效果更明显。

这一点很容易理解。如果我们的心血管系统很健康，血压也处于正常水平，鱼油就不太可能导致明显的变化。不过，一旦我们已经处于高血压的某个阶段，或者已经罹患其他某种心血管疾病，鱼油和磷虾油就会以自然的方式为我们提供帮助。另外一项研究也支持这种说法。这项研究调查了几项临床试验，其结果显示每日摄入 3 克以上的鱼油，对于原本血压正常的人来说，血压只会出现轻度下降，完全可以忽略不计，但是对于高血压患者来说，降压效果非常显著 [21]。

还有其他的研究可以印证这些结果。一项荟萃分析综合了 36 项随机性研究，发现平均每日摄入 3.7 克鱼油能够显著降低血压 [22]。另外一项研究总共分析了 16 项试验，结果显示 ω-3 脂肪酸补充剂（每日摄取剂量为 0.5~4.5 克，平均持续时间超过 2 个月）能够有效改善血管的舒张功能 [23]。这些结果同样适用于那些超重或罹患 2 型糖尿病的患者 [24]。心血管问题是导致 2 型糖尿病患者死亡的首要因素，因此对于这个群体来说，应该非常欢迎能够改善心血管系统功能的干预措施，特别是像吃几粒鱼油或者磷虾油这种既简单又花费不多的干预措施。

α- 亚麻酸：植物来源的 ω-3 脂肪酸

让我们回忆一下前文的内容，其中曾经把 α- 亚麻酸尊称为"亲本"ω-3 脂肪酸，而亚油酸被称为"亲本"ω-6 脂肪酸。之所以有这样的称号是因为两者都是起始化合物，可以转化为其他的 ω-3 脂肪酸和 ω-6 脂肪酸。我们可以想象一下谱系图，最初的一对父母位于顶部，其下方延伸出很多分枝，指向子孙后代。对于 ω-3 脂肪酸和 ω-6 脂肪酸来说，α- 亚麻酸和亚油酸就分别位于两个谱系的顶部。

α- 亚麻酸存在于绿叶蔬菜、亚麻籽、核桃仁以及某些豆类之中，EPA 和 DHA 都是它的后代产物。我们曾经解释过，人类为了适应不同的栖息地以及食物供应状况，绝大部分具有将 α- 亚麻酸转化为 EPA 和 DHA 的能力。同时，由于从海产品中直接获取合成好的 EPA 和 DHA 更具优势，因此人类的这种转化能力非常有限。尽管如此，从 α- 亚麻酸自身来说，不需要被转化为 EPA 和 DHA 就对控制血压有好处。

有一项研究的结果显示，在人体内储存的脂肪之中，α- 亚麻酸的比例每增加 1%，收缩压和舒张压就会下降 5 毫米汞柱 [25]。5 毫米汞柱看上去好像并不多，但是根据现行的诊断标准，即使 1~2 毫米汞柱的变化就意味着完全不同的前景，比如被正式确诊为高血压而接受药物治疗（这种情况通常会让人感到不愉快，有时还会出现危险的副作用），或者被列入低危人群的范畴（此时医生通常会建议调整饮食结构和生活方式，而不必应用药物）。

为了降低自己罹患高血压的风险，我们应该确保自己充分摄入 ω-3 脂肪酸，减少 ω-6 脂肪酸的摄入量。对于那些已经罹患高血压或者心血管疾病的人来说，一定希望优化各种脂肪酸之间的比例，使其达到平衡状态。我们将在第 8 章中告知大家如何做到这一点，现在让我们把目光从血压转向血脂，也就是血液中的脂肪及胆固醇。

血　脂

围绕在膳食脂肪周围的很多困扰，无论是有益、有害还是能够置人于死地，其实都和一个问题有关，那就是食物中不同类型的脂肪会对血液中的脂肪成分（也就是血脂）产生什么样的影响。在此，我们将为大家提供目前最佳的科学依据，帮助大家把血脂中好的成分与坏的成分区分开来。

有些脂肪由于能够升高低密度脂蛋白胆固醇水平而被妖魔化，被当作导致心脏病的元凶。在这些脂肪中，饱和脂肪排在首位，ω-3 脂肪酸位居其后。而那些富含 ω-6 脂肪酸的植物油由于具有降低血液中胆固醇水平的能力，被冠以有益于健康的称号。然而就像我们在前面探讨过的那样，仅仅通过对总胆固醇水平以及低密度脂蛋白胆固醇水平的影响就去判断哪些类型的脂肪对人有益，从而希望将其加入食物之中，而又有哪些类型的脂肪需要剔除，这会令人误入歧途。

英国曾经进行过一项研究，观察 4 种不同类型的饮食对血脂的影响。这 4 种饮食都有一个共同点，即在每日所摄取的总能量之中，多不饱和脂肪酸都会占 6% 左右。它们之间的差异只在于 ω-6 脂肪酸和 ω-3 脂肪酸之间的比例不同。研究结果显示，当饮食中 ω-6 脂肪酸和 ω-3 脂肪酸之间的比例为 3∶1，也就是非常接近我们祖先的饮食结构的时候，能够改善血脂异常状况，但是当饮食中 ω-6 脂肪酸和 ω-3 脂肪酸之间的比例为 11∶1 的时候，未能观察到这种效果。

超级燃料：好脂肪与坏脂肪

随着饮食中 ω–6 脂肪酸和 ω–3 脂肪酸之间的比例降低，血液中低密度脂蛋白胆固醇颗粒的体积会增大，同时高密度脂蛋白胆固醇水平也会升高。这两种情况都对心血管系统的健康有好处 [26]。

还有另外一项研究，参与者来自欧洲不同地区的多个中心。研究结果显示，某些类型的脂肪酸能够改善代谢综合征患者的血脂谱 [27]。其中，一种富含单不饱和脂肪酸的饮食以及一种额外补充了 ω–3 脂肪酸的低脂饮食都能够帮助患者将体内的胆固醇从"模式 B"转变为"模式 A"，也就是说从更加有害的微小而致密的低密度脂蛋白胆固醇颗粒转变为体积较大、更加蓬松且相对无害的低密度脂蛋白胆固醇颗粒。这两种饮食还能够降低血液中甘油三酯的水平（血液中的甘油三酯水平升高也被认为是罹患心血管疾病的风险升高的标志之一）。与之相对应的是，富含饱和脂肪的饮食以及额外补充葵花籽油的低脂饮食都没有这些效果 [28]。

关于低密度脂蛋白胆固醇，我们并不能直接说它就是有害的。实际上，微小而致密的低密度脂蛋白胆固醇颗粒倾向于制造麻烦，被氧化的低密度脂蛋白颗粒也是如此。曾经有一项研究以家族性高脂血症患者为调查对象，此类患者的血脂水平通常会处于非常高的状态。研究结果显示，仅仅连续 8 周应用 ω–3 脂肪酸补充剂，每日补充 3.4 克 EPA 和 DHA，就可以将血液中甘油三酯的水平降低 25% 以上 [29]。是不是非常不错？别高兴得太早，调查对象血液中的低密度脂蛋白胆固醇水平同时也升高了 21%。不过进一步分析后发现，这种低密度脂蛋白胆固醇水平的升高从根本上是由于体积较大而更加蓬松的低密度脂蛋白胆固醇颗粒数量增加，微小而致密的类型实际上是减少的。因此，尽管 ω–3 脂肪酸导致了低密度脂蛋白胆固醇水平升高，但是把血脂谱转向了更加有利于心血管健康的模式 [30]。至少有 7 项研究都发现，补充 ω–3 脂肪酸会导致低密度脂蛋白胆固醇颗粒增大，或者是将低密度脂蛋白胆固醇从"模式 B"（有害）转变为"模式 A"（有益）[31]。因此，主流医学应该转变那种一看见低密度脂蛋白胆固醇就认定它是坏蛋的看法。就像健康和营养学领域内的很多问题一样，事情没有那么简单。

让我们再回顾一下另外一项研究。在这项研究中，血脂谱异常的参与人员将接受饮食干预，方案是下面的三种饮食结构之一：富含亚麻籽油（含有大量

隶属于 ω–3 脂肪酸的 α– 亚麻酸）、富含葵花籽油（含有大量 ω–6 脂肪酸）以及同时添加葵花籽油和鱼油（鱼油中含有大量 EPA 和 DHA，两者都属于长链 ω–3 脂肪酸）。12 周之后，全部参与人员血液中的总胆固醇水平均比研究开始前有所下降[32]。但是，只有亚麻籽油组以及同时补充葵花籽油和鱼油的参与人员出现了血液中甘油三酯水平降低的现象，而单纯补充葵花籽油的参与人员血液中甘油三酯的水平没有变化。除此之外，鱼油组的研究结果还显示，在该组人员的血液中，微小而致密的低密度脂蛋白胆固醇颗粒的含量有所下降，同时高密度脂蛋白胆固醇水平升高。这真是一个令人震惊的消息。血液中的甘油三酯水平下降，伴随着高密度脂蛋白胆固醇水平的升高，提示鱼油明显降低了这些参与人员罹患冠心病的风险。对于冠心病来说，与低密度脂蛋白胆固醇相比，血液中甘油三酯与高密度脂蛋白胆固醇之间的比值具有更高的预测价值。

值得注意的是，在本项研究中，鱼油所表现出来的某些益处（例如升高高密度脂蛋白胆固醇水平以及减少微小而致密的低密度脂蛋白胆固醇颗粒的含量）却并没有出现在亚麻籽油组中。因此，尽管亚麻籽油富含同属于 ω–3 脂肪酸的 α– 亚麻酸，但是在改善心脏健康的相关指标方面，EPA 和 DHA 的效果更加明显。另外，这些心脏健康相关指标的改善似乎与组织中较高的 DHA 含量有关[33]。

DHA 和 EPA 对血脂的不同影响

每当谈起对血脂的影响，看上去 α– 亚麻酸并不具有某些 EPA 和 DHA 所独具的作用，因此，仅仅增加饮食中的 α– 亚麻酸这种植物来源的 ω–3 脂肪酸，在通常情况下并不足以达到改善血脂谱的目的。更具体地讲，我们可能更加需要摄入 EPA 和 DHA。那么，对于 EPA 和 DHA，它们两者之中的哪一个更加重要，还是两者都不可或缺？让我们更加深入地了解一下这个问题。

相关的研究结果显示，在改善低密度脂蛋白胆固醇颗粒大小和密度方面，几乎都是 DHA 在起作用，EPA 没有什么价值[34, 35]。另外一项研究以身体健康、血液中胆固醇水平正常的人员为研究对象，结果显示每日服用 2.3 克 DHA 能够将高密度脂蛋白胆固醇水平提升 13%，但是同等剂量的 EPA 没有这个作用 [36]。在降低血液中的甘油三酯水平方面，DHA 的效果也优于 EPA[37]。对于血脂正常的人员来说，每日服用 3 克 DHA，相对于服用同等剂量的 EPA，能够将血液中的甘油三酯降至更低的水平 [38]。DHA 还能够对机体产生多种保护性效果，其中包括对抗心律失常（指心跳的节律异常），抑制凝血块以及动脉粥样斑块的形成，而这些作用的发挥都无需 EPA 参与 [39]。

看来鱼油的主要价值都在于 DHA，不过这个问题目前尚无定论。另外，还有一个现实的问题，即除非经过深度加工，否则的话，想要获取纯正的 EPA 和 DHA 几乎是不可能的。在食物中，两者总是同时存在，绝大部分 ω-3 脂肪酸补充剂也含有这两种成分。在通常情况下，EPA 的含量还会略高于 DHA。当然，某些品牌的产品中 DHA 的含量高于其他成分，如果我们追求的是某些 DHA 独具的特性，那么这些品牌的鱼油可能更加有益。

血小板和血液凝固

血小板是血液中的一种细胞，专门负责血液凝固，也就是形成凝血块。乍看之下，形成凝血块并不是一件好事，毕竟大家都知道，心脏病发作和中风这两种疾患在很大程度上都与它有关。另外，附着在血管壁上的凝血块脱落后，若它随着血液漂流到肺部，那么就会导致致命性后果。这种情况称为"肺栓塞"。不过，并不是所有的血液凝固过程都是坏事。与炎症反应一样，血液凝固也是一种正常的生理过程，天然存在，还可以发挥救命作用。它只要在恰当的时间出现在恰当的地点，就可以使我们免于因为流血不止而死亡。只有当血液过于黏稠，从而出现凝血块过多的倾向，才会给我们带来麻烦。有一类药物称为"血液稀释剂"，就是专门设计出来为那些过于容易形成凝血块的人员提供帮助的，可以降低其出现中风、肺栓塞以及心脏病发作的风险。

很久以前，人们就已经知道 EPA 和 DHA 具有稀释血液的作用，大剂量 EPA 和 DHA 与那些专利药物的疗效相同，副作用更小。我们从前面的内容中已经知道，EPA 和 DHA 对血液中的胆固醇以及其他脂类水平的影响存在比较大的差异，但是在抑制血小板聚集方面（血小板聚集是一个医学术语，和血液凝固的含义相同，只是更加正式一些），EPA 和 DHA 都有效，DHA 的效果稍占优势。

如果有人不愿意吃那么多药丸，怎么办？众所周知，鱼油胶囊通常都很大，很多人不愿意吞咽，也有人更愿意用老式的方法，通过食用鱼类获取 EPA 和DHA。这些人是幸运的，那些富含油脂的鱼类完全符合要求。有一项研究的结果显示，如果每周摄取 500 克以上富含脂肪的鱼肉，4 周之后，反映血小板聚集状态的指标就会下降 35%。不过，在停止摄取鱼类之后，这些指标又会恢复到以前的水平 [40]。

这种情况很容易理解。人体是一个动态的生化系统，每时每刻都在发生变化。如果某件事能够产生积极的作用，而我们又期待这种作用，就需要坚持去做那件事，就像我们希望自己的牙齿和牙龈保持健康时，不可能通过刷一次牙就达到效果，而是需要养成习惯，把刷牙坚持下去。这种情况同样适用于健康脂肪的补充，无论我们是通过天然食物还是补充剂来摄取健康脂肪，都是如此。如果我们只是在某一次晚餐时吃了一次鱼，或者在服用了一周的 EPA 和 DHA补充剂之后就把它们抛在脑后，那么我们就不可能持续享受 ω-3 脂肪酸为我们带来的益处。

如果说血液凝固是一个天然的、正常的生理过程，那么有没有可能出现血液凝固程度不足的现象？我们知道，形成过多的凝血块会导致灾难，但是摄入过多的 ω-3 脂肪酸是不是会导致血液无法正常凝固？过于黏稠的血液会加重心脏的负担，使其难以泵出，那么血液过于稀薄时会出现什么情况？目前看上去，这些问题有些杞人忧天。一位研究人员曾经关注过这些问题，他发现在大手术之前接受 ω-3 脂肪酸补充剂时，显著出血的风险"几乎不存在" [41]。另外再举一个例子，有些女性在生产的时候会失去大量的血液，但是孕妇每日摄入大约2.7 克 ω-3 脂肪酸，并不会增加生产过程中的出血量 [42]。

正在接受血液稀释治疗或者使用抗凝药物的人群，在决定是否应用 ω-3 脂肪酸补充剂的时候要小心一点，毕竟从逻辑上讲，如果已经在应用强有力的药物来稀释血液，进一步对其进行稀释时可能会出现不良效果。不过目前的证据显示，即使对于这样的人群，接受 ω-3 脂肪酸补充剂也不会增加出血的风险 [43]。

下面我们总结一下 EPA 和 DHA 对血脂的好处。针对其中的每一项内容，DHA 的效果都要优于 EPA，不过这并不是说 EPA 不好或者不重要。EPA 会对心血管系统之外的其他系统发挥积极作用，因此我们不应该彻底抛弃 EPA，只不过在寻找 EPA 和 DHA 补充剂的时候，最好选择那些 DHA 含量较高的类型。我们将在第 8 章中教大家如何选择一款合适的补充剂。

EPA 和 DHA 对血脂和血小板的积极作用如下。

- 降低血液中甘油三酯的水平。
- 减少微小而致密的低密度脂蛋白胆固醇颗粒。
- 增加体积较大、更加蓬松的低密度脂蛋白胆固醇颗粒。
- 血液中高密度脂蛋白胆固醇水平升高。
- 优化血小板聚集状态（使过度的凝血状态恢复正常）。

心脏病发作和心源性猝死

心源性猝死是心脏病最常见的症状。不幸的是，在全部由于冠状动脉疾病而死亡的人口之中，心源性猝死占据了 50%~60%[44]。一旦出现心源性猝死，绝大部分心脏病患者都无法幸存下来。也正是由于这个原因，找出一种积极的应对措施是至关重要的。

美国每年有大约 30 万人死于非外伤性的院外心脏骤停，也就是他们的心脏在没有征兆的情况下停止跳动，再也没有恢复。其中的很大一部分是由于血液凝固诱发心肌异常收缩，医学上称之为纤维性颤动[45, 46]。应用 EPA 和 DHA 可能是降低这种风险的最佳策略之一。研究结果提示我们，如果有的人日常仅仅摄入很少的 ω-3 脂肪酸，同时还伴有大量的 ω-6 脂肪酸摄入，那么他的心脏病发作的风险就会升高，死于心脏病发作的风险同样也会升高。一项在意大利进行的研究结果显示，为心脏病发作后的患者补充 EPA 和 DHA，在 4 个月内就能够降低心源性猝死的概率[47]。

2003 年，欧洲心脏病协会建议，对于心脏病发作后的患者，鱼油应该成为标准治疗的一部分[48]。实际上，研究结果显示，在心脏病发作之后，仅仅补充了 3 个月鱼油，就可以明显降低患者的死亡率[49]。有多项研究为我们提供证据，提示定期摄取鱼肉或者食用鱼油补充剂，能够降低心血管疾病的死亡率，降低幅度为 30%~50%，还可以降低心源性猝死的发生率，降低幅度为 45%~81%[50]。如果某个制药企业能够开发出一种药物达到如此的效果，这种药物就一定会成为金矿。毫无疑问，很多人都会花费重金去当地药店购买。幸运的是，现在大家完全可以来到保健品商店，选择高质量的 EPA 和 DHA 补充剂，从而享受到同样的好处。

在西方国家的普通人群中，心源性猝死的发生率差不多是日本的 20 倍[51]。现在让我们再一次见证 ω-3 指数的价值，日本人的平均 ω-3 指数在 10% 左右，而西方国家仅为 4.5%[52, 53]。曾经有研究结果显示，相对于 ω-3 指数位于 4% 或 4% 之下，ω-3 指数达到 8% 以上可以将心源性猝死的风险降低 90%[54]。换句话说，ω-3 指数在 4% 以下的人发生心源性猝死的风险比那些 ω-3 指数达到 8% 以上的人高 10 倍[55]。而相对于 ω-3 指数等于 3% 的人，ω-3 指数达到 5% 就可以将心脏骤停的风险降低 70%[56]。由此可见，让 ω-3 指数稍微升高一点就能够获得确切的好处，而大家完全可以做得更好。对于大部分人来说，使 ω-3 指数接近 10%，也就是大部分日本人的水平，能够将 EPA 和 DHA 对心血管健康的益处最大化。

正如我们看到的那样，ω-3 指数能够为大家提供至关重要的信息，帮助我们优化 EPA 和 DHA 之间的平衡。目前大部分商业化实验室都不能进行这项检测，要想获知自己的 ω-3 指数，就需要依靠专业的实验室，不过花费并不是非常大，同时也非常便利，甚至不用亲临实验室。只需申请一套工具包，当收到以后，从指尖取几滴血，将其滴在工具包里的吸墨纸卡片上，再将其寄回实验室就可以等待结果了。

冠心病

南欧人（例如克里特岛的希腊人）素以很低的心血管疾病发生率而闻名，而北欧人的心脏病发生率相当高。南欧人的饮食富含单不饱和脂肪酸（它们主要来自橄榄油），而 ω-6 脂肪酸的含量很低 [57]。

橄榄油中的脂肪酸类型以油酸为主。研究结果显示，油酸对于心血管系统的健康能够发挥多种积极作用，其中包括降低低密度脂蛋白胆固醇对氧化反应的敏感性，纠正血液的高凝状态，改善血管的功能 [58]。

从流行病学的角度来看，选择富含油酸的饮食（例如地中海地区的饮食）与较低的心脏病发生率有密切的关联，然而通过植物油大量摄入 ω-6 脂肪酸不仅会增加心脏病的发生率，而且会导致高血压、2 型糖尿病以及肥胖 [59, 60, 61]。2015 年，美国发布了最新一版的膳食指南，其中所推荐的油脂同时包括橄榄油和富含 ω-6 脂肪酸的植物油，并没有进一步提供细节来告诉大家在它们两者之间哪一种更可取。这种做法总比没有推荐橄榄油要稍好一些，不过就像我们在前面介绍过的那样，现在已经有很多证据证实橄榄油特别是高质量的初榨橄榄油有益于心脏健康，但是富含 ω-6 脂肪酸的植物油不是一回事。

初榨橄榄油：额外的价值

有一种观点非常流行，那就是初榨橄榄油之所以更加有益于健康，特别是当人们拿它与那些精制橄榄油比较的时候，主要是因为它的多酚含量更高。曾经有一项研究旨在明确橄榄油中多酚含量的差异是否会影响它对心脏健康的价值 [62]。考虑到现在橄榄油品种繁多，是从打折商品中随便挑选一种就足够了，还是有必要寻找一家专卖店，多花些钱购买那些多酚含量较高的品种？在通常情况下，它们都会更加昂贵，这是一个非常重要的问题。

在这项研究中，将橄榄油中的多酚含量分为低、中、高三种，参与人员分别摄入其中的一种。结果显示，橄榄油中的多酚含量越高，参与人员血液中的高密度脂蛋白胆固醇水平越高，而被氧化的低密度脂蛋白胆固醇水平越低。作者在文章中写道，橄榄油不仅仅是一种单不饱和脂肪酸，它所含有的多酚成分能够为我们提供改善血脂谱、减轻氧化性损伤的益处 [63]。希腊医生希波克拉底常常被尊称为"医学之父"，他有一句话说得很好：让食物成为你的药，让药物成为你的食物。

如何找到好的橄榄油 [64]

　　根据检测结果，我们知道，在美国，无论是从食品店购买的橄榄油还是餐厅日常使用的橄榄油，60%~90% 掺杂了廉价的植物油，含有大量已经被氧化的ω–6 脂肪酸，其中包括葵花籽油和花生油，甚至还有达不到人类食用标准的橄榄油。这种橄榄油能够通过多种方式危害人体健康。即使对于那些标称"初榨"的橄榄油，商家也常常用其他更加廉价的油脂（例如榛子油、大豆油、玉米油、葵花籽油、棕榈油、芝麻油、葡萄籽油和核桃油）来稀释。这些额外添加的油脂通常不被列入食品标签，因此绝大部分消费者都无法辨别自己所购买的橄榄油是不是百分之百纯正。

　　同样，橄榄油包装瓶上标注的保质期也没有多大的价值，它们并不能保证在这个日期之前，橄榄油能够一直保持高质量。实际上，我们最希望知道的是压榨日期或者收获日期，由于橄榄一旦被采摘，很快就会变质，因此从本质上讲，这两个日期应该是相同的。

　　基本上，橄榄一旦被收获，当天就会被压榨成橄榄油。从采摘到压榨，高质量的橄榄油一般只有几小时的间隔，而低质量橄榄油的间隔会达到 10 小时以上。最理想的状态是将这个间隔控制在 1 小时之内，一般很难达到，通常为几小时。我们在购买的时候要保证自己开始使用的时候距离收获日期不超过 6 个月。不幸的是，很少有橄榄油厂商会标注收获日期。餐厅使用橄榄油，多半是提供给顾客用来蘸面包。这种橄榄油的质量通常低劣，最好别食用。

　　即使低温使用，橄榄油还是非常容易腐败，其中所含有的叶绿素成分会加速变质过程。很多人在使用橄榄油的时候都是把它直接放在柜台上，每周多次打开，再盖上盖子。有一点非常重要，我们需要记住橄榄油一旦曝露在空气之中或者被光线照射就会被氧化，初榨橄榄油之中的叶绿素还会加速不饱和脂肪酸的氧化。众所周知，无论是哪一种油脂，摄入已经变质的总会比摄入质量好的更加有害。因此，为了避免橄榄油腐败，我们必须做到以下几点。

- 在阴凉的地方避光储存。
- 为了确保新鲜，购买小瓶装橄榄油。
- 每次使用后立即盖上盖子。

购买橄榄油的最佳地点，是那些允许甚至鼓励品尝的商店，例如美食店或者专门的零售店。

对于一种橄榄油，我们如何区分它的优劣或者辨别它是否变质？我们可以留心查找以下 4 种迹象。

- 腐败，有哈喇味。如果橄榄油有蜡笔或者腻子的气味，尝起来好像腐败变质的坚果或者口感油腻，则说明这种橄榄油已经腐败，不宜食用。

- 陈腐的味道。当橄榄被采摘以后，如果在被磨碎前停留了过长的时间，就会在没有氧气的状态下发酵，产生陈腐的味道。这种情况非常常见，因此很多人都认为是正常的。好的橄榄油不应该有那种能够让人联想起袜子的汗臭味或者沼泽植被的味道。大家如果想要辨别这种特殊的味道，那么可以找一些卡拉马塔橄榄，从那些呈紫色或栗黑色、质地坚硬的橄榄中，挑选出一枚质地有点类似于糊状的棕色橄榄，它就会有陈腐的味道。

- 霉味。如果橄榄油品尝起来好像混有粉末，有霉味，那么橄榄在被压榨前很可能就已经发霉。这是橄榄油的另外一种偶尔会出现的缺陷。

- 葡萄酒或者醋的味道。如果橄榄油品尝起来好像里面混有葡萄酒、醋甚至指甲油，则很有可能是橄榄油已经在氧气的作用下发酵，从而形成了这种浓烈而令人讨厌的味道。

关于如何找到高质量的橄榄油，我们从专家那里收集了一些小窍门，为大家总结如下。

- **收获日期**：尽量购买收获日期为当年的产品，寻找早期收获或者秋季收获的标记。

- **储存和品尝**：寻找那些专门的零售商，他们将橄榄油储存在清洁、温度可控的不锈钢容器内，容器内灌充惰性气体或氮气以隔绝氧气，在销售的时候再装瓶。购买前要求品尝。

- **颜色和气味**：根据橄榄油制造商盖伊·坎帕尼尔公司的说法，真正高质量的特级初榨橄榄油几乎都会发出绿色冷光。不过，好的油脂会有各种各样的表现，从绿色、金色直到浅草色，颜色并不能成为真正的决定性因素。高质量的橄榄油闻起来或品尝的时候都应该给人新鲜的感觉，有果香味，也有人把它描述为有青草、苹果、绿香蕉或香草的味道，有苦味或者辛辣的口感（辛辣说明橄榄油中含有有益于健康的抗氧化剂）。应该避免购买那些尝起来有哈喇味、煮熟味、肉味、纸板味或金属味，口感过于油腻的橄榄油。

- **瓶子：**如果你打算购买提前灌装好的橄榄油，那么瓶子或者其他容器必须具备避光的特点，不透光的玻璃、不锈钢都是很好的选择。即使是透光的玻璃瓶，装在硬纸盒里也没有问题。至于容器的大小，能够在 6 周内用完是最理想的。

- **标签条款：**确保自己购买的橄榄油具有"特级初榨"标签，其他的类型（包括"纯正橄榄油""清淡橄榄油""橄榄油"以及"橄榄果渣油"）全部经过化学加工。有些经常出现在橄榄油标签上的术语是没有意义的，例如"第一次压榨"和"冷榨"。现在的大部分特级初榨橄榄油都是利用离心机制造的，和压榨没有什么关系。不过，真正的特级初榨橄榄油确实是橄榄酱第一次处理加工的产物。

- **质量认证章：**有些组织（例如加利福尼亚州橄榄油理事会以及澳大利亚橄榄油协会）要求产品符合一定的质量标准才能获得认证，这些标准要比美国农业部（USDA）有关橄榄油的最低标准更加严格。其他的认证标志并不能提供类似的保证。当然，如果发现"USDA 有机认证"标志，那将是一个意外之喜。但是，它不是唯一值得我们考虑的对象。尽管并不是总能保证质量，原产地命名保护标签以及地理标志保护标签还是能够为顾客提供一些保障的。

- **储存和使用：**将橄榄油储存在凉爽黑暗的地方。每次使用后立即盖上盖子或者塞上软木塞，避免橄榄油曝露在空气中。

- **延长保鲜期：**为了减缓氧化过程，可以尝试在瓶子里滴一滴虾青素。虾青素是红色的，因此它会使橄榄油变色。当橄榄油开始褪色的时候，我们就知道它该被丢弃了。我们还有其他的选择，可以加一滴叶黄素（橘黄色），也可以加入维生素 E 油。不过维生素 E 油是无色的，我们无法通过颜色的变化得知橄榄油是否还新鲜。

使营养回归正轨

就饮食中的脂肪而论，我们就像在一个黑白颠倒的世界里，上其实是下，下却是上。那些一直被认为对心脏健康有益的油脂的真正作用恰恰相反。

现在的研究结果显示，过量摄入亚油酸会促进氧化应激（包括氧化低密度脂蛋白胆固醇），引起低级别慢性炎症反应，导致高血压、动脉粥样硬化以及心律失常。毫无疑问，过量摄入亚油酸，特别是在这些亚油酸是由工业化生产的植物油所提供的情况下，是导致心脏病以及其他心血管疾病的最主要的因素之一。如果饮食中还同时富含糖分或者其他精制碳水化合物，将更是如此。富含亚油酸的天然食物看上去却不是问题，在某些情况下，它们还会为机体健康提供帮助，其中的原因在于天然食物含有抗氧化剂、维生素、矿物质、有益于健康的 ω-3 脂肪酸，以及其他能够帮助亚油酸免于被氧化的成分。举例来说，大部分坚果和植物种子都是维生素 E 的优质来源，而维生素 E 是一种强有力的抗氧化剂，能够为脆弱的 ω-6 脂肪酸提供保护，使其免于损坏。

但是在工业化国家，大部分 ω-6 脂肪酸都不再来源于天然食物（例如鱼类、其他海产品、坚果、植物种子以及禽蛋），而是来自工业化加工的植物油。它们的化学性质不稳定，非常容易被破坏。在现在的绝大部分地区，植物油的平均消耗量都达到了每日 40~50 克的水平，而 EPA 和 DHA 的每日摄入量只有 0.1~0.3 克，差不多可以忽略不计。人类饮食中 ω-6 脂肪酸与 ω-3 脂肪酸之间的比值从一个健康水平（这个水平在上千年的时间里维持了人体的健康和强壮）转向了一个促进炎症反应、导致动脉粥样硬化和高血压的水平。现在看来，对于降低心血管疾病风险来说，减少工业化加工的植物油的摄入量，增加海产品及植物性 ω-3 脂肪酸的补充，可能是最有效和最简单的策略。

本章小结

有关食物与心脏病的相关性，我们被告知了很多"事实"，其中很大一部分都是错误的。脂肪不会堵塞我们的动脉，食盐不会导致高血压，ω-3脂肪酸确实能够导致胆固醇水平升高，但是胆固醇水平升高并不一定就是坏事，胆固醇水平降低未必会使我们更加健康。

ω-3脂肪酸，特别是DHA和EPA能够抑制血小板聚集（血液凝固），减少血液中微小而致密的低密度脂蛋白胆固醇颗粒的数量。

DHA和EPA都被证实能够促进机体健康。不过，如果我们希望改善心脏的健康状况，那么DHA更有效。但是这并不意味着我们应该搜寻纯的DHA，只需要寻找DHA含量高于EPA的补充剂就可以了。

橄榄油，特别是高质量的特级初榨橄榄油含有油酸和多酚，能够明显降低低密度脂蛋白胆固醇对氧化反应的敏感性，促使血脂谱恢复健康状态。

第6章
ω-3脂肪酸对战ω-6脂肪酸：是更新而不是退化

我们在前面已经讲过，营养和健康专家一直建议大家，为了更加健康，寿命更长，我们应该让ω-6脂肪酸成为自己饮食中非常重要的组成部分。但是在全世界范围内，这种建议所导致的后果是多个国家的总体健康水平下降。从个体角度来讲，它会加重人体内的炎症，使人们更加肥胖和多病。在本章中，我们将讨论在现代饮食扭曲了ω-6脂肪酸与ω-3脂肪酸之间的比例的情况下大脑发育受到的影响，还会介绍几种特殊的疾病，它们与现代饮食之间有着密切的联系。当饮食中掺杂了大量质量低劣的ω-6脂肪酸而ω-3脂肪酸缺乏的时候，这些疾病的病情就会恶化；一旦饮食中ω-6脂肪酸与ω-3脂肪酸之间的比例恢复正常，病情也就会随之有所改善。

通过第3章的内容，大家应该知道，人体具有一定的转化能力，可以将"亲体"ω-6脂肪酸或者ω-3脂肪酸转化为同属一个家族的其他脂肪酸。这种转化是一个多步骤过程，每个步骤都受控于某种特定的酶。多种健康状况都会对这些酶的活性产生影响。最近几年，胰岛素抵抗以及2型糖尿病的发生率就像冲天的火箭一样突飞猛涨。在美国，一半以上的人口现在已经罹患了2型糖尿病或者正处于疾病的前驱期。而胰岛素抵抗以及2型糖尿病都会导致某一种关键的转化酶的活性降低[1, 2]。

另外，胰岛素会增加脂肪酸转化通路中其他酶的活性。当不同的酶的活性出现上调或者下调的时候，可能会表现为相互协调、积极工作或者产生对抗、消极怠工，从而导致产物积累或者减少。大家可以想象一下工厂里的流水线，生产线周围的每个工人都必须按照恰当的速度工作，否则就会破坏整个生产过程的协调性。机体将"亲体"ω−6脂肪酸（亚油酸）或者"亲体"ω−3脂肪酸（α−亚麻酸）转化为下游代谢产物的时候也是如此。对于α−亚麻酸来说，其下游代谢产物是合成EPA和DHA的关键物质，而EPA和DHA在现代饮食供应中极度缺乏。

我们将在表6.1中告知大家，由于各种各样的天然过程、健康水平以及药物都会干扰脂肪酸的转化过程，因此目前我们需要更多的长链ω−3脂肪酸。

表6.1　导致EPA和DHA缺乏而使我们需要补充更多的ω−3脂肪酸的因素

饮食中掺杂大量属于ω−6脂肪酸的亚油酸（主要来自工业化加工的植物油，例如大豆油、棉籽油、玉米油以及葵花籽油）
饮食中α−亚麻酸、EPA以及DHA的含量不足
慢性炎症会增加ω−3脂肪酸的需求量 ● 空气污染、家庭清洁产品和个人护理用品的使用会加重肺部和动脉的炎症反应。 ● 重金属积累
转化酶的活性降低 参与脂肪酸转化的酶需要某些特殊的营养素作为必要的辅助因子，其中包括锌、镁、生物素以及维生素B6。有些因素会干扰这些营养素的吸收，可能会导致EPA和DHA的合成减少。 ● 药物。 　抑酸药（包括质子泵抑制剂这种最常见的抑酸处方药以及其他类型的抑酸药）。 　降压药（血管紧张素转化酶抑制剂、利尿剂以及钙通道阻滞剂）。 　口服避孕药。 　他汀类药物 [3, 4, 5, 6, 7, 8, 9]。 ● 减肥手术。 ● 导致营养素吸收不良的肠道问题（克罗恩病、溃疡性结肠炎、乳糜泻、肠易激综合征以及肠瘘）。 ● 促进维生素以及矿物质排泄的药物，例如咖啡因和利尿剂
胰岛素水平 胰岛素长期处于较高水平（伴随2型糖尿病以及胰岛素抵抗）。高胰岛素水平相当于α−亚麻酸减少，胰岛素抵抗相当于EPA/DHA减少。 胰岛素水平降低（伴随1型糖尿病以及2型糖尿病晚期）相当于EPA/DHA减少

摄取工业化加工的植物油
甲状腺功能减退
高龄（随着年龄增大，转化酶的活性会自然而然地降低）
更年期（雌激素水平降低会影响脂肪酸的转化效率[10]）

如果某个人长期存在程度较低的炎症反应，就可以认为他处于 EPA 和 DHA 缺乏的状态。除了炎症反应所导致的健康问题以外，没有足够的 EPA 和 DHA 去履行它们在机体内的日常功能。例如，作为细胞膜的结构构件，EPA 和 DHA 也会导致额外的问题。大脑内的神经细胞富含 DHA，DHA 供给不足有可能导致认知问题和情绪失衡。在现代的西方社会中，痴呆和抑郁症的发生率呈爆炸式增长。在探索其根源的时候，我们禁不住会想，食物中 ω-3 脂肪酸含量的急剧下降会不会就是主要原因之一？

下面我们将为大家列举 EPA 和 DHA 摄取不足将会导致的疾病和其他的健康问题。不过大家要记住，这个清单并不完全，它只包含了最常见以及最严重的情况。鉴于这两种脂肪酸在非常多的生理过程中都发挥着重要作用，长期缺乏这些决定性的 ω-3 脂肪酸还会导致其他一些不那么严重的问题。

与 EPA/DHA 缺乏有关的疾病状态如下。

- 胰岛素抵抗。
- 前驱糖尿病。
- 糖尿病，特别是糖尿病视网膜病变（糖尿病对眼睛的损害）以及糖尿病性神经病（糖尿病对神经的损害）。
- 肥胖。
- 心血管疾病。
- 高血压。
- 脂肪肝以及非酒精性脂肪性肝炎。
- 慢性肾病。
- 周围性血管疾病、外周动脉疾病。
- 冠状动脉疾病、冠心病。

- 缺血性脑卒中。
- 气道炎症（哮喘、慢性阻塞性肺病）。
- 急性呼吸窘迫综合征。
- 阿尔茨海默病以及其他类型的痴呆。
- 老年性黄斑变性。
- 抑郁症。
- 精神分裂症。
- 焦虑症。
- 双相型情感障碍。
- 季节性情绪失调。
- 自身免疫性疾病，包括炎性肠病（克罗恩病与溃疡性结肠炎）、银屑病（牛皮癣）、银屑病性关节炎、乳糜泻、多发性硬化症。
- 心力衰竭。
- 牙周炎。

α– 亚麻酸的转化：并不是天生注定的

　　即使在理想的情况下，也只有很少一部分α–亚麻酸会被转化为EPA和DHA。对于一个新陈代谢处于最适宜的健康状态或者选择最恰当的饮食的人群来说，他们之中的绝大部分人处于这种理想的情况下。某些植物学家通过回顾文献发现，那些代谢状况健康、食物中α–亚麻酸充足的人看上去在进行α–亚麻酸的转化过程中没有什么问题。当饮食中ω–6脂肪酸与ω–3脂肪酸之间的比例维持在3∶1~4∶1的时候，α–亚麻酸转化为DHA的效率最高[11]。但是在绝大部分工业化国家，人们饮食中ω–6脂肪酸与ω–3脂肪酸之间的比例都维持在10∶1左右。在这种情况下，转化效率会明显降低。也就是说，即使从技术上来讲，我们有能力完成转化，但是无法保证转化能够一直完美地进行。

　　有经验的面点师都很清楚，海拔高度、湿度以及其他的环境因素会对自制蛋糕产生什么样的影响。在案板上把所有的原料组合在一起，并不意味着它们就能自动变成蛋糕。原料必须以正确的方式混合，每一个特定的步骤也都要在恰当的时间进行。ω-3脂肪酸在人体内的转化过程也是如此，并不是有原料就可以产生期望的结果，转化条件也必须正确。

婴儿阶段的发育：
长链 ω-3 脂肪酸是大脑的好朋友

在人类生命的早期，其中包括胎儿阶段，ω-3脂肪酸是影响大脑健康发育的重要因素。大脑发育的健康程度影响着人类在很多方面的表现，从认知能力到注意力的持续时间，还包括关注、交流、学习以及与世界沟通的能力。现在越来越多的美国儿童出现了注意力缺陷障碍、学习障碍，以及其他影响学习、认知功能和心境的问题，因此我们有理由推测，美国孕妇的日常饮食中含有大量的ω-6脂肪酸，而ω-3脂肪酸缺乏很可能是产生这种现象的原因之一。

我们已经知道，大量摄入质量低劣的ω-6脂肪酸，对于我们的心脏以及总体健康状况来说不是一个好消息，而在怀孕阶段，这种情况更不可取，它会导致胎儿发育所需的长链ω-3脂肪酸减少[12]。研究结果显示，孕妇饮食中ω-6脂肪酸与ω-3脂肪酸之间的比例较高，有可能会导致胎儿的发育问题，而给早产儿补充富含DHA的油类可以降低这样的风险[13]。这些出现在生命最初阶段的滋养过程，能够促使大脑恰当地发育，形成健康的认知功能，由此产生的影响并不仅限于儿童阶段，它会跨越整个青春期，一直持续到成年阶段[14]。也正是基于这个原因，每一位家长都愿意竭尽所能让孩子的人生有个最好的开始。

处于育龄期的女性将α-亚麻酸转化为EPA和DHA的能力最强，这可能与她们较高的雌激素水平有关。这种现象很可能也是人类生物学的另外一个特征，在演化的过程中出现，并且一直伴随着人类。胎儿和新生儿的发育过程需要大量的长链ω-3脂肪酸，因此妈妈们需要通过饮食获取，或者能够通过α-亚麻酸转化。这个过程要从妊娠期持续到生产之后，从而保证母乳中也含有充足的长链ω-3脂肪酸。对于大部分人来说，α-亚麻酸与EPA之间的转化率为

0.2%~8%，而α-亚麻酸与DHA之间的转化率只有0.05%。但是对于年轻女性来说，α-亚麻酸与EPA之间的转化率高达21%，α-亚麻酸与DHA之间的转化率也达到了9%[15]。尽管年轻女性具有相对较高的转化能力，但是由于绝大部分人只能从食物中获取很少量的α-亚麻酸，最终也只能产生微不足道的DHA。也就是说，尽管某些人的转化能力很强，但是通常没有多少原料，难为无米之炊。

国际脂肪酸和脂类研究学会建议孕妇和哺乳期女性每日摄入300毫克DHA。但是现在孕妇和哺乳期女性每日DHA的平均摄入量只能达到微不足道的60~80毫克，差不多只有推荐量的25%[16]。

相对于男性和老年女性来说，育龄期女性将α-亚麻酸转化为EPA和DHA的能力更强。这就提示我们，EPA和DHA对于胎儿发育来说是非常重要的，特别是DHA是中枢神经系统内最普遍的多不饱和脂肪酸，也是大脑与眼睛健康发育的决定性因素。在妊娠晚期，胎儿开始在体内积累DHA[17]。这个过程要一直持续到婴儿出生之后的6~10个月[18]。

食物能够改变女性乳汁中的脂肪酸成分。她们通过饮食摄取的ω-3脂肪酸越多，乳汁中ω-3脂肪酸的含量就越高。对于乳汁中的所有脂肪来说，属于ω-3脂肪酸的α-亚麻酸平均占0.5%~1%，属于ω-6脂肪酸的花生四烯酸占0.4%~0.7%，亚油酸占8%~17%，而DHA仅占0.3%~0.6%[19]。不过研究结果显示，为了让婴儿体内的DHA能够达到峰值，乳汁中最好含有更多一点的DHA，达到0.8%的水平[20]。

乳汁中的DHA在所有脂肪之中只占不到1%的比例，听上去并不多，但是当我们提到它有多么重要的时候，读者一定会惊讶不已。大家应该记住，相对于饮食中的饱和脂肪以及单不饱和脂肪酸，多不饱和脂肪酸通常在全部脂肪之中占据很小的比例，但是它们的价值与数量完全不成比例。这就像维生素和矿物质，这些营养素在体内通常用毫克甚至微克来衡量，也就是说含量非常低，但是如果某一种缺乏，就会对机体健康产生重大的影响。这种情况对于哺乳期女性来说特别重要，她们要充分补充EPA和DHA，因为这是唯一的机会来保证自己的孩子在成长过程中能够得到足够的ω-3脂肪酸。对于那些负责喂养双胞胎的女性来说，更是如此[21]。

超级燃料：好脂肪与坏脂肪

保持脂肪平衡的重要性并不仅仅限于子宫内的胎儿，当他们出生之后，大脑和神经系统还会继续发育，此时也需要正确的建筑材料。在出生之前，神经元已经形成，但是其他几种类型的细胞在出生后还会继续形成，这些细胞对于维持恰当的大脑功能也是必不可少的 [22]。突触是神经元之间的空隙，也是大脑内细胞之间进行交流的实际场所。突触的形成有赖于充足的 DHA，髓磷脂的合成也是如此。髓磷脂是一种脂肪性的物质，会包绕在神经周围，发挥保护作用，就像我们家里电线周围的那一层起绝缘作用的橡胶或者塑料皮一样 [23]。研究结果显示，在出生后的头几个月里，补充 DHA 的婴儿的认知能力将会得到更好的发展 [24]。

神经元并不仅仅在大脑内协调细胞之间的交流，它们还会沟通大脑与肌肉组织，从而使我们具有行走、奔跑、投球、眨眼的能力，甚至呼吸过程也有它们的参与。因此，神经元以及神经元之间的突触恰到好处的形成这个过程有赖于 DHA 的充分补充 [25]。从最基本的层面来讲，DHA 对于人类的思考和行动来说都是必不可少的，其重要性并不仅仅局限于中枢神经系统。

DHA 对于胎儿和婴儿的健康发育是至关重要的，在整个童年阶段也是如此。DHA 的重要性甚至会持续到成年时期。在这几个重要的阶段确保补充适量的 ω–3 脂肪酸，不仅能够促进眼睛和大脑的发育，而且会对日后的认知、学习甚至生殖能力产生影响。

尽管育龄期女性将 α– 亚麻酸转化为 DHA 的能力处于巅峰，但是这个巅峰是相对的。大家应该还记得，这个阶段的转化率也只有 9%，并且大部分年轻女性也没有多少 α– 亚麻酸可以用来进行转化。因此，孕妇和哺乳期女性最好设定目标，将饮食中 ω–6 脂肪酸与 ω–3 脂肪酸之间的比例降至 4∶1 以下。只有这样才能够为宝宝提供足够的 DHA。一些研究人员曾经指出，将那些有关婴幼儿的研究综合在一起，它们为我们提供的证据表明，尽管添加了 α– 亚麻酸的婴儿配方食品有助于维持早产儿的 ω–3 脂肪酸水平，但是对 DHA 的影响有限。早产儿接受这样的配方食品时，DHA 达不到母乳喂养的水平 [26]。看上去与成年人一样，婴儿最好也直接补充 DHA，而不是依赖 α– 亚麻酸的效率极其低下的转化过程。

由于胎儿积累 DHA 主要发生在妊娠晚期，因此过早出生的宝宝会失去这个接触 DHA 的最重要的机会。母乳中含有 DHA，如果接受母乳喂养，就有可能赶上同龄人，特别是在母亲的饮食中富含DHA的情况下。同样是在出生后的第18个月，与那些接受配方奶粉喂养的早产儿相比，母乳喂养的早产儿会得到较高的发展总分。不仅如此，只要早产儿曾经接受过4周或者更长时间的母乳喂养，那么当他们长到七八岁的时候，智商要明显高于那些一直接受配方食品喂养的早产儿[27]。母乳喂养还会导致认知、词汇、视觉运动协调性以及行为等能力得到更好的发展[28, 29, 30]。无论是早产儿还是足月儿接受母乳喂养时，在整个儿童阶段都会获得如下好处：认知能力更强，教育成就更好，当他们9岁的时候，神经系统异常的发生率也更低[31, 32]。是不是希望自己的孩子既聪明又有良好的适应性？那么，一定要确保为他们提供足够的EPA和DHA。

当然，并不是每一个母亲都可以哺乳。此时大家要意识到，很多商业化的婴儿配方奶粉都只提供亚油酸和α−亚麻酸。配方奶粉中缺乏ω−3脂肪酸可能是非母乳喂养的孩子将来有较高的概率出现学习障碍的原因[33, 34, 35]。非母乳喂养的早产儿有很高的风险出现DHA缺乏，缺少这种至关重要的脂肪酸与很多种不良后果相关，其中包括认知能力受损、视力不佳、学习能力下降以及行为方面的改变。也就是说，接受ω−3脂肪酸强化的配方奶粉，特别是以EPA和DHA的形式而不是α−亚麻酸，无论是早产儿还是足月儿都能够拥有一个良好的开端。对于婴儿来说，无论是接受母乳喂养还是非母乳喂养，最重要的都是获取足够的EPA和DHA。

通过第5章的内容，大家应该知道，大量摄入ω−3脂肪酸，同时削减饮食中ω−6脂肪酸的含量，有助于将血压控制在健康水平。很多孕妇都有出现高血压的风险，这种高血压由妊娠诱发，并且与一种被称为先兆子痫的情况相关。饮食中含有较多的ω−3脂肪酸时，孕妇发生妊娠高血压的风险可能会降低。研究结果显示，相对于居住在内陆地区的因纽特孕妇，居住在海边的因纽特孕妇每日消耗的ω−3脂肪酸更多，她们出现妊娠高血压的风险下降了差不多2/3[36, 37]。另外，如果孕妇的ω−3指数较低，也就是红细胞中含有较少的ω−3脂肪酸，那么她们出现先兆子痫的风险就会升高[38]。根据这项研究的结果，我们能够得知，如果孕妇红细胞中ω−3脂肪酸与ω−6脂肪酸之间的比例升高15%，那么她们发生先兆子痫的风险就会降低46%。也就是说，饮食中即使出现非常微小的变化，就有可能产生巨大的效益[39]。

　　为了保证公正，我将简单地介绍另外一项研究。根据这项研究的结果，那些罹患妊娠高血压风险相对较高的孕妇在接受 EPA/DHA 补充剂之后没有获益 [40]。在这项研究之中，ω-3 脂肪酸的补充量达到了每日 2.7 克，这是一个非常大的剂量。为什么会这样？有一个可能是这些孕妇的日常饮食中含有大量的 ω-6 脂肪酸，即使如此补充 ω-3 脂肪酸，也不足以改变它们之间的失衡状态。总的来说，现在已经有大量的证据提示我们，无论是孕妇还是她们的宝宝，补充 DHA 和 EPA 都有好处。

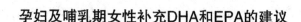

孕妇及哺乳期女性补充DHA和EPA的建议

　　孕妇每天应该补充至少 300 毫克的 DHA。怀有双胞胎或多胞胎的孕妇有可能需要增大剂量，以前曾经多次妊娠的女性也是如此，特别是在两次妊娠间隔的时间很短的情况下，需要确保补充的 ω-3 脂肪酸已经弥补了前一次妊娠所造成的亏空。

　　选择高质量的鱼油或者其他海产油脂（例如磷虾油），可能比直接吃鱼更加安全。通常在加工过程中会去除高质量鱼油中的汞等有害物质。

　　哺乳期女性应该补充 DHA 和 EPA，特别是 DHA。如果她们的宝宝是早产儿，那么更应该如此。我们建议每天补充 500~1000 毫克 EPA/DHA。

　　孕妇以及哺乳期女性应该限制饮食中低质量 ω-6 脂肪酸以及工业化生产的反式脂肪的含量，含有这些物质的食物包括人造黄油、以大豆油为基础原料的色拉调味品、三明治涂抹酱，以及含有大豆油、玉米油、棉籽油或葵花籽油的加工食品。

　　如果配方奶粉中并不含有充足的 DHA（达到脂肪总量的 0.2%~0.5%），那么接受配方奶喂养的婴儿就应该补充 DHA，或者同时补充 DHA 和 EPA。我们可以在鱼油或者磷虾油外面的胶囊上戳一个洞，然后把油脂挤入配方奶粉中，也可以从一瓶海产油脂（鱼油或者海藻油）中取很少的量，然后将其加入配方奶粉中。

抑郁症以及情绪异常

考虑到长链 DHA 和 EPA 在大脑中不可或缺的作用，我们推测 DHA 和 EPA 缺乏可能与抑郁、焦虑以及其他情绪障碍的流行有关就理所当然了。现在，正在忍受这些情绪障碍折磨的人口已经达到了数百万。当然，现代社会一直在飞速改变，没有人能够轻松地跟上这些变化。此外，人类也从来不会欠缺那些能够影响情绪的非饮食因素，例如经济上的烦恼、工作压力、睡眠不足、网络欺凌和攻击以及保持体形的压力等。但是研究人员相信，尽管现在的生活节奏让人们觉得越来越紧张，但是从第二次世界大战以来，工业化社会中抑郁症发生率递增的原因也不能全归结于社会变迁，也与诊断标准的改变和报告偏倚有关[41, 42]。换句话说，抑郁症发生率上升并不是因为抑郁症比过去更容易被识别出来，也不是因为某些表现在几十年前不会被认为是抑郁症，现在却被划入了抑郁症的范畴。可以说，抑郁症患者正在变得越来越多，这种现象是真实存在的，而并不单单是我们对它的认识的改变。

抑郁症自身是一种非常难以对付的问题。当大家知道一个事实之后就会更加清楚地认识到它的残酷，在重度抑郁症患者之中，高达30%~40%的人被诊断为"治疗抵抗"。这也就意味着应用药物和其他治疗手段并不能使他们的症状出现好转[43]。人们发现抑郁症发生率升高的过程与人类植物油消耗量增加呈平行关系。据估计，在世界范围内各种导致劳动能力丧失的因素之中，重度抑郁症将会高居第二位。但是对于饮食中含有较多鱼类的人群来说，这种疾病没有那么流行[44, 45]。

让我们回到第1章的内容之中，我们从安塞·季斯以及其他研究人员的错误中汲取了一点教训，那就是不要混淆相关与因果两种关系。虽然与既往相比，现代人摄入的 ω−3 脂肪酸的量有所减少，ω−6 脂肪酸的摄入量明显增加，同时现代人中抑郁症和其他情绪障碍的发生率显著增高，但这并不意味着饮食中脂肪成分的改变就是导致情绪不稳定的原因。实际上，我们现在并不是在重复这种联想游戏。已经有科学证据提示我们，在情绪障碍发生的过程中，尽管有其他因素参与，饮食中脂肪成分戏剧性的改变至少应该承担部分责任。如果我们能够将饮食以及大脑中各种脂肪成分之间的比例从生物学角度恢复到更加恰当的平衡状态，其他因素就会更加容易处理。

在第 4 章中，我们曾经向大家介绍过炎症反应，以及现代饮食如何让某些人长期处于程度较低的炎症反应状态，时时刻刻遭受煎熬。读者很容易把炎症反应和生理性疼痛联系在一起，但是实际上大脑也会出现炎症反应，并且它的表现给人的感觉更像情绪和心理上的折磨，而不是躯体的感受。研究结果显示，抑郁症患者体内那些具有促进炎症作用的物质以及信号分子明显增多[46]。健康的情绪、积极的精神面貌、情绪的顺应性以及我们应对日常应激源的能力，都有赖于大脑能够制造和使用处于平衡状态的神经递质，例如多巴胺和5-羟色胺。也许有些读者对这些分子有所了解，它们也被称为"令人愉悦的化学物质"。研究人员注意到，大脑内的炎症物质能够导致神经递质的合成前体以及构建模块减少，还会干扰下丘脑和脑垂体正常工作，而下丘脑和脑垂体的作用是制造激素，这些激素也有助于维持情绪的平衡状态[47, 48]。在抗抑郁药物的作用机制之中，抑制促炎物质释放正是其中之一[49]。但是，如果我们从一开始就选择一种饮食，产生更少的促炎物质，那么又会怎样？

我们曾经介绍过，ω-3 脂肪酸与阿司匹林会影响某些相同的生化通道。这在一定程度上解释了 ω-3 脂肪酸的抗炎效果。注意，这里所说的是一定程度，而并不是全部。现在为大家讲述这个故事的剩余部分。人们曾经认为，ω-3 脂肪酸是通过减少促炎物质的合成发挥抗炎作用的。最新的研究结果显示，除此以外，EPA 和 DHA 还是某些化合物的前体，其中一类被称为"消退素"。之所以如此命名是因为在有炎症存在的情况下，它们能够消除炎症。还有一类被称为"保护素"，它们具有保护细胞的作用，能够帮助细胞特别是大脑内的神经元对抗损伤和死亡[50]。

约瑟夫·西贝恩博士是一位内科医生，也是美国海军的上校军官。他曾经主持过一项隶属于美国国家卫生研究院的研究，结果显示在那些鱼类食品消耗量较大的国家，抑郁症的发生率较低[51]。有相当多的研究都证实了这个结果[52]。有的研究显示，饮食中鱼类食品比例较高的人较少出现自杀的念头[53]，其心理健康状况也更好[54]。而抑郁症患者的血液或体脂中 EPA 和 / 或 DHA 的含量明

显降低 [55, 56, 57]。

让我们再次短暂回到孕妇的问题上。西贝恩发现，在 22 个国家中，产后抑郁症与海产品摄入量以及乳汁中 DHA 水平之间存在负相关。换句话说，在怀孕期间保持较高的海产品摄入量，就意味着乳汁中 DHA 水平较高，而产后抑郁症的发生率明显降低 [58]。

DHA 和 EPA 能够改善神经递质的作用效果，在一定程度上是因为它们有助于保持细胞膜的健康。大家应该记住，DHA 是大脑内神经元细胞膜的主要组分之一。细胞膜是细胞最外层的边界，是细胞内成分与细胞外物质之间的接触点。可想而知，一旦缺乏足够的 DHA 和 EPA，细胞膜就无法正确构建，各种物质（其中包括 5- 羟色胺和多巴胺）都将无法按照原定的方式进入或者离开细胞 [59]。想一想抑郁症，它可以被描述为一种大脑疲劳或者情感能量不足的状态。而缺乏 DHA 和 EPA 还会影响大脑对能量的利用 [60]。有一种名字很长的物质——磷脂酰丝氨酸具有治疗抑郁症的效果。研究结果显示，长链 ω-3 脂肪酸能够增加大脑细胞膜上磷脂酰丝氨酸的含量 [61]。

抑郁症患者通常伴有失眠症状。我们不清楚到底是糟糕的睡眠促成了抑郁，还是抑郁症导致入睡变得更加困难。不管怎么说，它们常常纠缠在一起。曾经有人注意到，在抗抑郁治疗的同时，每日补充 2 克 EPA 有助于改善失眠、沮丧的心情、负罪感以及价值感缺失。这种治疗仅仅持续 3 周，好处就会显现出来 [62]。还有一项研究的结果显示，针对重度抑郁症患者，在标准抗抑郁治疗的基础上，与安慰剂比较，每日补充 6.6 克 EPA 和 DHA，仅仅过了 8 周，汉密尔顿抑郁评分量表（一种常用的抑郁评估量表）的结果就得到了明显改善 [63]。如果有的读者自身就是抑郁症患者，或者知道有人罹患这种疾病，特别是迁延不愈的，就知道它会多么使人衰弱不堪。对于这些患者来说，在 3 周或再长一点的 8 周时间里就可以出现显而易见的改善，无疑就像在无尽的黑暗中看到一道代表希望的亮光。

就像我们曾经说过的那样，与健康人相比，抑郁症患者组织中的 EPA 和 DHA 通常处于较低的水平 [64]。现在大家已经非常清楚，这些 ω-3 脂肪酸对于大脑的整体健康状况是多么重要，特别是在维持情绪平衡以及促使神经递质正常发挥功能方面。因此，当我们看到一篇论文 [65] 的时候，发现这篇荟萃分析在综合多篇随机对照研究之后得出 ω–3 脂肪酸能够缓解重度抑郁症的结论就不足为奇了。大部分临床研究发现，与安慰剂对比，海产品中的 ω–3 脂肪酸能够改善抑郁症的症状。有的研究还证实，EPA 和 DHA 的疗效与抗抑郁的处方药（例如氟西汀，商品名为百忧解）相当 [66, 67, 68, 69, 70, 71]，却没有那么多副作用，而且有其他的好处。这些 ω–3 脂肪酸从很早就成为人类饮食的一部分，时至今日，看上去也并不低劣。

在本书中，我们已经多次介绍了心血管疾病、高血压以及其他情况。对于它们来说，增加 EPA 和 DHA 的摄入量并不是解决问题的唯一方法，消减植物油的摄入量也是非常重要的。这些植物油富含 ω–6 脂肪酸，能够促进或加重体内（包括大脑）的炎症反应。我们现在已经知道，在补充 ω–3 脂肪酸的同时继续摄入大量的 ω–6 脂肪酸，会中和 ω–3 脂肪酸的效果 [72, 73, 74]。心脏病和机体的总体健康状况是这样，抑郁症和情绪不稳定也是如此。大量摄入质量低劣的 ω–6 脂肪酸，会增加罹患抑郁症和焦虑症的风险。单纯增加 ω–3 脂肪酸只是亡羊补牢，并不足以解决问题，我们还需要通过限制 ω–6 脂肪酸的摄入，从源头上阻断这些问题的发生。

行为障碍、情绪障碍以及其他的大脑功能紊乱

抑郁症是导致劳动能力丧失的主要因素之一，还能够降低生活质量。不过，它并不是唯——种与 ω–3 脂肪酸缺乏有关的心理健康问题。在我们明了大脑里 DHA 和 EPA 的重要作用之后，能够理解这些脂肪供给不足可能会导致一系列情绪、行为以及心理问题就合乎逻辑了。实际上，这种情况在注意力缺陷多动障碍（Attention Deficit Hyperactivity Disorder，ADHD）、孤独症谱系障碍（Autism-Spectrum Disorders，ASD)、双相型情感障碍以及其他很多问题之中都确实存在。与抑郁症一样，这些疾病也能够分成多种不同的亚型，很可能都是多种因素导致的。因此，对于这些疾病来说，DHA 和 EPA 缺乏并不是唯一的启动因素。但是，不管怎么说，它都是非常重要的因素之一，并且很容易解决，花费也不高。

ADHD、ASD以及运动障碍

在美国的不同地区，学龄儿童罹患ADHD的比例为4%~15%。对于其中的大部分儿童，ADHD会一直陪伴他们进入甚至跨越成年阶段[75]。伴有ADHD的儿童和成年人体内的DHA和EPA处于低水平，并且DHA和EPA的水平与行为和学习方面的问题密切相关。这些问题包括行为恶劣、多动、冲动、焦虑、发怒、脾气暴躁以及睡眠困难[76]。曾经有一项随机双盲对照试验在日本进行，在研究中为伴有类似ADHD症状的儿童提供ω-3脂肪酸强化饮食，每天补充大约510毫克DHA和EPA，此后接受父母和老师的评估。研究结果显示，患儿的症状有所改善[77]。另外一项双盲试验的结果显示，与服用安慰剂对比，伴有类似ADHD症状的儿童接受ω-3脂肪酸联合月见草油补充剂，能够明显增强注意力，改善行为，减轻对立违抗性障碍[78]。

研究结果还证实，伴有ASD的儿童体内的DHA和ω-3脂肪酸总量处于较低的水平[79]。曾经有人报道，几乎100%的ASD患者以及90%的广泛性发育障碍（Pervasive Developmental Disorder，PDD）患者存在DHA和EPA缺乏[80]，他们血液中的DHA和EPA水平达不到正常的标准[81]。一项双盲试验以5~17岁的ASD患儿为研究对象，结果显示每日额外补充1.54克DHA和EPA，能够改善多动症状以及刻板动作（指持续重复某些行为）[82]。

运动障碍，又称为发育性协调障碍（Developmental Coordination Disorder，DCD），是一种粗大运动机能、精细运动机能以及运动协调能力都受到损害的表现。其中，粗大运动机能是指那些大的动作，精细运动机能是指那些小的动作，行走、跳跃以及书写都在它们的范畴之内，在某些情况下讲话也是如此。大约5%的儿童罹患这种疾病[83]，他们通常还会伴有学习、行为以及社会心理学方面的问题。曾经有一项双盲试验以117名DCD患儿为研究对象，其年龄范围为5~12岁。对照组接受橄榄油作为安慰剂，而试验组接受一种油脂补充方案，其中80%为鱼油，剩余的20%为月见草油，每日能够提供略超过700毫克的EPA和DHA，同时补充维生素E，而ω-6脂肪酸的补充量较少，ω-6脂肪酸与ω-3脂肪酸之间的比例为4：1。结果显示，在接受这种补充方案3个月之后，试验组在阅读、拼写以及行为表现等方面得到了显著的改善。

情绪和攻击性

一项双盲试验的结果显示，健康的年轻人接受 DHA 和 EPA 补充剂，每日补充 1600 毫克 EPA 和 800 毫克 DHA。仅仅在 35 天之后，我们就可以观察到愤怒、焦虑以及抑郁的症状有所减轻[84]。我们可以把这项研究和美国心脏协会的建议进行比较。美国心脏协会建议，没有罹患心脏病的人每周两次食用富含油脂的鱼类，这样做只能提供大约 500 毫克的 EPA 和 DHA。而对于那些伴有心脏病的人，美国心脏协会建议每日补充 1000 毫克长链 ω-3 脂肪酸。而在本项研究中，参与人员相对健康，但是长链 ω-3 脂肪酸的补充量远远超过了美国心脏协会推荐的剂量，因此，那些存在严重的焦虑、抑郁、其他情绪异常或者生理健康问题的人员很有可能需要更大量的长链 ω-3 脂肪酸。

精神分裂症以及边缘性人格障碍患者也能够通过补充 ω-3 脂肪酸而获益。研究人员通过尸检发现，精神分裂症患者体内缺乏长链 ω-3 脂肪酸[85]。而对于罹患边缘性人格障碍的女性，每日补充 1 克 EPA，连续 8 周，与服用安慰剂对比，能够明显减轻攻击性，缓解抑郁症状[86]。

DHA 和 EPA 还可以缓解暴力倾向，降低自杀的发生率[87, 88]。人们已经注意到，试图自杀的人体内的 EPA 通常处于较低水平[89]。而那些反复自残的患者每日补充 2 克 EPA 和 DHA，能够有效地减轻日常的压力，改善抑郁症状，降低自杀倾向[90]。针对社会性焦虑[91]以及双相型情感障碍[92]患者进行的研究证实，这两类患者同样存在 EPA 或 / 和 DHA 水平降低的现象。

曾经有一篇荟萃分析综合分析了有关 DHA 和 EPA 补充剂的研究，得出如下结论：人们针对 DHA 和 EPA 补充剂进行了多项随机双盲安慰剂对照研究（这种方式是临床研究的"金标准"），这些研究的结果始终如一地向大家证实，联合应用 DHA 和 EPA 有助于改善 ADHD、自闭症、运动障碍以及失读症的症状，降低攻击性；研究还支持应用长链 ω-3 脂肪酸治疗双相型情感障碍，能够改善相关症状；对于精神分裂症以及边缘性人格障碍，尽管在这两个领域还需要进一步研究，不过有限的研究结果也已经显示出长链 ω-3 脂肪酸的治疗潜力[93]。

并不是每一个 DHA 和 EPA 水平低下的人的精神健康状况都很糟糕，这一点现在非常明确，但是长链 ω-3 脂肪酸水平低下与各种各样的精神健康问题之间确实具有相关性。这种相关性强烈地提示我们，尽管有其他因素参与，但是在两者之间一定存在着必然的联系。

认知能力下降与阿尔茨海默病

在所有年龄超过85岁的老人之中，大约40%会伴有各种形式的痴呆[94]。这种疾病无论是对于患者自身还是对于他们的家人和看护人员，都会对情绪造成毁灭性的打击，对于家庭的经济状况来说也是如此。各种形式的痴呆以及脑部疾病所产生的负担完全可以赶上甚至超过心血管疾病和肿瘤[95, 96]。

人们已经发现，与健康的个体相比，阿尔茨海默病患者大脑内的DHA含量更低[97]。在大脑和中枢神经系统之中，DHA和EPA对于胰岛素信号来说也是非常重要的，而阿尔茨海默病患者大脑内的胰岛素信号处于被破坏的状态。大家是不是能够回忆起在胎儿大脑健康发育的过程中，DHA和EPA所发挥的重要作用？实际上，大脑从来不会停下发展的脚步，因此，各个年龄段的人都需要长链ω–3脂肪酸。对于记忆能力、认知功能以及大脑的可塑性来说，这些长链ω–3脂肪酸非常重要[98]。另外，考虑到DHA在神经元的具体结构中也发挥着至关重要的作用，因此我们可以毫不夸张地说，没有充足的DHA，就不可能拥有健全的认知功能。

各个年龄段的人都需要DHA和EPA，但是老年人特别是独自居住的老年人可能不像更年轻一些的人那样，愿意自己去烹饪那些天然就能够提供ω–3脂肪酸的家常食物。大家可以设想一下，相对于烤一片鲑鱼，用微波炉加热冷冻快餐，对于82岁的老年人来说肯定更加容易。如果老年人主要依靠那些已经包装好的加工食品作为自己的一日三餐，就很容易摄取比ω–3脂肪酸多得多的ω–6脂肪酸。

人们相信，对于哺乳类动物的大脑来说，全部脂肪之中的30%~50%都是DHA[99]。研究结果显示，如果动物摄取富含ω–3脂肪酸的食物，就会提高海马结构（大脑内的一个区域，参与记忆与学习）中神经递质的浓度，而这些神经递质的受体数量也会增多（如果神经递质无法进入靶细胞，就无法很好地发挥作用，而这个过程有赖于受体的存在），还会刺激这个区域中神经元的生长。与此同时，摄取富含ω–3脂肪酸的食物还会升高抗氧化酶的浓度，降低那些会对脑细胞造成损伤的脂肪酸的浓度，大脑的血液供应状况以及记忆力也会变得更好[100]。

目前的研究结果已经证实，大量摄取鱼类食物，可以降低罹患痴呆和阿尔茨海默病的风险[101, 102]。曾经有一项研究发现，相对于那些从来不吃鱼的人来说，每周吃一次以上的鱼类食物的人被诊断出阿尔茨海默病的风险能够降低 60% 以上[103]。

阿尔茨海默病与胰岛素抵抗

胰岛素抵抗是认知能力下降的主要风险因素之一。阿尔茨海默病以及其他类型的认知能力下降都与大脑摄取和代谢葡萄糖的能力减弱有关[104]。有些研究人员甚至把阿尔茨海默病称为"大脑的胰岛素抵抗"或者"大脑的糖尿病"[105]。通常来说，葡萄糖是大脑的主要能量来源。正电子发射层析（PET）扫描显示，阿尔茨海默病患者大脑内的葡萄糖摄取量明显降低，某些区域降低的幅度高达 20%[106]。这也就意味着某些类型的痴呆可能仅仅是大脑缺乏能量的结果。

不过，葡萄糖并不是大脑可以利用的唯一燃料，它还可以利用酮体提供能量。如果有的读者一直都在关注有关健康与营养方面的最新见解，就一定听说过生酮饮食。实际上，麦克拉博士正是畅销书《脂肪革命：高脂低碳，科学生酮》的作者，他在其中介绍了如何优化周期性的生酮过程。所谓生酮的目的是帮助机体重新获得新陈代谢的灵活性，能够利用脂肪作为主要的能量来源，产生酮体（这是一种水溶性的脂肪成分），从而改善线粒体的功能。

由于酮体能够被大脑当作重要的能量来源，因此很多研究选择酮体作为研究对象，探讨它对大脑认知功能的影响。结果显示，酮体有助于缓解阿尔茨海默病以及其他类型的认知功能受损的症状。在所有的脂肪之中，最有利于机体生成酮体的是中链甘油三酯，特别是其中的辛酸，其结构中只有 8 个碳原子，它被代谢为酮体相对容易。

胰岛素抵抗在阿尔茨海默病的发病过程中发挥着重要的作用，它会损伤机体产生酮体的能力。在通常情况下，只有当机体内能够利用的碳水化合物很少且胰岛素水平很低的时候，机体才会产生酮体。胰岛素作为一种激素，具有多重功能，其中之一就是通知机体刚刚进食完毕。如果有人食用了一餐含有大量碳水化合物的典型西方饮食，餐后胰岛素水平通常会升高，从而让机体知道现在有大量的葡萄糖（来自碳水化合物）可以利用，无须为了供应能量而合成酮体。

如果存在胰岛素抵抗，大脑就会面临双重打击，急需能量。一方面葡萄糖不能被有效地利用，而另外一方面较高的胰岛素水平又会阻止大量酮体生成，因此，对这两种能量来源来说，大脑都无法充分获取。毫无疑问，胰岛素抵抗会导致大脑无法获得足够的燃料供应。正是由于这个原因，它成为了认知问题的主要风险因素。不过，大家应该记住，我们在第4章中曾经提到胰岛素抵抗不仅仅会影响碳水化合物，它的危害远不止如此。为了能够恰当地利用葡萄糖，大脑需要充足的DHA。另外，由于EPA可以促进脂肪的利用，从而产生更多的酮体，因此同时补充EPA和DHA可能有助于为那些处于老年阶段而又存在胰岛素抵抗的大脑提供具有滋养作用的酮体，还有可能让大脑在利用葡萄糖的时候变得更加容易一些[107]。

研究人员通过尸检证实，与健康人相比，阿尔茨海默病患者以及其他存在认知功能障碍而并不痴呆的患者的大脑和血液中的DHA水平较低[108, 109, 110, 111, 112]。另外一项研究的结果显示，增加DHA和EPA的摄入量，伴随着认知功能减退的风险降低，因此，通过饮食获得足够的DHA和EPA很可能是我们能够用来预防认知功能受损的好办法[113]。动物试验的结果显示，缺乏长链DHA和EPA能够减少大脑对葡萄糖的摄取，减少幅度达到了30%~40%[114]。这里所指的并不是葡萄糖缺乏，而是大脑无法摄取葡萄糖，而充足的DHA有助于大脑获取这些葡萄糖。

在被诊断为轻度认知功能障碍之后，10%~15%的患者会在一年内进展为痴呆。研究发现，这些患者血液内的EPA和DHA处于较低的水平[115]。在弗雷明汉心脏研究之中，共有899名参与人员在超过9年的随访时间里没有罹患痴呆。与DHA水平最低的参与人员相比，那些DHA水平最高的参与人员发展为痴呆的风险降低了差不多40%[116]。

在一项随机对照双盲试验中，轻度认知功能障碍患者分别接受安慰剂以及DHA和EPA补充剂（DHA，1.7克/天；EPA，0.6克/天）共6个月的时间。

与接受安慰剂的患者相比，接受 DHA 和 EPA 补充剂的患者的认知功能减退的速度更慢。而那些原本在安慰剂组中的患者开始接受 ω-3 脂肪酸补充剂之后，认知功能减退的速度也开始变慢。但是不幸的是，那些认知功能减退的程度更重的人以及阿尔茨海默病患者在接受 ω-3 脂肪酸补充剂之后没有显示获益。这可能是因为存在一个机会的窗口期，当患者的认知功能以及神经元的健康状况足够好的时候，较大量的 DHA 和 EPA 补充剂可以产生积极的影响。也就是说，可能存在一个所谓的临界值或者"不可恢复点"，一旦损伤过于严重或者持续时间过长，超过了这个界限值，补充 ω-3 脂肪酸将无法产生很大的改变 [117]。这是不是像一条底线？既然如此，那么如果我们希望通过海产品中的 ω-3 脂肪酸来保护自己的认知功能，就越早开始越好。

对于痴呆以及没有达到痴呆程度的认知功能受损来说，DHA 和 EPA 都是非常重要的，它们不仅能够降低罹患相关疾病的风险，而且具有治疗作用。曾经有一篇荟萃分析综合了有关的双盲安慰剂对照研究，结果显示：对于没有达到痴呆程度的认知功能受损患者，DHA 和 EPA 补充剂能够改善即时记忆、关注度以及思维速度，但是阿尔茨海默病患者无法从中获益。这个结果再一次提示我们存在一个临界值，超过临界值之后，原本那些能够改善轻度认知功能障碍的干预措施将不再有效 [118]。

有一项研究纳入了 39 名阿尔茨海默病患者，利用一种常用的量表——简易精神状态量表作为评估工具，其结果显示：与安慰剂以及单独补充 ω-3 脂肪酸相比，联合补充 DHA、EPA 以及 α- 硫辛酸，能够减缓全部认知功能减退的速度，患者的日常活动也会更加活跃。考虑到在阿尔茨海默病的发病过程中胰岛素抵抗以及大脑中葡萄糖的代谢受损是关键因素之一，DHA、EPA 联合 α- 硫辛酸能够获益是有道理的。葡萄糖和胰岛素问题以及脂肪酸的状态问题都可能参与认知功能的受损过程，把它们同时作为目标进行联合治疗，可以看作从细胞能量的水平上对阿尔茨海默病进行连环打击 [119]。

在一定程度上，阿尔茨海默病确实可以说是"大脑的胰岛素抵抗"或者"大脑的糖尿病"，因此如果我们希望保护自己，免于罹患这种令人恐惧的疾病，方法与预防 2 型糖尿病差不多。我们首先应该将精制碳水化合物从自己的食谱中剔除。与这一步同样重要的是，我们还要把那些不好的脂肪从自己的食谱中剔除，然后加入有益于健康的脂肪。每个人都可以用这种方法来保护自己。

下面我们将为大家总结一下脂肪对大脑健康的影响。

大脑内缺乏DHA和EPA时将会出现以下消极效果。[120]

- 细胞膜功能受损。

- 神经元内的能量生成减少。

- 大脑内炎症化合物的数量增加。

- 磷脂酰丝氨酸的含量减少。

- 多巴胺水平降低，多巴胺受体的活性降低。

- 流向大脑的血流减少。

- 神经元维持健康状态，需要某些生长因子支持，而大脑内缺乏DHA和EPA将会导致这些生长因子的可用性降低。

- 跨越血脑屏障，传递到大脑内的氨基酸数量减少，而氨基酸是5-羟色胺、多巴胺以及其他神经递质的构建模块。

有可能通过补充DHA和EPA而获益的疾病如下。

- 阿尔茨海默病[121, 122]。

- ADHD[123]。

- 自闭症[124]。

- 抑郁症[125, 126]。

- 边缘性人格障碍（情绪不稳定以及冲动性攻击）[127]。

- 精神分裂症[128]。

- 敌对行为[129]。

- 焦虑症[130]。

- 双相型情感障碍[131, 132]。

- 季节性情绪失调[133]。

ω-6脂肪酸的氧化驱使神经退行性疾病的发作

我们已经花了相当长的时间聚焦于ω-3脂肪酸的重要性，并向大家介绍饮

食中的 ω-3 脂肪酸不足时会出现什么情况。现在让我们深入挖掘一下 ω-6 脂肪酸过量将会带来的不利后果。大家应该还记得，植物油是西方饮食中 ω-6 脂肪酸的主要来源，也是在政府、医学界以及营养学权威错误地断定饱和脂肪需要为每一个健康问题负责之后专门建议大家选择的油脂。也许有的读者曾经遵照这个建议执行，现在让我们来澄清是非。

正如我们在前面讨论过的那样，所有类型的脂肪酸（包括饱和脂肪酸、单不饱和脂肪酸以及多不饱和脂肪酸）都是构成细胞膜的基本物质。对于每个细胞来说，细胞膜就像保护边界的安保人员，允许有用的物质（例如维生素和矿物质）进入细胞，同时还会排出有害的东西（例如毒素和废弃产物）。细胞膜想要正确地完成自己的工作，需要一个前提条件，那就是正确构建。这也就意味着其中脂肪酸的构成比例要处于有益于健康的状态，这些脂肪也必须完好无缺，没有被损坏。我们不可能用腐烂的木头搭建一座小木屋，细胞膜的构建也是如此。

对于脆弱的脂肪酸来说，有很多因素会导致它们被氧化或者说被破坏。这些因素包括微生物（细菌以及其他能够导致感染的病原体）、空气污染、吸烟、低质量的饮食以及其他能够损伤细胞膜中的脂肪酸的情况。请大家回忆一下前面的内容，我们曾经介绍过脂肪酸自身的化学结构决定了它对氧化反应的敏感性，双键结构越多的脂肪酸越容易被氧化。也正是由于这个原因，饱和脂肪酸并不含有双键结构，处于最稳定的状态，而多不饱和脂肪酸的结构中含有两个甚至更多的双键，非常容易被损坏。目前人们认为，结构脂肪被氧化是导致帕金森病、阿尔茨海默病、精神分裂症、动脉粥样硬化、炎症等疾病的因素之一。也就是说，氧化脂肪一旦被整合进入细胞膜，就会对机体健康带来一场浩劫[134]。

这些内容是不是让人昏昏欲睡，有点像高中生物或者大学生物化学中的知识？大家要打起精神来，理解它们是非常重要的。如果细胞膜无法恰当地构建，那些原本应该包含在细胞膜内或者锚定在细胞膜之上的生物分子就无法正常工作。

这些生物分子是什么？其中包括胰岛素受体、葡萄糖转运蛋白、甲状腺激素受体、低密度脂蛋白受体、各种激素、酶、营养素以及其他物质的受体和转运蛋白，而这些物质都是维持生命活动、使机体正常发挥功能所必需的。

很多东西都像细胞膜一样，看上去非常平凡，好像没有什么价值，但是不要低估它们的重要性。只有当大家认识到机体内发生的差不多所有事情都有赖于每一个细胞个体（可能是一个肝细胞、一个肌肉细胞、一个神经元或者一个胰腺细胞）都能够正常执行自己原定的工作时，才能够欣赏到机体的神奇。它就像一支令人惊讶的乐队，上万亿个细胞中的每一个都各司其职，相互之间又彼此协调，没有不和谐的声音出现。我们可以说，健康始于细胞水平，没有健康的细胞膜，机体就不可能是健康的。因此，细胞膜一点也不平凡，也不是毫无价值。

当细胞内的脂肪酸被氧化以后，会触发一系列反应，导致其他生物分子也被破坏。这些生物分子包括 DNA 和蛋白质[135]。阿尔茨海默病、帕金森病以及其他神经性或神经退行性疾病的特征之一就是形成异常的蛋白。这些蛋白无法正常发挥功能，它们可能并不是导致疾病的主要因素，不过会逐渐在细胞内或细胞外积累，一旦达到有害的水平，就肯定会导致情况恶化。

由氧化所触发的链式反应的损伤范围并不仅仅局限于某一个细胞。噢，不会吧！不过，事实就是如此，损伤扩散起来非常容易。这是因为绝大部分细胞非常接近，那些能够导致氧化反应的微粒（也就是所谓的自由基）能够很轻易地从一个细胞跳到另外一个细胞，再跳到下一个细胞，就像多米诺骨牌一样传播开来，直到它们抵达某个区域，被足够多的抗氧化剂所中和[136]。

由于细胞膜，特别是大脑以及中枢神经系统内的细胞膜含有大量的多不饱和脂肪酸，因此，一旦它们被氧化，机体就认为发生了损伤，准备开启修复细胞损伤的过程[137]。被氧化的脂肪就像消防队的警报，通知消防员穿上装备，登上消防车。

当氧化警报响起的时候，DHA 就像煤矿里的金丝雀*，率先做出反应。DHA 有 6 个双键，因此它非常脆弱，对氧化反应高度敏感。DHA 的全称为二十二碳六烯酸（Docosahexaenoic Acid），英文名称中的"hex"是六的意思。例如，hexagon 的含义就是六角形。当一个细胞被严重破坏的时候，牺牲自己远比传染邻居更有利于机体的安全。此时，这个细胞会开启一种被称为"凋亡"的自杀过程。不过，如果某一个细胞的细胞膜并不含有足够的 DHA，警报有可能无

---

* 17 世纪，英国矿井工人发现，金丝雀对瓦斯这种气体十分敏感，空气中哪怕有极其微量的瓦斯，金丝雀也会不停地歌唱；而当瓦斯含量超过一定限度时，虽然鲁钝的人类毫无察觉，但金丝雀早已毒发身亡。

法发出，此时受损的细胞会继续进行复制和传播，如此往复下去。这个过程看上去是不是和癌症很像？现在大家应该已经理解无论是从机体中的很微小的一部分还是从整个生命的角度，充足的DHA对于健康来说都是无比重要的。

线粒体功能紊乱

如果有的读者一直都在关注有关健康与营养方面的新闻，或者读过麦克拉博士的著作《脂肪革命：高脂低碳，科学生酮》，很可能就会对线粒体功能紊乱比较熟悉。线粒体功能是非常重要的，我们较早讨论过的某些情况，特别是抑郁症和阿尔茨海默病产生的部分原因可能是大脑内某些区域存在能量缺乏现象。那么，能量是在哪里产生的？答案正是线粒体。

线粒体负责制造机体内绝大部分的三磷酸腺苷（Adenosine Triphosphate，ATP），而ATP可以说是人体内的能量硬通货。除了两种类型的细胞（红细胞和皮肤细胞）之外，其他类型的细胞内都有线粒体。实际上，有些细胞拥有数以千计的线粒体。如果线粒体被损坏，细胞就将无法获得足够的能量，由此会直接导致慢性病的发生。几乎我们所知道的每一种慢性病的产生都有这个过程参与。绝大部分神经退行性疾病都与神经元内线粒体功能紊乱有关，除了阿尔茨海默病以外，还包括帕金森病、多发性硬化、肌萎缩性脊髓侧索硬化症（Amyotrophic Lateral Sclerosis，ALS，也称为卢伽雷氏症）。这些仅仅是列表中很小的一部分。

那么，是什么因素导致线粒体功能紊乱？最主要的因素是摄取过多的碳水化合物和ω-6脂肪酸所带来的氧化性损伤。摄取过多的碳水化合物和ω-6脂肪酸，还会减弱我们将脂肪作为主要能量来源的能力，但是现在我们将注意力集中在组织内脂肪的损伤之上。与细胞周围有细胞膜一样，细胞内的线粒体也被自己的膜所环绕。实际上，线粒体有两层膜，其中一层在外面，另一层会形成内腔。与细胞膜一样，线粒体膜也主要由脂肪构成。如果它由错误的脂肪构建或者受到损伤，那么线粒体的功能就会出现紊乱。研究结果显示，氧化后的亚油酸以及它的副产品能够破坏线粒体，损害细胞的正常功能 [138, 139]。

在出现线粒体功能紊乱之后，通常会有两种不同的发展方向。一方面，细胞没有足够的能量，如果处于饥饿状态的时间过长，它们的情况就会逐渐恶化，最终死亡，在阿尔茨海默病、帕金森病、肌萎缩性脊髓侧索硬化症之中都有这种情况存在。另一方面，细胞会拒绝死亡。我们曾经提到过细胞凋亡过程，即所谓的程序性细胞死亡。线粒体控制着这个过程，一旦线粒体功能紊乱，就无法恰当地开启死亡开关，由此导致那些受损细胞永不衰减地复制下去，最终蔓延到机体的其他部分，对周围的组织造成严重的破坏。

过敏症和哮喘

如果你发现现在的人比以前更加容易过敏，那么你是正确的。对于那些孩子正在上学的读者来说，几乎不可能注意不到现在有那么多孩子和年轻人会对某些食物出现危及生命的过敏反应。过敏并不是什么新鲜事，但是受其影响的人比以往任何时候都多。

在工业化国家里，过敏症以及相关疾病的发生率显著增加，将其归因于遗传学方面的问题是没有道理的，那么多儿童罹患严重的过敏症及其相关疾病的事实告诉我们，不仅仅是因为人类寿命延长了，还有另外一些因素在发挥作用。当然，与过去相比，我们周围的自然环境也发生了改变，空气污染更加严重、农业中大量使用杀虫剂、个人护理用品以及清洁剂中添加有毒成分等，这些因素不要说联合在一起，它们之中的任何一个都足以导致人体的免疫系统处于高敏状态。不过，西方的饮食问题很可能也脱不了干系。

在过去的100多年时间里，西方饮食结构中ω-6脂肪酸与ω-3脂肪酸的比例出现了令人惊讶的上升，同时过敏性疾病，例如鼻结膜炎（表现为鼻塞、流鼻涕、打喷嚏、鼻涕倒流、红眼、鼻子或眼睛发痒）、过敏性哮喘以及特应性皮炎的发生率升高[140]。由ω-6脂肪酸生成的很多炎性化合物都与过敏性哮喘以及其他过敏性疾病有所牵连，富含ω-6脂肪酸的饮食会使敏感的个体一直处于高敏状态。ω-3脂肪酸的作用恰恰相反，能够平息机体的高敏状态。

大家要记住，在机体内，ω-6脂肪酸与ω-3脂肪酸两者之间相互竞争同一条生化通路，其中ω-6脂肪酸导致机体内生成炎性化合物以及促进过敏反应的化合物，而 ω-3 脂肪酸导致机体内产生抗炎化合物以及抑制过敏反应的化合物。我们摄入的 ω-6 脂肪酸越多，平衡越向炎症方面倾斜，同时使免疫系统处于过度警觉状态。削减食物中质量低劣的 ω-6 脂肪酸与补充 ω-3 脂肪酸相结合，能够促进消退素的形成。消退素是一类化合物，由 ω-3 脂肪酸形成，能够减轻慢性炎症和慢性过敏的症状。

　　一项荟萃分析在综合了 15 项研究后得出结论：孕妇补充足够的 EPA 和 DHA，能够减少孩子罹患过敏性疾病的风险[141]。在这篇文章中，绝大部分数据都显示，女性在怀孕阶段摄入较多的长链 ω-3 脂肪酸，至少在出生后的头一年里，其孩子罹患过敏性疾病的风险会有所降低。这个结论通过以下几种结果得以证实：这些孩子在接受蛋类食品的时候，较少出现湿疹和其他过敏反应；对于其他任何食品的敏感性有所降低；皮肤点刺试验（用来测试多种过敏原）不容易出现阳性结果[142]。

　　与那些在怀孕期间大量摄取鱼类食物的女性相比，几乎不吃鱼的孕妇的子女到了 5 岁左右时罹患哮喘的风险将会增加 30%。与此同时，他们因为哮喘而住院的风险会增加 46%，而由于哮喘必须接受处方药治疗的风险会增加 37%[143]。如果孕妇的饮食中 ω-6 脂肪酸与 ω-3 脂肪酸之间的比例较高，其子女到了 5 岁的时候罹患过敏性鼻炎的风险将会增加 37%[144]。在怀孕期间，如果孕妇平均每周摄取的鱼类食品能够达到 200 克，其后代罹患湿疹的风险就可以降低 43%[145]。与从来不吃鱼的孕妇相比，怀孕期间哪怕每周只吃一次鱼，也能够将 5 岁子女罹患湿疹的风险降低 43%，而罹患花粉热的风险将会降低 72%[146]。有一句谚语"you are what you eat"，翻译过来就是"人如其食"，或者说"你吃什么，你就是什么"。事实上，确实是这么回事，不过在这里我们可以把它稍微调整一下，变成"母亲曾经吃什么，或者备孕期间的女性以及孕妇吃什么，就决定了自己的孩子是什么样子"。

癌　症

　　我们在前面曾经提到过，细胞膜以及线粒体膜上的脂肪酸被氧化破坏之后，是如何促使健康细胞转变为癌细胞的。当时只告诉大家要维持ω–6脂肪酸与ω–3脂肪酸之间的最佳比例，现在这个故事还有更多的内容。由DHA和EPA衍化出来的代谢产物具有对抗炎症的作用，它们可能也有助于延缓肿瘤的生长，降低侵袭性[147, 148, 149]，而亚油酸会逆转EPA的抗增殖，从而促进肿瘤的生长[150]。研究结果还显示，亚油酸会增加某些信号化合物的合成，而这些化合物具有促进血管生成的作用，也就是形成新生血管，专门为癌细胞和肿瘤提供支持。与此同时，亚油酸还会增强癌细胞侵入其他组织的能力，由此转移或者扩散到机体的其他部位，而EPA和DHA有助于抑制肿瘤的转移[151]。

对于罹患癌症的患者，补充EPA和DHA可以作为其他治疗方案的辅助手段。曾经有一群研究人员发现，在放疗和化疗阶段，同时补充EPA和DHA有助于延长患者的生存期，还不会降低传统治疗的效果[152]。

拥有充足的DHA和EPA，还有可能增强化疗药物的疗效。这些化疗药物只有进入细胞内才能发挥作用，而细胞膜在拥有充足的EPA和DHA的情况下对药物的渗透性更强，也就意味着药物更容易进入细胞。研究结果显示，在细胞膜中这些不饱和脂肪酸含量较高的情况下，抗癌药物将不必通过细胞膜上的专用管道，而是直接穿过细胞膜，从而毫无困难地进入细胞内[153]。实际上，某些肿瘤细胞会通过降低细胞膜的流动性，使得药物进入细胞的过程变得更加困难，从而对这些药物形成抵抗。一位研究人员根据自己的试验结果得出了如下结论："通过饮食补充某些特定的脂肪酸，其中包括EPA、DHA和γ–亚麻酸……能够增强抗癌治疗的反应。使肿瘤细胞的细胞膜之中富含这些脂肪酸，能够改变细胞膜的物理特性和功能，增强化疗和放疗的效果。在某种程度上，还能够逆转肿瘤细胞对某种化疗药物的耐药性。"[154]

请大家注意，尽管某些肿瘤是由缺乏ω–3脂肪酸且摄入了大量ω–6脂肪酸所导致的，但是并非所有的肿瘤都是这样。癌症是一种高度复杂的多因素疾病，有诸多影响因素，其中的一部分时至今日依然没有被识别出来。这里，我们只是向大家传递一条信息，通过增加食物中ω–3脂肪酸的含量，同时削减ω–6脂肪酸的比例，一旦我们需要应对这种令人畏惧的疾病，就能够具有一定的优势。面对癌症，哪怕是微弱的优势也总比没有好吧。

在这一章中，我们为大家介绍了对于健康来说ω–6脂肪酸和ω–3脂肪酸令人惊讶的作用，大家有什么感觉？当我们非常频繁地做某一件事的时候，就比如吃饭，大部分人都是一日三餐，每天都是如此，大家很容易把它当作理所当然的，而恰恰是频繁进行会导致这件事对我们产生深远的影响。就像我们讨论过的那样，如果我们让自己饮食中的各种脂肪酸保持正确的比例，增加好的脂肪，减少坏的脂肪，就有助于维持健康状态，无论是身体上的还是精神上的，从出生到死亡都是这样。

在下一章中，我们将会把焦点从人类慢性病负担的增加转向另外一个问题。伴随着人们饮食中脂肪比例的改变，这个问题也在日益凸显，那就是肥胖。

本章小结

ω–3 脂肪酸摄入不足会对身体和精神产生深远的负面影响。

对于胎儿和婴幼儿来说，无论是通过母乳喂养还是通过配方奶粉喂养，大脑的发育都明确需要大量的 DHA。

抑郁症、情绪异常以及其他各种心理健康方面的疾病可能是由长链 ω–3 脂肪酸水平过低所导致的。缺乏长链 ω–3 脂肪酸还有可能会使病情恶化，而充分补充 DHA 和 EPA 能够改善或缓解症状。

认知能力减退（包括阿尔茨海默病）与 ω–3 脂肪酸缺乏有密切的关系，如果尽早补救，就可以抵消 ω–3 脂肪酸缺乏的影响。

被氧化的脂肪酸常常来自工业化加工的植物油，会导致细胞膜功能障碍，从而抑制机体差不多全部的功能。而当细胞中的能量工厂——线粒体膜中的脂肪酸被氧化之后，能量不足就会导致精神疾病的恶化。

哮喘和过敏症在本质上都属于炎症反应。与炎症反应一样，充分摄取 DHA 和 EPA 能够控制哮喘和过敏症。

细胞膜以及线粒体膜上的脂肪酸被氧化之后，会导致健康细胞向癌细胞转化。补充 EPA 和 DHA 有助于减缓这种转化过程，增强机体对抗癌治疗的反应。

第 7 章
帮你瘦身的脂肪与助你变胖的脂肪

在过去的一个多世纪里，西方饮食主要由加工过的食品构成。长期坚持这种饮食导致了肥胖的流行，目前超过三分之二的美国人处于超重或者肥胖的状态 [1]。大家可能不知道，有的人即使从外表看上去很瘦也会处于肥胖状态，是不是很令人惊讶？不过，这是千真万确的。

人们的上臂、大腿以及后背等部位原本就有脂肪存在，这些脂肪在皮肤下面聚集，形成所谓的皮下脂肪。它们总是令人爱恨交加。当体脂含量超过正常标准的时候，就会出现另外一种情况，此时的脂肪聚集在原本不应该有脂肪存在的部位。人们通常看不见这些部位，例如肝脏和胰腺周围 [2]。

因为这些隐藏起来的脂肪都包绕着人体的内部器官，而这些内部器官通常又被称为内脏，所以这些脂肪就有了"内脏脂肪"的称号。这种脂肪的危害远远超过了那些分布在胳膊和臀部、一碰就不停地颤动的脂肪 [3]。人们为内脏脂肪增多的人随意地起了一个绰号"瘦胖子"，也就是外表看上去瘦，但是体内很胖。在科学研究领域还有一个名词专门形容这种现象，那就是"正常体重肥胖"。这个名词精确地反映了一种状态：体重处于正常水平，但是存在肥胖者才会出现的血液异常以及新陈代谢方面的问题。

在全世界范围内，脂肪肝的平均发生率是 20%[4]，美国成年人的发生率高达 33%~46%。脂肪肝会对肝脏执行多项关键性的功能造成干扰，特别是对血糖的调控 [5, 6]。研究发现，脂肪在肝脏处堆积是导致 2 型糖尿病的主要因素之一。

基于这个原因，当我们得知 52% 的美国成年人罹患糖尿病或者正处于糖尿病前期 [7] 时丝毫不会感到惊讶。如果这个问题不能很快得到解决，由此造成的经济负担很快就会使整个国家破产。

　　某些脂肪比其他类型的脂肪更容易导致机体储存有害的内脏脂肪。但是，脂肪被储存起来并不是问题的全部，特别是当被储存起来的脂肪从抗炎状态向促炎状态转变的时候。这些被储存起来的体脂并不是惰性的，在机体的其他部分正常运作的时候，它们也并不是像旁观者那样静静地坐在一边。我们可以把它们想象成内分泌腺体，它们随时在向身体的其他部位发送信号分子。想要更加形象一点的话，我们也可以把它们想象成向四周广播信息的无线电台，身体内的其他组织收到信息之后会遵照指令进行相应的操作。举例来说，这些被储存起来的脂肪会通知血管收缩，由此导致血压升高。

　　在脂肪从抗炎状态转变为促炎状态之后，机体内的各个系统将长期处于低级别的炎症状态，此时发炎肿胀的脂肪细胞会释放出被称为细胞因子的细胞信使，对一系列疾病的症状产生影响。受这些疾病影响的美国人数以百万计，它们的名单读起来就是一部慢性病的"名人录"。胰岛素抵抗、2 型糖尿病、高血压以及心血管疾病只是其中最著名的几个。炎症性细胞因子还与其他一些并不那么致命而很让人讨厌的问题有关，其中包括痤疮、皮肤干燥以及痛经。我们如何才能知道体内的脂肪是不是处于促炎状态？肝脏内脂肪的含量是一个良好的指标，有以下三个主要的饮食因素会增加脂肪在肝脏内的储存。

- **精制糖**：最主要的形式是各种添加糖，例如白砂糖（食糖）和高果糖玉米糖浆。但是有些我们原本认为是纯天然的东西（例如 100% 纯果汁）中的糖也属于精制糖。
- **工业化加工的植物油**：棉籽油、红花油、大豆油、玉米油以及葵花籽油。
- **ω-3 脂肪酸**：摄入量减少，特别是 EPA 和 DHA 的摄入量减少会促进脂肪在肝脏内的储存。

　　在这三个因素之中，摄入工业化加工的植物油是导致机体内脂肪从抗炎状态向促炎状态转化的首要因素。同时，它还常常与 ω-3 脂肪酸的摄入量减少相伴，特别是 EPA 和 DHA，常常也包括 α- 亚麻酸。机体在持续处于低级别炎症状态的时候就像一个烧烤架，其内部的煤炭继续阴燃，处于闷烧状态，还时不时地冒出小火苗。在这个基础上，如果我们又通过植物油摄入了过量的 ω-6 脂肪酸，就像火上浇油一样，火势就会失去控制。想要纠正这种状态，我们就需要改变饮食中的脂肪成分，熄灭体内的火焰。

正如我们在第 4 章中解释过的那样，处于可控状态下的少量急性炎症有益于健康，甚至对于维持最佳的生理功能来说也是必需的。我们只需要担心那些持续了很长时间且不受控制的炎症反应，参与这种炎症反应的因素可以列出一份很长的表单。大量摄入 ω-6 脂肪酸伴随着 ω-3 脂肪酸的摄入不足几乎位于这份表单的最顶部。

现在我们知道肝脏中的脂肪含量能够很好地反映机体内是否存在这些有害的炎性脂肪，无论它们藏在什么部位。因此，如果我们希望了解自己体内是否藏有这些有害的炎性脂肪，就需要找到自己的医生，查找是否有脂肪肝存在的征象。稍后我们将讨论如何降低积累炎性脂肪的风险，以及如何减少体内已经存在的炎性脂肪。

下面我们先对比一下有益于健康的脂肪以及有害于健康的脂肪 [8]。

有害的脂肪如下。

- **伴有局部作用的异位脂肪**：分布在肾脏和心肌之内及其周围的脂肪组织，通常只会对局部产生影响。
- **伴有全身效应的异位脂肪**：分布在肝脏、胰腺以及骨骼肌之内及其周围的脂肪组织，通常会影响全身。

有益的脂肪如下。

- **皮下脂肪**：分布于皮下，大家通常会把这种看得见的脂肪当作体脂。

缺乏 ω-3 脂肪酸的脂肪组织是炎性脂肪

无论是内脏脂肪还是皮下脂肪，一旦肿胀发炎，就会存在消退素和保护素不足的现象。这两种物质有助于抵消和对抗炎症反应。罹患周围血管病的患者体内的炎性脂肪明显增多，并且这些脂肪组织中都缺乏派生于 DHA 的化合物 [9, 10]。曾经有一项研究发现，DHA 的代谢产物具有强有力的促消退作用，能够阻止局部细胞因子的产生 [11]。一旦机体内储存的脂肪缺乏 ω–3 脂肪酸，就无法阻止炎症信号的发送。如果脂肪组织中含有足够的 ω–3 脂肪酸，就有可能控制自身的炎症状态。

在机体内，有些化合物具有抑制炎症的作用，而某些酶会使这些化合物失活。ω–3 脂肪酸含量较低的脂肪组织将会产生更多的炎症反应，这是因为在这种情况下，脂肪组织中的这些酶将会处于失控状态 [12]。这也就意味着炎症反应的程度更重，同时对它进行控制的能力却有所降低。让我们设想一下火灾的场景：有人点起了火，消防员正在赶往现场，当火灾逐渐蔓延的时候，消防员却莫名其妙地得到了无须救火的消息，他们又返回了消防队。机体内的炎症反应也会出现类似的情况，炎症反应依然存在，并且在持续恶化，但是机体被某些因素阻止，无法对炎症采取控制措施。

既往的研究结果显示，为肥胖动物补充 ω–3 脂肪酸，将会纠正促消退化合物缺乏的现象，使脂肪组织进入抗炎状态 [13]。而为罹患肥胖症和糖尿病的老鼠补充消退素和保护素的前体物质（这些物质派生于 DHA），将有助于改善脂肪组织的胰岛素抵抗状态，减少炎性细胞信号物质的产生，改善糖耐量，降低空腹血糖水平。所有这些改变都提示试验对象的总体代谢状态得到了改善 [14, 15]。对于这些来自老鼠以及其他动物的研究结果，我们不能自动认定它们就适用于人体，但是这些研究结果为我们提供了有用的信息，对我们规划研究具有借鉴作用，因此也值得我们重视。

基本要点：派生于 DHA 的化合物能够通过多条途径减轻炎症反应。如果机体在细胞水平上通过改变不同组织分泌的分子类型来减轻炎症反应，就能够降低机体内的总体炎症水平。这也就意味着对于那些慢性系统性炎症所导致的问题（这些问题通常会令人虚弱不堪），能够降低患病的风险，或者改善已经存在的症状。

研究人员曾经说过，对于脂肪组织中的炎症反应来说，对抗策略之中非常重要的一项就是促进那些派生于 DHA、具有抗炎作用的化合物的产生 [16]。充分补充 DHA 和 EPA，能够使我们确保有足够的原料来创造这些化合物。这些化合物具有非常强大的抗炎作用，如果制药企业最终从它们的衍生物中开发出药物，能够直接将其注射到内脏脂肪之中，那么我们不会感到惊讶。不过，即使制药企业成功了，这些药物的价格也会不菲，因此，我们的最好选择就是削减自己的植物油摄入量，食用更多没有被污染的海产品，或者选择高质量的鱼油和磷虾油补充剂。

ω-6脂肪酸会促使炎性脂肪的出现并导致肥胖症

大家知不知道我们体内的每一个脂肪细胞都可以将直径扩大到原来的10倍，使体积增大到原来的1000倍？[17] 它们和气球一样，可以填充、填充、再填充而不发生爆炸，只不过气球内填充的是氦气，而脂肪细胞内填充的是脂肪。

脂肪细胞体积的膨胀在一定程度上是由慢性低级别炎症反应所导致的。人体内是否存在这种类型的炎症反应，我们可以通过血液中炎症化合物的水平来评估。这些炎症化合物就像信使一样，会通知脂肪细胞吸收脂肪，并将其储存起来。现在让我们停顿下来思考一下，我们在此并没有谈论任何有关能量和碳水化合物的内容，实际上它们并不是问题所在。机体内的脂肪细胞之所以会出现调节异常，从而导致它们储存脂肪并把脂肪牢牢地把持住，主要是由于以下几个因素：我们摄取的脂肪类型、脂肪细胞储存的脂肪类型以及这些储存起来的脂肪释放的信号类型。

这些炎症化合物来自哪里？机体内储存的亚油酸是它们的主要来源之一。人体的脂肪细胞能够储存不同类型的脂肪，在这些脂肪之中，亚油酸的含量最高，并且它非常容易转化成一种被称为氧化亚油酸代谢物的促炎介质。随着西方饮食中亚油酸含量的大幅升高，体脂中亚油酸的含量也明显升高，同时在美国各种慢性病的发生率也持续升高，其中包括肥胖症和2型糖尿病[18]。现在大家已经知道，亚油酸会促进人体内脂肪的储存，因此，出现这种情况丝毫不会令人感到惊讶。

不过，也不是毫无希望。研究结果显示，通过补充一种主要来自琉璃苣油的特殊脂肪酸（被称为γ-亚麻酸），仅仅两周之后就能够减少那些指示储存脂肪的信号[19]。还有其他的途径能够减少这种信号，其中包括摄取更多的EPA、DHA和油酸（存在于橄榄油、牛油果以及夏威夷果之中）[20]，以及削减亚油酸的摄入量。相对于那些富含健康脂肪的美味食物，放弃浸满玉米油、大豆油以及棉籽油的加工食品只能算是一个很小的代价。坚持这样做，我们就有可能达到减肥的目的！

如果有的读者觉得上面的内容过于复杂，有些不知所措，那么我在这里提供一些简单的方法，帮助大家减少那些炎性脂肪。

- 削减工业化加工的植物油的摄入量，其中包括棉籽油、大豆油、玉米油、红花油以及葵花籽油。
- 增加 γ- 亚麻酸的摄入量（琉璃苣油、月见草油以及黑加仑籽油）。
- 增加油酸的摄入量（橄榄油、牛油果以及夏威夷果）。
- 增加有益于健康的 ω–3 脂肪酸的摄入量（α- 亚麻酸、EPA 和 DHA）。

有的读者是不是很关心减肥问题

如果通过优化自己饮食中 ω–6 脂肪酸与 ω–3 脂肪酸之间的比例，能够改善炎症反应和胰岛素抵抗的某些负面影响，那么维持饮食中 ω–6 脂肪酸与 ω–3 脂肪酸之间的比例处于恰当水平，就有可能彻底预防某些源于这些问题的疾病。常言说一分预防胜似十分治疗，因此我们不能等到自己病了之后才开始关注自己饮食中的脂肪成分，将它们维持在一个合适的平衡状态应该成为我们的日常习惯，就像刷牙一样。起初我们可能需要付出一些努力，但是不久之后，它就会成为我们的第二天性，我们甚至无须考虑就会自然而然地去执行。

α- 亚麻酸怎么样？在前面我们多次强调 EPA 和 DHA 的重要性，这是因为这些来自海产品的长链脂肪是最有效的 ω–3 脂肪酸，并且它们具有的多种功能是单纯补充 α- 亚麻酸所无法替代的。但是，这并不意味着这种植物来源的"亲本" ω–3 脂肪酸在生物学上毫无价值，事实远非如此。研究结果显示，α- 亚麻酸有助于刺激肌肉细胞以及脂肪细胞利用脂肪作为能量来源 [21]。

对于努力减肥的读者来说，不应该低估在饮食中选择恰当的脂肪种类的重要性。如果有的读者正在艰难地戒除自己爱吃甜食的习惯，那么更是如此。在一项研究中，调查人员用富含脂肪的食物（脂肪类型不同，但是总能量中的 60% 都由脂肪提供）饲喂老鼠，这种食物中糖的含量相对较高，提供总能量中的 17.6%。在研究结束的时候，食物中的脂肪主要来自大豆油的老鼠的体重最重，而食物中的脂肪主要来自鱼油的老鼠的体重最轻。按照老鼠体重从重到轻排列，食物中油脂的顺序如下：大豆油、棕榈油、猪油、菜籽油、红花油、紫苏油以及鱼油 [22]。没错，就是这个顺序。大豆油这种隶属于 ω-6 脂肪酸的植物油也是营养学界鼓励大家摄取的油脂，正是它使老鼠变得最胖，增肥的效果甚至超过了猪油。而富含 ω-3 脂肪酸的紫苏油和鱼油最有助于老鼠保持体重。

这还不是最糟糕的情况。在被测试的脂肪之中，亚油酸含量最高的种类伴随着较高的血糖水平。这也就意味着，老鼠摄入的亚油酸越多，它们的血糖水平就越高。在给予大剂量糖分之后，接受红花油（这种油脂中的亚油酸含量高达 78%）饲喂的老鼠的血糖曲线下的面积最大，而接受鱼油饲喂的老鼠的血糖曲线下的面积最小。这个结果提示我们，与富含 ω-6 脂肪酸的饮食相比，富含长链 ω-3 脂肪酸（EPA 和 DHA）的饮食可能有助于减缓体重增加的趋势，在饮食中含有大量糖分的时候也能够减缓血糖水平的升高。

这些值得注意的结果在其他研究中得到了证实。举例来说，与用玉米油或猪油饲喂相比，用鱼油饲喂的老鼠的体脂以及腹腔内脂肪（内脏脂肪）的含量最低，出现胰岛素抵抗的比例也更低 [23]。利用老鼠作为调查对象的研究还显示，长链 ω-3 脂肪酸能够促进脂肪在脂肪细胞中的分解代谢，抑制脂肪细胞的增殖和生长 [24, 25, 26, 27]。换句话说，富含 ω-6 脂肪酸的饮食会导致肥胖以及更高的血糖水平，而长链 ω-3 脂肪酸具有对抗肥胖的作用。

脂肪对家庭后代的影响

也许有的读者认为前面讨论这些问题都只是为了我们自己，现在让我们花费一点时间来说一说脂肪对子孙后代的影响。一个人最终将会拥有多少脂肪细胞是在他处于儿童和青春期的时候确定下来的 [28]。大量的动物试验清楚地显示，ω-6 脂肪酸会促使脂肪前体细胞形成充分发育的脂肪细胞，从而导致脂肪的积累，而 ω–3 脂肪酸具有相反的作用 [29, 30, 31]。对于处于妊娠期和哺乳期的老鼠，相对于饲喂富含 ω–6 脂肪酸而并不含有 α– 亚麻酸的食物，如果在它们的食物中添加 α– 亚麻酸，即使食物中依然含有 ω–6 脂肪酸，这些老鼠的后代的体重和体脂含量也会有所降低，脂肪细胞的体积也会更小 [32]。

好啊，这是一个好消息，只不过这是对于老鼠而言的。那么人类呢？对于人类来说，如果母亲血液中的 ω–6 脂肪酸的含量较高，那么她的后代在 4 岁和 6 岁的时候将会拥有更多的体脂。而那些血液中 ω–3 脂肪酸含量较高的女性，其后代的去脂体重更重 [33]。因此，相对于那些 ω–6 脂肪酸与 ω–3 脂肪酸之间的比例较低的孕妇，ω–6 脂肪酸与 ω–3 脂肪酸之间的比例较高的孕妇仅仅因为这个差别就会使她们的孩子更胖一些。

在上一章中，我们曾经讨论过孕妇摄入的 ω–6 脂肪酸与 ω–3 脂肪酸的量会影响孩子的健康，特别是心理健康，并且这种影响会一直延续到青春期，甚至持续一生。这种情况似乎同样适用于孩子的体重问题，决定着他们是更容易维持健康的体重还是必须对抗自身不断储存脂肪的趋势。曾经有一项名为维瓦计划的研究，其结果显示母亲饮食中 ω–6 脂肪酸与 ω–3 脂肪酸之间的比例较高时，脐带血中也会出现相同的现象，与之相应的是儿童肥胖症的发生率也会随之升高 [34]。当孕妇体内有较多的 ω–3 脂肪酸的时候，她会将其传递给胎儿，而胎儿出生之后，在整个儿童时期都不太可能出现超重的现象。如果有的读者已经怀孕或者正处在备孕阶段，那么请确保自己体内的 ω–3 脂肪酸水平可以给自己的孩子一个最好的开始，使其能够终身拥有健康的新陈代谢。

人们常说肥胖能够遗传或者有家庭聚集的现象。实际上，肥胖确实有家族性表现，但是似乎并不存在肥胖基因，真正的原因还是饮食和生活习惯的问题。不过，其中最关键的阶段始于子宫内，由母亲饮食中好的脂肪和坏的脂肪决定，与我们目前的饮食习惯没有太大的关系。毫不夸张地说，每个人最初的那几个月决定着成年之后维持健康体重是困难无比还是非常轻松。

大家要注意，当我们主要通过那些未经加工的纯天然食物（例如坚果和植物种子）摄入 ω–6 脂肪酸时，即使有些过量，也无须过度担心。此时，这些脆弱的脂肪酸拥有抗氧剂以及其他植物营养素的保护，可以避免由于腐败和氧化而被破坏。我们需要注意的是液态油脂以及用液态油脂加工的食物，应该避免通过它们摄入 ω-6 脂肪酸。这些液态油脂包括大豆油、玉米油、红花油、棉籽油以及葵花籽油。

如果我们在超市里查看食品标签，就会发现几乎每种食品之中都含有这些油脂，某些种类的食品的情况更加严重，其中包括沙拉酱、蛋黄酱、人造奶油、由植物油制造的各种人造黄油、糖霜、饼干、蛋糕（实际上，几乎所有的烘焙食品都是如此）、花生酱以及微波食物等。

海产品来源的 ω-3 脂肪酸和减肥

如果有的读者曾经挑战过减肥任务，或者知道自己周围的某个人曾经减过肥，那么就一定会知道这个任务并不像专家们所描述的那样轻松。"管住嘴，迈开腿"，很多人都耳熟能详，这也是最常被采纳的减肥建议，但是很多人在严格执行之后发现它毫无作用。人们残忍地把每一个脂肪分子都从自己的食物中剔除出去，专门留出宝贵的时间在跑步机或者椭圆机上进行锻炼，但是他们的体重和体形几乎没有变化。此时，单单"沮丧"一词不足以形容他们的心情。

正在与减肥进行艰苦斗争的人应该利用他们所能得到的每一点帮助。考虑到 ω-3 脂肪酸在改善胰岛素敏感性以及减轻炎性反应方面的价值，这些奇妙的分子能够成为减肥的王牌武器，没有什么值得惊讶的。很多动物研究都发现，与在食物中添加其他类型的脂肪（例如各种植物油、猪油以及牛油）相比，如果食物中富含鱼油，研究对象就会得到较大的去脂肪体重（指肌肉、骨骼以及结缔组织的重量），机体内脂肪的总重量以及腹腔内脂肪的重量都会有所减轻，同时胰岛素的敏感性更强，机体的代谢率也会加快 [35, 36, 37]。这些研究取得这种结果都有一个前提条件：无论在食物中添加哪一种类型的脂肪，都会提供同样的能量。这也就意味着，对于减肥来说，食物中脂肪的类型也是非常重要的，甚至它的重要性还要超过脂肪总量的重要性。对于原本就富含饱和脂肪和 ω-6 脂肪酸的饮食结构来说，尽管添加鱼油会额外增加能量，但是有助于抑制脂肪细胞的生长，减少内脏脂肪的沉积[38]。

曾经有一项研究以过胖的女性为随访对象，这些女性都选择低能量食物。与没有补充鱼油的研究对象相比，额外补充鱼油的研究对象减轻了更多的体重，体重指数和臀围也下降得更多[39]。看上去，ω-3脂肪酸能够提升机体分解脂肪的总体效率。它不仅仅可以让新陈代谢的各个方面都更好地运行，对于脂肪的利用更是有特别的针对性。

大家应该记住，如果有人希望减肥，那么就必须分解脂肪，利用体内的脂肪提供能量，而分解更多的碳水化合物对于减肥没有什么价值。前面一项研究的作者曾经得出如下结论：本研究的结果提示我们，对于接受低能量食物治疗的肥胖女性来说，补充EPA和DHA能够增强减肥的效果，其中发挥作用的很有可能是DHA，而不是EPA[40]。在现实生活中，这个结论中的一部分非常重要，那就是低能量饮食结合补充EPA和DHA比单纯的饮食控制更加有助于减肥，而在EPA和DHA之中发挥作用的主要是DHA。

健康人应该怎么办？对于他们来说，ω-3脂肪酸是否也有助于维持健康的体重？现在我们知道，即使不改变饮食和锻炼的习惯，单单依靠摄入更多来源于海产品的ω-3脂肪酸，就会对优化身体构成有益。在这个方面，ω-6脂肪酸与ω-3脂肪酸的作用截然相反。

从改善身体健康状况的角度来说，减轻体重并不像减肥那么重要。因此，我们平日最好测量体脂率而不是单纯称体重。在这个方面的表现上，鱼油再次获胜。一项研究的结果显示，尽管体重的变化很小，不过食物中添加鱼油的调查对象的体脂率下降了，而食物中添加红花油的调查对象的体脂率有所升高。静息代谢率这个指标反映的是机体在平卧休息、什么都不做的时候所消耗的能量。鱼油组的静息代谢率有所提高，但是红花油组的静息代谢率有所降低。研究结果还显示，减重饮食结合鱼油比单纯应用减重饮食能够减少更多的体重，腰围也变得更小[41]。

补充EPA和DHA能够促进脂肪分解，减少脂肪的积累。对于任何一位正在尝试摆脱顽固体脂的人来说，这都是有益的工具。想要减少体脂，无论它们是分布在臀部、大腿还是分布在内脏器官内部或者包绕在内脏周围，我们可以给自己开一个脂肪处方，减少饮食中的ω-6脂肪酸，同时补充ω-3脂肪酸。[42]

DHA: 新陈代谢的领跑者

维持健康体重的关键点之一就是获得较高的代谢率。不过，我们在进行绝大部分锻炼的时候，机体所消耗的能量和日常活动的时候有很大的差距，而我们又不能保持长时间运动，因此，如果我们能够找到一种方法来调整内部的"恒温器"（温度越高，则消耗的能量越多），就能够持续消耗更多的能量。这个过程昼夜不停地进行着，即使在不进行锻炼的时候也是如此。想要做到这一点并不容易，不过升高机体内 DHA 的浓度可能就是有效的途径之一。

长链 ω-3 脂肪酸（特别是 DHA）是决定基础代谢率（我们可以把它看作机体恒温器所设定的温度）的主要因素[43]。在几年之前，生物学家们提出了一个观点：对于代谢率来说，细胞膜发挥着领跑者的作用。他们观察到，与那些体形相近的冷血爬行动物、两栖动物以及鱼类相比，恒温的哺乳动物和鸟类具有较高的基础代谢率。进一步的研究显示，基础代谢率的差异是由细胞膜中多不饱和脂肪酸含量的差异所导致的。相对于冷血动物，小型哺乳动物细胞膜中含有更多的多不饱和脂肪酸。

这些生物学家还发现，哺乳动物细胞膜中不饱和脂肪酸的比例与体重指数有一定的关系。也就是说，哺乳动物的体形越大，细胞膜中 ω-3 脂肪酸的含量就越低。在各种 ω-3 脂肪酸之中，DHA 就像细胞的激发器，只有在那些参与非常快速的运动或者不间断运动的组织和器官的细胞膜之中才能够发现最高浓度的 DHA。这些组织和器官包括蜂鸟的翅膀，还有许多动物的心脏、大脑以及精子细胞（为了生存下去，精子细胞需要快速地游过很长的距离）[44]。

基于这一点，现在我们知道，如果我们增加细胞膜中不饱和脂肪酸的含量，特别是 ω-3 脂肪酸，那些束缚在细胞膜上的蛋白质的代谢活性也会随之增强。在构成基础代谢的各个部分之中，这些蛋白质的代谢活性至少占据了 50% 的比例。这就足以解释为什么多项研究都显示 ω-3 脂肪酸补充剂能够提高基础代谢率。大家可以设想一下：仅仅通过饮食获得足够的 ω-3 脂肪酸，我们就可以增加对能量的消耗，即使在我们休息的时候也是如此。所以，当我们强调细胞膜非常重要的时候，并不是在开玩笑。

这些束缚在细胞膜上的蛋白质受到细胞膜上不饱和脂肪酸含量的影响。当细胞膜中含有较多的饱和脂肪、单不饱和脂肪酸以及胆固醇的时候，这些蛋白质相对不是那么活跃。所有这些脂肪成分对于维持细胞膜功能的健康状态都是必不可少的，只有当它们之间的比例偏离平衡、出现错误的时候，细胞的功能才会受累，其中也包括通过分解脂肪提供能量的能力。如果有的读者拥有一只猫或者一条狗作为宠物，为了它们的健康，大家一定会用高质量的食物进行喂养，一点也不嫌麻烦。对于自己的细胞膜，我们也应该如此，为它们提供优质的 ω-3 脂肪酸。这样做很有可能会提高代谢率，那么不仅是细胞膜，我们自己的腰围也会说一声谢谢。

来自海产品的 ω-3 脂肪酸与肌肉增长：更多的脂肪被分解，更多的肌肉在形成

另外一个提升基础代谢率的主要途径是增加自己的肌肉量。肌肉组织的新陈代谢非常旺盛，在静息情况下就要消耗能量，更不要说进行锻炼了，此时它需要更多的能量。当我们读到"需要能量"的时候，就意味着脂肪的分解。那么，ω-3 脂肪酸是否有助于增加肌肉量？答案是肯定的。如果细胞膜中含有更多的长链 ω-3 脂肪酸，机体的基础代谢率就会有所升高，同时蛋白质的合成也会增加，而如果我们希望增加肌肉，就必须合成蛋白质[45]。

人体细胞膜中包含很多种蛋白质，这些蛋白质有助于将营养素（其中包括钠离子、钙离子、葡萄糖、氨基酸等）转运到细胞内部或者带出细胞。当细胞膜中含有更多的 ω-3 脂肪酸的时候，这些转运过程会变得更加顺畅和快速[46]。这是因为在这种情况下，细胞膜具有更加合适的形状。如果细胞膜的形状不合适，包含在细胞膜上的蛋白质很可能就无法保持正确的形状或者位置，而蛋白质在形状或者位置存在错误的情况下无法按照既定的方式进行工作。

衰老：保持肌肉量

在人类正常老化的过程中，肌肉组织也会自然而然地逐渐流失。这种情况称为肌肉减少症，也是一个重要的健康问题，它会导致机体力量和运动能力下降，生活质量的总体水平降低，跌倒的风险增加，甚至有可能导致过早死亡[47]。对于中年人来说，肌肉组织按照每年 0.5%~1% 的速率减少。与之相对应的是，肌肉的功能每年减退 2%~3%[48]。这些数值听上去并不是很大，但是大家想象一下，我们在 60 岁的时候将会比 50 岁的自己虚弱 30%，这种程度的减弱有可能对我们独立生活的能力产生严重影响。忘掉我们曾经做过的那些仰卧推举和举重吧，此时的我们还能拿起沉重的购物袋或者爬上几层台阶吗？如果我们不是专业的健美运动员，那么增加和保持肌肉组织与我们的虚荣心没有什么关系，不过它决定着长期健康状态和运动能力的维持。

肌肉减少症主要与一种被称为合成代谢抵抗的问题有关。合成代谢是一个术语，用来形容"建造东西"。有的读者此时可能会想起睾酮，它就是一种合成代谢激素，有助于增加肌肉组织。有些物质通常会导致机体进行合成代谢，这些物质包括胰岛素和氨基酸，当然还有睾酮。如果机体对这些物质的敏感性下降，就形成了合成代谢抵抗。随着年龄增大，人体对于这些因素的反应将不会像年轻的时候那么强烈，这在很大程度上与激素的改变有关，不过其中也有脂肪在发挥作用。研究结果显示，ω-3 脂肪酸补充剂能够增强机体对氨基酸和胰岛素的反应，促进合成代谢。这将有助于我们减轻老龄化的弱点。

曾经有一项动物研究的结果显示，在研究对象接受 ω-3 脂肪酸补充剂之后，再给予胰岛素和氨基酸，合成代谢的信号蛋白的活性增强，全身的蛋白质合成也有所增加[49]。在这个结果中，"全身的蛋白质合成"是关键。当我们听到"蛋白质"一词的时候，很可能首先会想到肌肉组织。的确，肌肉是由蛋白质构成的，但是由蛋白质构成的不只有肌肉，还有毛发、皮肤、关节、肌腱以及韧带，而这些还只是其中很小的一部分。

机体免疫系统用来对抗感染的抗体和白细胞同样是由蛋白质构成的，很可能这就是蛋白质合成能力减退的老年人容易感冒、罹患流感等感染性疾病的原因。人们从很早之前就开始针对不同的临床情况（例如正在接受治疗的癌症患者、烧伤患者、类风湿性关节炎患者等），应用 ω-3 脂肪酸来预防肌肉组织的流失或者促进肌肉的增长以及力量的强化 [50, 51, 52, 53, 54]。

ω-3 脂肪酸能够从两个方面对肌肉量进行保持：促进肌肉的增长以及减少肌肉的分解 [55]。对比 ω-6 脂肪酸和 ω-3 脂肪酸，ω-6 脂肪酸会诱导炎症反应，通知机体储存脂肪，其中包括在肝脏内储存，从而形成危险的内脏脂肪。而 ω-3 脂肪酸与此不同，它会减少脂肪在肝脏以及肌肉内的积累 [56, 57, 58]。肌肉的强度会随着老龄化而降低，而阻止脂肪在肌肉内的积累有可能是 ω-3 脂肪酸能够减缓这个过程的机制之一。

其他的机制包括增加线粒体的生物合成，从而提高线粒体的含量，强化它的功能 [59]。请大家回忆一下第 6 章中的内容，线粒体是细胞的能量发生器，负责在细胞内将我们吃进体内的食物分子转化为 ATP，为细胞提供能量。肌肉维持强度和力量都需要能量，因此肌肉细胞内也有线粒体，并且数量还不少——每个肌肉细胞都有数以千计的线粒体。可以说，当我们提到老龄化的时候，实际上也就是指线粒体的老化过程。

因此，如果我们希望在衰老的过程中自己能够更加优雅，同时心智也不受太大的影响，就需要维持健康的线粒体功能，获取充足的 ω-3 脂肪酸。ω-3 脂肪酸能够刺激线粒体的生物合成，也就是制造新的线粒体，同时它还会为健康的线粒体功能提供支持。曾经有一项研究发现，老年女性每日补充 2 克鱼油，能够增强力量训练的效果，在短短的 3 个月里就可以改善肌肉的强度和功能 [60]。这篇论文的作者提出，ω-3 脂肪酸可以通过改善细胞膜的功能以及加快神经冲动的传递，从而导致肌肉更快地收缩。在加快神经冲动的传递方面，至少其中的部分作用与线粒体有关。无论对于什么年龄段的人来说，都不存在年龄太大、不适宜进行力量训练的说法。我们什么时候开始锻炼肌肉都有价值，让我们寻找一位合格的教练，开始练习举重吧。同时，也让我们开始补充鱼油或者磷虾油。

来自海产品的 ω–3 脂肪酸有助于恢复精力
减缓疲劳，还会增强我们的运动能力

补充 ω–3 脂肪酸的好处并不局限于保持肌肉量以及支持新的肌肉组织形成。在我们利用肌肉的时候，还会提升运动效果。研究结果显示，EPA 和 DHA 能够在人们进行锻炼的过程中提高对氧气的利用效率。在这项研究中，一共调查了 16 名训练有素的自行车选手。与食用橄榄油相比，每日补充 3.2 克 ω–3 脂肪酸，连续 8 周，可以观察到心率下降的现象，在锻炼的过程中全身的氧气消耗也有所减少 [61]。运动员在锻炼的过程中消耗的氧气越少，就说明效率越高，因此这是一个好现象。

心率的问题也是如此。对于健康人来说，在用力的过程中，心脏跳动的速率越慢，就说明心肌越强壮，心脏在收缩的时候能够更有力地泵送血液，只需较少的收缩次数就足以完成任务。不过，大家要注意，这一点只适用于健康人。年龄较大或者心脏功能不健全的人由于心肌虚弱无力，也会出现心率较慢的现象。在这项研究中，作者在最后得出如下结论：鱼油与健康的心脏以及骨骼肌协同工作，在锻炼过程中能够减少全身和心肌对氧气的需求，同时还不会导致运动性能的下降。

在这个结论中，"不会导致运动性能的下降"是关键性部分，它意味着在心率较低、氧气消耗较少的情况下，肌肉能够产生相同的力量和速度。换句话说，就是身体的效率有所提高。我们可以把它设想为一辆原本装有普通发动机的汽车，现在为它换上了一台带有增压器的保时捷八缸发动机。原本的普通发动机也能够完成任务，但是新换的发动机能够带来更快的速度，运行起来也更加平顺，驾驶体验更是无与伦比。

接受鱼油或者磷虾油补充剂，不仅能够使运动员身体的运动效率更高，而且能够明显改善他们对于全身的运动知觉等级，其中最突出的是胸部。这也就意味着，当他们进行运动的时候，尽管实际的运动量没有变化，但是运动员自己觉得运动量有所减少。无论是专业运动员还是初学者，较低的运动知觉等级

都有助于他们在感到疲劳之前进行时间更长、强度更大的运动，由此产生更好的训练效果，例如更快的速度、更大的力量以及更出色的忍耐力。

表 7.1 总结海产品来源的长链 ω-3 脂肪酸能够给运动表现带来的有益效果。

表 7.1　海产品来源的长链 ω-3 脂肪酸给运动表现带来的好处

减少 / 减轻 / 降低	增加 / 促进 / 提升
<ul><li>脂肪合成和脂肪含量。</li><li>饥饿感（减少能量的摄入，改善餐后的满足感）。</li><li>肌肉流失。</li><li>锻炼导致的疲劳。</li><li>皮质醇水平（降低由应激诱发的体重增加幅度）。</li><li>异位脂肪的积累（积累在肌肉内的脂肪以及内脏脂肪，特别是肝脏内的脂肪）</li></ul>	<ul><li>分解脂肪提供能量（无论是处于静息状态、在锻炼过程中还是进食含糖食物之后）。</li><li>去脂体重。</li><li>肌肉的增长和强化。</li><li>基础代谢率以及锻炼过程中的代谢率。</li><li>运动的能力和表现。</li><li>线粒体的生物合成以及功能</li></ul>

为了维持细胞膜的健康状态，促进脂肪分解以及预防肌肉组织流失，绝大部分成年人每日应该补充至少 2 克 EPA 与 DHA 合剂。如果老年人希望将促进肌肉增长和强化的作用最大化，则可能需要更大的剂量，每日要达到 3~4 克的水平。

本章小结

皮下脂肪是指分布在皮肤下面的脂肪组织，每一个人都希望摆脱它。不过实际上，它的危险性远远比不上内脏脂肪，也就是那些积累在内脏器官周围的脂肪。

内脏脂肪经常处于炎症状态，此时它会向机体的其他部位发送错误信号。举例来说，能够让血管收缩的信号也会让正常的信号（例如触发形成消退素和保护素、用来对抗炎症的信号）无法发出。

工业化加工的植物油（ω-6 脂肪酸）有导致炎症反应的倾向，而 α- 亚麻酸、亚油酸以及 ω-3 脂肪酸能够抑制炎症。

机体对脂肪的处理能力取决于胎儿在子宫内的发育阶段，如果当时我们摄入了大量工业化加工的植物油，而缺乏足够的 DHA 去对抗，当我们长大和变老的时候，想要维持健康的体重就会遇到麻烦。

- ω-3 脂肪酸特别是 DHA 会通知机体分解脂肪，提供能量。
- 肌肉减少症是人体随着老龄化而出现的肌肉退化过程，这个过程可以通过补充 ω-3 脂肪酸来减缓。这些脂肪酸从两个方面来保持肌肉量：促进肌肉的增长和减少肌肉的分解。它们还有助于维持线粒体的功能。

第8章
鱼油之外的油脂：
其他鲜为人知的油脂及其补充剂

在本书中，我们自始至终都在向大家强调，削减 ω-6 脂肪酸的摄入量，增加 ω-3 脂肪酸特别是 EPA 和 DHA 的摄入量，是一种简单而高效的方法。我们可以利用这种方法对健康问题的多个方面进行改善。不过，在前面的内容中我们并没有提到还有一些油脂是非常重要的。很明显，除了鱼油之外，还有很多好的油脂。我们无论是处于健康状态，正在寻求方法将其保持下去，还是已经罹患某种疾病，如果对饮食中的脂肪成分进行调整时有所反应，就有可能利用不同的脂肪进行适当的组合，从而让现状向有利于我们的方向发展。有些健康方面的问题可能会对某些特殊类型的脂肪产生反应，但是在我们的日常食物中并不含有这种成分。基于这个原因，现在我们将向大家介绍这些脂肪以及如何获取它们。

由 ω-3 脂肪酸和 ω-6 脂肪酸
转化而来的重要脂肪酸

在将"亲本"ω-3 脂肪酸和 ω-6 脂肪酸转化为长链脂肪酸的过程中，离不开被称为酶的辅助分子。正如图 8.1 显示的那样，在启动脂肪酸转化的过程中，

需要一种被称为 δ-6 脂肪酸脱氢酶的物质，它就像第一块倒下的多米诺骨牌，带动后方的所有骨牌都倒下去。

脂肪酸转化的第一个步骤是胰岛素刺激 δ-6 脂肪酸脱氢酶。换句话说，胰岛素通知机体合成并利用这种酶。正是基于这个原因，较高的胰岛素水平会促使亚油酸进入转化过程，由此导致亚油酸水平降低。胰岛素水平过低会导致 δ-6 脂肪酸脱氢酶的活性降低，离开了它的帮助，亚油酸无法开启转化过程，由此会造成亚油酸在体内逐渐积聚。δ-6 脂肪酸脱氢酶的活性不足时，机体无法将"亲本"ω-3 脂肪酸和 ω-6 脂肪酸转化为其他类型的脂肪酸。衍生于亚油酸的脂肪酸包括 γ- 亚麻酸、二高 γ- 亚麻酸以及花生四烯酸，衍生于 α- 亚麻酸的脂肪酸有 EPA 和 DHA[1]。

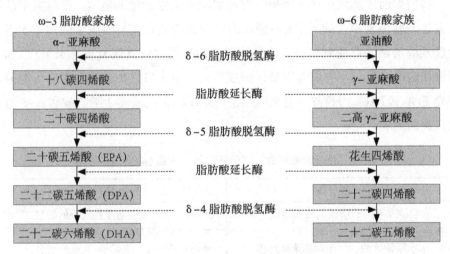

图 8.1　ω-3 脂肪酸和 ω-6 脂肪酸的延长 [2]

在"亲本"ω-3 脂肪酸和 ω-6 脂肪酸的转化过程，它们需要不同的酶，也就是不同的多米诺骨牌，δ-5 脂肪酸脱氢酶就是其中之一。荷兰马斯特里赫特糖尿病和动脉粥样硬化队列研究发现，与非糖尿病患者相比，2 型糖尿病患者体内的 δ-5 脂肪酸脱氢酶的活性降低 [3]。其他的研究发现，较高的胰岛素水平不仅与较低的 δ-5 脂肪酸脱氢酶活性有关，还与较高的 δ-6 脂肪酸脱氢酶活性相关联 [4, 5, 6]。因此，如果胰岛素水平长期处于升高状态，就会增加脂肪酸转化过程中第一种酶的活性，但是会降低第二种酶的活性 [7]，由此导致整个系统处于停滞状态。

让我们特别关注一下 ω-3 脂肪酸的转化过程。当 δ-6 脂肪酸脱氢酶的活性增强的时候，由于 α- 亚麻酸将会进行转化，由此导致 α- 亚麻酸的水平降低。但是，如果同时存在 δ-5 脂肪酸脱氢酶的活性降低，转化过程的下游产物，也就是至关重要的 EPA 和 DHA 就不会被生产出来。基于这个原因，伴有胰岛素抵抗的个体特别容易出现 EPA 和 DHA 缺乏，即使没有罹患糖尿病的人也可能存在这种现象。大家应该注意，现在特别多已经存在胰岛素抵抗的人并没有被诊断出来。病理学家约瑟夫·卡夫医学博士设计了一种非常敏感的测试方法，用来判断研究对象是否伴有胰岛素抵抗。他的研究结果显示，大约 75% 的成年人都存在胰岛素抵抗现象。

我们如何才能纠正这种现象？答案取决于大家所处的境地，是有太多的胰岛素还是胰岛素极度缺乏。1 型糖尿病患者体内 δ-6 脂肪酸脱氢酶和 δ-5 脂肪酸脱氢酶的活性都受到损害，通过胰岛素治疗可以使其恢复正常水平[8]。而 2 型糖尿病患者以及伴有胰岛素抵抗的成年人（总人口之中的 75%）有可能通过补充 EPA 和 DHA 而获益。表 8.1 总结了胰岛素抵抗对 ω-3 脂肪酸和 ω-6 脂肪酸代谢的影响。

表 8.1　胰岛素抵抗对 ω-3 脂肪酸和 ω-6 脂肪酸代谢的影响

ω-3 脂肪酸	ω-6 脂肪酸
胰岛素刺激 δ-6 脂肪酸脱氢酶的活性，导致： • α- 亚麻酸减少； • 十八碳四烯酸、二十碳四烯酸增多	胰岛素刺激 δ-6 脂肪酸脱氢酶的活性，导致： • 亚油酸减少； • γ- 亚麻酸、二高 γ- 亚麻酸增多
胰岛素抵抗抑制 δ-5 脂肪酸脱氢酶的活性，导致： • EPA 减少； • DHA 减少	胰岛素抵抗抑制 δ-5 脂肪酸脱氢酶的活性，导致： • 花生四烯酸减少

胰岛素并不是唯一一种能够影响脂肪酸转化酶的激素，胰高血糖素、肾上腺素、皮质醇以及醛固酮等少量激素都能够影响这个生化过程[9]。饮食中缺乏钠离子（食盐）会导致肾上腺素和醛固酮水平升高，而这些激素会降低 δ-6 脂肪酸脱氢酶和 δ-5 脂肪酸脱氢酶的活性。这些脱氢酶活性的降低就导致了低盐

饮食将会增加对 EPA 和 DHA 的需求。目前，还有另外一个非常常见的激素问题能够干扰"亲本"ω–3 脂肪酸和 ω–6 脂肪酸的转化过程，这个问题就是甲状腺功能减退。δ–6 脂肪酸脱氢酶和 δ–5 脂肪酸脱氢酶保持适当的活性有赖于甲状腺激素的存在，因此，对于甲状腺激素没有达到最佳水平的个体，通过饮食补充更多的 EPA 和 DHA 或者选择高质量的补充剂，可能会从中获益 [10]。

大家还应该记住，亚油酸会与 α– 亚麻酸竞争转化酶，我们的食物中的亚油酸越多，对 α– 亚麻酸的排挤作用越大，α– 亚麻酸就越难以利用这些酶。在这里为大家提供一些数据，如果将我们每日通过饮食获取的亚油酸从 15 克提升至 30 克，α– 亚麻酸转化为 EPA 和 DHA 的数量就会减少 40%[11]。把这些数值转换为餐桌上的真实食物，仅仅一份足量的沙拉就能够提供 15 克亚油酸！胰岛素水平过高，甲状腺激素水平过低，大量摄入 ω–6 脂肪酸和反式脂肪，有这么多因素干扰 ω–3 脂肪酸的转化，难怪现在会有数以百万计的人正在忍受 ω–3 脂肪酸缺乏带来的痛苦。

中链甘油三酯

中链甘油三酯属于饱和脂肪，在脂肪酸的分子链上有 6~12 个碳原子 [12]。脂肪酸的命名基于分子中碳原子的数量。举例来说，黄油中的丁酸只有 4 个碳原子，被认为是短链脂肪酸，而存在于橄榄油和猪油中的油酸拥有 18 个碳原子，被认为是长链脂肪酸。在那些可以作为中链甘油三酯来源的食物之中，我们最熟悉的可能就是椰子油、法国的洛克福羊乳干酪以及棕榈仁油（棕榈仁油主要用来制造巧克力、糖果以及其他零食）。

与长链脂肪酸相比，人们认为中链甘油三酯更适合用于减肥。这是因为它们与其他脂肪的代谢途径不同。其他类型的脂肪在经过小肠的时候会进入淋巴系统，此后进入血液。随着血液流动，这些脂肪会被传递给细胞，立即分解提供能量，或者储存在脂肪细胞里备用。而中链甘油三酯在进入小肠之后会被直接传送至肝脏，在肝脏中，它们或者被立即分解提供能量，或者被转化为酮体（这是细胞可以利用的另外一种燃料）。由于存在这样的差异，含有中链甘油三酯的脂肪几乎不会像其他脂肪那样被储存起来形成体脂。

除此以外，由于中链甘油三酯能够非常迅速地转化为能量，因此它能够增强进食后的满足感，从而降低食物的摄入量。这就是与长链饱和脂肪酸相比，中链甘油三酯不容易导致肥胖的原因[13]。一项荟萃分析在综合了 13 项随机对照研究之后发现，与长链脂肪酸相比，中链甘油三酯能够减轻体重，缩小腰围和臀围，降低体脂率，最重要的是它能够减少内脏脂肪[14]。因此，如果说有的脂肪有利于减肥，那么中链甘油三酯就在这些脂肪之中。也正是基于这个原因，最近椰子油越来越流行。我们在保健食品商店中也能够找到纯中链甘油三酯油，它们可以用作补充剂。有些人喜欢在咖啡或者茶中加上一两勺椰子油或者中链甘油三酯油，在清晨喝上一杯。这不仅能够提供咖啡因，还可以迅速补充能量。

肥胖的人通常都伴有分解长链饱和脂肪酸的能力受损。也就是说，他们无法像体形较瘦的人们那样有效地通过分解长链饱和脂肪酸获取能量。不过，这种情况并不适用于中链甘油三酯[15]。至少相对于长链饱和脂肪酸，消耗中链甘油三酯会导致餐后在细胞水平上使用更多的能量。使用更多的能量意味着，即使我们并没有进行运动，也会消耗更多的能量。这并不意味着我们可以把自己想象成一个"沙发土豆"，整天看着电视，仅仅通过大吃特吃中链甘油三酯油就能够让自己看上去充满魅力。不过，如果我们已经在执行健康的饮食计划，每日也拥有足够的运动量，那么我们就可以把中链甘油三酯当作一个额外工具，使其成为我们分解更多脂肪的助力。

椰子油

纯的中链甘油三酯油主要由辛酸和癸酸组成，这两种脂肪酸的烟点都很低，不适合烹饪。不过，椰子油很适合烹饪，这是因为椰子油之中 50% 的脂肪成分是一种被称为月桂酸的中链脂肪酸，它具有较高的烟点，适合油炸和煸炒。

除了烟点较高之外，椰子油以及其他含有较多月桂酸的油脂还有另外一个特点，使它们能够被用作烹调油。这个特点就是这些油脂并不像那些不稳定的不饱和脂肪那么脆弱，在被加热的时候，它们不容易氧化，也不容易腐败变质（脂肪腐败之后对人体有害）。因此，如果有的读者正在执行减肥计划，同时又不想放弃食物中的油脂带来的风味和满足感，那么相对于黄油或者猪油中的饱和脂肪，用椰子油进行烹饪是一个好的选择。研究结果显示，与大豆油相比，椰子油能够减少研究对象的腹部脂肪[16]。在一项小型研究之中，以 20 名身体肥胖而其他方面都很健康的人员为调查对象，结果显示在开始应用椰子油之后，仅仅过了一周，调查对象的腰围就减小了 2.5 厘米[17]。看上去，传统的中链甘油三酯具有抑制发胖的作用，而其中的部分作用椰子油也同样具有。

脂肪的氧化速率

如果我们摄取的脂肪能够较快地被氧化，体重增加的可能性就比较小，这是因为脂肪的氧化速率较快时，就能够减少脂肪存储，同时还会促进脂肪分解提供能量。在人体所能够利用的脂肪酸之中，月桂酸是氧化速率最快的脂肪酸之一，这也就解释了为什么椰子油看上去非常适合减肥[18, 19]。不饱和脂肪酸以及长链饱和脂肪酸的氧化速率较低，而长链不饱和脂肪酸与长链饱和脂肪酸相比，更容易被新陈代谢，具有更快的氧化速率[20]。在所有的饱和脂肪酸之中，随着碳链的延长，氧化速率会逐渐降低。也就是说，饱和脂肪的碳链越长，氧化速率越低。饱和脂肪酸依据氧化速率的排序如下：辛酸（8 碳）>月桂酸（12 碳）>肉豆蔻酸（14 碳）>软脂酸（16 碳）>硬脂酸（18 碳）。由于拥有较快的氧化速率，中链饱和脂肪酸比长链饱和脂肪酸更有利于减肥[21, 22]。一项动物研究的结果显示：研究对象通过肠外营养（静脉营养）的方式摄取中链甘油三酯（拥有较快的氧化速率），能够增加每日的能量消耗；相对于摄取长链脂肪酸的研究对象，其体重增加的幅度仅为前者的 1/3[23]。

当这些数据转化为我们餐桌上的真实食物的时候，又意味着什么？如果有的读者正在寻求一种能够减少体脂并保持自己健康状况的方法，那么可以尝试在煎牛排的时候把肥肉去掉，用一点椰子油代替。大家要牢牢地记住，除了脂肪的氧化速率之外，还有很多因素会影响减肥。更多地选择中链甘油三酯而不是牛油和猪油作为膳食脂肪来源，只不过是在打牌的过程中让自己受益的一种小技巧罢了。

如果有的读者以减肥为目标，那么关于脂肪的选择问题，我们将在表 8.2 中把脂肪分为避免食用、好、较好以及最好四大类，以供大家选择。在此，还专门列举了两种需要尽可能避免的脂肪类型。为了达到较好的减肥效果，大家最好从较好和最好两类中进行选择，然后尝试。

表 8.2　脂肪的好坏等级

避免食用	好	较好	最好
反式脂肪	来自天然食物（例如坚果和种子）的亚油酸	ω-3 脂肪酸 海产品来源（EPA 和 DHA） 植物来源（α- 亚麻酸，来自坚果和种子，以及草饲肉类和蛋类）	中链甘油三酯
工业化加工的植物油（如大豆油、玉米油、棉籽油、红花油）	棕榈油	油酸（来自橄榄油、夏威夷果以及牛油果）	椰子油

请大家注意，表 8.2 只适用于那些碳水化合物摄入量达到中高水平的个体，对于选择低碳水化合物饮食的个体来说，根据这个列表选择脂肪，会产生不一样的结果。

我们在商店中能够找到中链甘油三酯油，其中的一部分是纯正的油脂，只含有八碳脂肪酸，不过也有一些便宜的产品，它们都是八碳脂肪酸和十碳脂肪酸的混合物，这些产品并不是那么容易被转化为酮体。目前还有一些制造商会生产月桂酸含量达到 30% 的中链甘油三酯油，月桂酸的碳链含有 12 个碳原子，主要存在于椰子油之中。相对于常规的中链甘油三酯油，添加月桂酸可以提高烟点，从而使这种油脂更加适合烹饪。另外，部分人在摄取常规的中链甘油三酯油之后会表现出一些令人不快的副作用，例如胃部不适或者大便变稀，而配方中含有月桂酸的中链甘油三酯油较少出现这些副作用 [24]。

除了烹调以外，中链甘油三酯油还有其他的利用方法。例如，加一点在咖啡或者茶水之中，通过它们被迅速转化为酮体而恢复精力，或者在家里用中链甘油三酯油来制作沙拉。在制作沙拉的时候，我们不必完全使用中链甘油三酯油，可以特级初榨橄榄油或者牛油果油为主，少量添加一点中链甘油三酯油就可以了。特意补充中链甘油三酯油或者椰子油也没有必要，不过我们可以用椰子油或者含有较多月桂酸的中链甘油三酯油进行烹饪或者烘焙，也可以把椰子油当作皮肤保湿剂。

这一切到底有什么意义

对于减肥来说，削减食物中的精制碳水化合物是重要策略之一，但是有些人会认为食物中没有面食是不可想象的。对于他们来说，选择恰当的脂肪类型，能够帮助他们稍微放松一点对碳水化合物的控制。关注食物中的脂肪类型，对于罹患 2 型糖尿病或者胰岛素抵抗的患者来说是非常重要的。如果食物中含有较多的 ω-3 脂肪酸（海产品和亚麻）、中链甘油三酯油（椰子油）以及单不饱和脂肪酸（牛油果、坚果和橄榄油），就会促进这些个体减肥。相对于富含反式脂肪、工业化加工的植物油的食物以及全脂奶制品（黄油、奶酪、奶油以及牛奶），这样的食物还有助于增强胰岛素的敏感性。

当谈到减肥、避免肌肉组织流失以及增加肌肉组织等问题的时候，单不饱和脂肪酸、中链甘油三酯以及 ω-3 脂肪酸（特别是 EPA 和 DHA）可以说是膳食中的"梦之队"组合。这种组合会通知机体紧抓住宝贵的肌肉组织不放，同时抛弃多余的脂肪，无论是处于锻炼阶段还是放松阶段，都能够将机体的新陈代谢维持在旺盛的状态。

与之相对的是，富含 ω-6 脂肪酸的植物油会在机体内掀起一场获取脂肪的完美风暴，并把这些脂肪储存起来。无论我们如何刻苦地训练，都无法将其摆脱。因此，我们应该放弃那些用集中饲养的牛的肉类制作的汉堡包，用来自草饲散养动物的肉类取而代之。我们还应该让野外捕捞的海产品在自己的食谱中占据一席之地，它们会提供非常重要的 ω-3 脂肪酸，摄入些脂肪会使我们感觉良好。

补充剂：帮助我们获得压倒性优势

现在我们都相信，纯天然的健康食品通常都是营养素的最佳来源。在第 9 章中，我们将会带你了解如何选择好的食物脂肪，以及避免食用坏的食物脂肪。不过，我们也明白，希望通过健康无毒的海产品获取达到"治疗剂量"（指对于某一种特定情况足以产生显著的影响）的 EPA 和 DHA 并不容易，收入状况很可能也不允许我们的食谱完全由昂贵的草饲肉类、野味以及其他富含 EPA 和 DHA 的食物构成。另外，如果有的读者在既往的生活中一直沿用传统的西方饮食，那么首先要做的是让自己跳出 ω-6 脂肪酸形成的困境。也就是说，起初我们需要额外补充 ω-3 脂肪酸，让机体内的脂肪达到一个比较好的平衡状态，然后再将剂量降至每日维持量。

由于这些问题的存在，仅仅通过纯天然健康食品获取足够的 ω-3 脂肪酸几乎是不可能的，此时就到了补充剂出场的时候。我们明白，商店里琳琅满目的胶囊、药丸、粉末以及装在瓶子里的液体会使大家不知所措。如果有人空手走出来，我们也完全能够理解。我们以前介绍的很多内容都是关于现代饮食的改变为大家的健康带来的危害，现在让我们为大家展示现代食品加工技术的某些好的方面，它们能够为我们的利益服务。海产品来源的油脂（例如鱼油、磷虾油和海藻油）以及其他的脂肪酸补充剂就位列其中。

鱼　油

由于鱼油是 DHA 和 EPA 最经济的补充来源，让我们从它开始。大家要当心大众市场上那些超低价的鱼油，这一点是非常重要的。每个人都要记住，鱼油中的脂肪都是高度不饱和的，它们非常容易被氧化，不恰当的制造工艺和储存方式会使鱼油无法给我们带来好处，甚至还会损害健康。某些声誉不佳的品牌，其产品中 EPA 和 DHA 的总量竟然达不到标称的含量 [25]。由于热量和光照能够破坏这些脆弱的脂肪酸，把鱼油储存在冰箱里是一个好主意，储存在冰柜里可能更好，纯的鱼油并不会凝固。我们建议大家选择与每天食量最大的那一餐同时服用鱼油，这是因为鱼油可能会导致轻度的胃肠道不适。另外，有些人服用鱼油后会打嗝，这种嗝还有腥臭味，而与正餐同时服用，能够减少这些情况的出现。

关于剂量问题，FDA 认为，每日服用 3 克 EPA 与 DHA 合剂是安全的。当我们选择通过吃鱼获取鱼油的时候，要注意选择鱼的种类，因为每种鱼所含的鱼油成分并不相同，某些鱼类还含有高浓度的汞或者其他的污染物。这些污染物能够对机体造成损害，甚至会使我们得不偿失。与其他类型的鱼类相比，鲑鱼中的污染物浓度相对较低。通过其他体形较小的鱼类或者处于海洋食物链底层的水生生物（例如沙丁鱼、凤尾鱼和磷虾）获取鱼油或磷虾油也是安全的 [26]。

对于补充剂来说，无论我们选择哪一种类型的鱼油，这种鱼油在生产过程中都需要经过加工和提纯，其中包括在相对较高的温度下进行蒸馏。好消息是在这些精制过程中去除了重金属，但是也会产生一些持久性的有机污染物 [27]。如果我们选择购买鱼类或者其他的海鲜类食物，而不是纯正的鱼油，关心重金属和其他污染物的存在就是一个重要的问题。另外，对于鱼油的纯化过程必须非常小心，尽量避免损伤这些高度脆弱的油脂。当我们购买的时候，要确保自己能够通过一个可靠的来源获得这些必需的脂肪酸，而不是看它是不是最便宜的。

人体以甘油三酯的形式储存脂肪，鱼类也是如此，因此在天然状态下，EPA 和 DHA 都是以形成甘油三酯的形式存在的。但是，在作为处方药物的鱼油中，EPA 和 DHA 通常形成另外一种被称为乙酯的分子。不过，有些厂家在生产鱼油的时候会将其恢复为甘油三酯的形式，也称之为再酯化三脂酰甘油。无论是形成乙酯还是再酯化为甘油三酯，这两种形式的鱼油都能够有效地提升 ω-3 指数（指红细胞内 ω-3 脂肪酸的含量），而再酯化三脂酰甘油的效果更好一些。因此，在选择鱼油的时候，可以尽量选择此类产品 [28, 29, 30]。

有关高度精炼的ω-3脂肪酸的提醒

通过第 2 章和第 3 章中的内容，我们已经知道，经过工业化加工的食物可能会出现意料之外的结果。以反式脂肪为例，它在全球范围内引起了一场严重损害人类健康的灾难，但是直到它被开发出来差不多一个世纪之后，人们才真正知道了它的损害程度。如果我们通过天然途径获取海产品来源的脂肪，例如吃鱼而不是服用补充剂，那么在摄取 EPA 和 DHA 的时候，就会同时吸收其他复杂的脂肪酸成分以及营养素，由此会带来额外的好处。关于其中的某些好处，时至今日，我们依然没有完全理解。高度精炼的 ω-3 脂肪酸会通过我们无法预料的方式改变或者破坏这些天然产生的混合物，不过我们一定不希望将过度工业化的错误再犯一次。在此，我们建议在挑选鱼油补充剂的时候，选择那些处理过程最简单、加工最精心的产品。

使用鱼油补充剂时，应注意以下事项。

- 将鱼油存储在冰箱或者冰柜中。
- 避光储存。
- 与正餐同时服用。
- 避免同时服用富含铁元素的食物，因为在胃内的酸性环境下，铁元素会氧化 ω-3 脂肪酸。
- 对于绝大部分成年人来说，EPA 和 DHA 合剂的最佳剂量应该达到每天 3~4 克。

磷虾油

磷虾是一种微小的甲壳类动物，广泛分布在全球各地的海洋里。在磷虾中数量最多的种类是南极磷虾，它们只生活在南极海域的冷水之中。南极磷虾又称为南极虾，这种独特的物种以微藻类为食，它们通常聚集在一起，虾群十分庞大，从外太空都可以看到 [31]。磷虾位于食物链的低端，加上它们生活在非常干净的环境中，这就意味着，与那些大型海洋物种不同，它们的体内几乎不含有那些有害的污染物。

相对于其他类型的 ω-3 脂肪酸补充剂，磷虾油具有最高的吸收率，其中所含有的 EPA 和 DHA 非常容易进入不同的人体组织 [32]。在这些 EPA 和 DHA 之中，很大一部分都是以磷脂形式存在的，而磷脂是细胞膜的重要组成成分之一。机体对磷脂的消化方式与存在于鱼油中的乙酯和甘油三酯有所不同，也可以说更胜一筹。最近的研究结果显示，机体将脂肪酸（例如 DHA 和花生四烯酸等）传递给大脑和其他组织就是将这些脂肪酸转化为磷脂形式之后再进行的 [33, 34, 35]。

除了同时含有 EPA 和 DHA 的有效形式之外，磷虾中还含有很多其他有益的营养素，其中包括虾青素。就是因为虾青素的存在，磷虾、鲑鱼以及火烈鸟才会呈现粉红色。这是一种非常强效的抗氧化剂，常常被人称为"抗氧化剂之王"。虾青素能够获得这样的绰号是有充分理由的。相关研究的结果显示，虾青素的抗氧化作用是维生素 C 的 6000 倍，维生素 E 的 550 倍，β- 胡萝卜素的 40 倍 [36]。

除了虾青素以外，磷虾油中还含有大剂量的胆碱，每克磷虾油中的胆碱含量高达 55~75 毫克。胆碱是一种必需的营养素，机体内的各种关键机能都离不开胆碱。与 EPA 和 DHA 一样，磷虾油中的胆碱也以磷脂的形式存在，也就是形成磷脂酰胆碱。这种营养物质有很高的吸收率，同时非常难以获得，可以说异常宝贵。研究结果提示我们，磷脂酰胆碱有助于维护肝脏的健康状态，对非酒精性脂肪性肝炎的发展有预防作用 [37]。除此之外，大脑只有通过一种被称为主要促进因子超家族成员 2a（Mfsd2A）的特殊转运分子才能有效地吸收 ω–3 脂肪酸 [38, 39, 40]。在这个过程中，这些脂肪酸必须形成溶血磷脂酰胆碱的形式才行。

我们也可以通过补充卵磷脂的形式获得卵磷脂胆碱，卵磷脂来源于大豆和向日葵。但是，大家要注意，卵磷脂中的脂肪酸是 ω–6 脂肪酸，而不是 EPA 和 DHA，此时我们将无法获得由 EPA 和 DHA 带来的额外好处。

磷虾中磷脂的结构非常脆弱，因此，为了维持这种宝贵的 ω–3 脂肪酸的完整性，我们必须在低温下温柔地利用天然的酒精和水来提取。由于提取过程十分天然和温柔，加上磷虾所处环境中没有很多有害污染物，因此，相对于其他经过加工的鱼油产品，磷虾油更干净，更加有益于健康。

在寒冷的极地，磷虾捕捞业如何维持自身的发展？由于磷虾是鲸鱼的主要食物来源，因此很多人曾经表达过自己的担心，认为捕捞磷虾会导致鲸鱼被饿死。海洋生态系统非常脆弱，人们有这样的担心也是合乎情理的。基于这个原因，负责任的磷虾油生产企业必须全力应对这种担心。1982 年，南极海洋生物资源保护委员会（The Convention on the Conservation of Antarctic Marine Living Resources，CCAMLR) 成立，作为南极条约体系的一部分，它成立的主要原因就是大众对区域磷虾捕捞业的担心。

CCAMLR 管理磷虾捕捞公司，有助于防止对脆弱的南极生态系统造成不利的影响。有些磷虾捕捞公司为了可持续发展，甚至采取了更进一步的措施。它们为大众提供文件，证实自己是在海洋管理委员会（Marine Stewardship Council，MSC) 的管理下进行工作的。MSC 是一个颇具名望的组织，致力于海洋保护。在 MSC 的网站上曾经发表过一份声明："来自 CCAMLR 的科学数据显示，这是我们现在能够得到的最佳证据，企鹅和海洋哺乳动物也会大量捕食磷虾。由于目前人类的磷虾捕捞数量处于非常低的水平，它们的捕食并没有受到人类捕捞的影响 [41]。"

谈到对健康的影响，相对于其他的 ω–3 油脂，磷虾油具有更多的益处。举例来说，在改善血脂、减轻炎症反应以及缓解氧化应激等方面，磷虾油的最大效果都优于鱼油。一项研究曾经对比过来自磷虾油和鱼油的 EPA 和 DHA，其结果显示，想要达到相似的效果，磷虾油的剂量只需要达到鱼油的 60% 就可以了 [42]。这也就意味着，放弃鱼油，改服磷虾油，只需要较低的剂量就能够获得相同的效果。之所以会这样是因为与鱼油相比，机体吸收和整合磷虾油的效率更高。

具体到 ω–3 脂肪酸在大脑中的利用问题，来自磷虾油的 ω–3 脂肪酸的生物利用度差不多比来自传统鱼油的 ω–3 脂肪酸高 1 倍 [43]。不过，相对于磷虾油，鱼油会导致较高的 DHA 水平。在某些特定的情况下，例如某些人希望降低血压，那么鱼油的效果可能更加明显 [44]。对于关节炎患者来说，磷虾油尤其有效。关节炎是一种关节部位的炎症问题。大家知道，ω–3 脂肪酸具有很强的抗炎效果。另外，ω–3 脂肪酸对于僵硬、肿胀和疼痛的关节可以起到润滑作用，可以使关节的运动更加顺滑。曾经有一项双盲安慰剂对照临床研究以心血管疾病患者为研究对象，这些研究对象同时伴有或不伴有类风湿性关节炎和骨性关节炎。在研究开始的时候，所有研究对象的 C 反应蛋白（C-reactive Protein，CRP）水平升高。这是一种反映机体内炎症严重程度的标记物。研究结果显示，每日服用 300 毫克磷虾油，连续服用 3 周，CRP 水平下降了大约 32%。与此同时，服用安慰剂的研究对象的 CRP 水平却升高了 32%。这项研究的结果还显示，磷虾油还可以明显缓解关节炎的疼痛和僵硬症状，减轻功能障碍[45]。

对于经前期综合征（Premenstrual Syndrome，PMS）来说，一项随机双盲试验一共纳入了 70 名 PMS 患者，其中一半接受鱼油治疗，另外一半接受磷虾油治疗。结果显示，磷虾油可以明显改善痛经，对于 PMS 所伴随的情绪症状也有缓解作用。与服用鱼油的患者相比，服用磷虾油的女性较少需要止痛药物。另外一项研究也证实，除了 PMS 的情绪症状，磷虾油对于乳腺增生和关节疼痛的缓解效果也优于鱼油。论文的作者注意到，磷虾油的这些益处可能与 ω-3 脂肪酸的作用抵消，至少与减轻炎症反应有关，而这些炎症反应是由衍生于 ω-6 脂肪酸的炎性化合物产生的[46]。因此，对于处于生育阶段的女性来说，如果存在难以缓解的痛经，那么服用 ω-3 脂肪酸补充剂，特别是由磷虾油制成的补充剂，可能会有所帮助，不过同时要确保削减自己饮食中 ω-6 脂肪酸的含量。

对于身体健康并希望将其保持下去的读者，我们推荐每天服用 500 毫克磷虾油作为维持剂量。对于那些已经罹患某种疾病的患者，如果这种疾病有可能对较大剂量的 ω-3 脂肪酸有所反应，那么我们推荐一个治疗剂量——每日服用 1~3 克磷虾油。

γ-亚麻酸

在本书中，我们花费了大量篇幅告知大家大量摄入 ω-6 脂肪酸的危害。我们在这里提到的 ω-6 脂肪酸主要以工业化加工的植物油的形式存在于加工食品和烹饪用油之中。不过，我们也曾经提到过亚油酸（也就是"亲本"ω-6 脂肪酸）实际上也是一种必不可少的脂肪酸，每个人都需要。更重要的是，在机体内，亚油酸会被转化为它的下游产物，我们需要将这种转化功能维持在最佳状态。机体不会毫无理由地浪费宝贵的能量，既然它会努力地将亚油酸转化为其他物质，那么这些物质就一定是机体需要的。也就是说，那些来自 ω-6 脂肪酸通路的促炎分子也是机体的必需品，只有其数量过多，超出了界限时才会成为问题。

在 ω-6 脂肪酸转化通路之中，γ-亚麻酸是产物之一。γ-亚麻酸自身也会转化成为另外一种脂肪酸，这种脂肪酸称为二高 γ- 亚麻酸。机体内的 γ- 亚麻酸和二高 γ- 亚麻酸并不能自由获取，它们主要存在于细胞膜之中。大家应该还记得，我们曾经谈到过细胞膜，如果它们无法正常工作，机体就无法正常工作。γ- 亚麻酸主要以玻璃苣油（γ- 亚麻酸的含量为 20%~27%）、黑加仑籽油（γ- 亚麻酸的含量为 15%~20%）、月见草油（γ- 亚麻酸的含量为 7%~14%）以及大麻籽油（γ- 亚麻酸的含量为 1.7%）的形式作为补充剂。如果 δ-6 脂肪酸脱氢酶这种脂肪酸转化过程中的第一种酶无法正常工作，机体就无法产生足够的 γ- 亚麻酸。此时，我们就需要直接通过上述补充剂获取 γ- 亚麻酸。有哪些因素会干扰 δ-6 脂肪酸脱氢酶的功能？最主要的因素包括高龄、酗酒、吸烟、胰岛素抵抗、食用反式脂肪和部分氢化的油脂、锌元素与镁元素缺乏，以及维生素 C、维生 E、维生 B6 或者维生 B3 缺乏 [47]。

我们曾经讨论过，ω-3 脂肪酸通常是抗炎化合物的构建材料，而 ω-6 脂肪酸通常是促炎化合物的基础材料。但是，情况不是一成不变的，某些 ω-6 脂肪酸可以产生有益的抗炎信号，二高 γ- 亚麻酸就属于此类。现在我们相信二高 γ- 亚麻酸有助于促进血管扩张，保护机体免于出现危险的血液凝固。在这些方面，它的表现就像是一种 ω-3 脂肪酸 [48]。

进一步证实 γ- 亚麻酸具有抗炎作用的证据来自那些有关类风湿性关节炎的研究。其中一项研究的结果显示，通过玻璃苣油的方式补充 γ- 亚麻酸，每日服用 1.4 克玻璃苣油，连续 6 个月，能够明显改善关节的僵硬、肿胀和疼痛症状。这项研究同时选用棉籽油作为安慰剂，这种油脂之中含有大量的 ω-6 脂肪酸，服用它对症状的缓解没有任何帮助 [49]。另外一项研究也得到了相似的结果，在这项研究中，21 名类风湿性关节炎患者每日服用 2.8 克 γ- 亚麻酸，在 12 个月后 16 名患者的症状得到明显改善 [50]。其他的研究显示，与大豆油相比，连续 6 个月通过黑加仑籽油补充 γ- 亚麻酸（2 克 / 日），可以明显改善类风湿性关节炎患者的关节压痛症状 [51, 52]。

γ- 亚麻酸对皮肤的健康特别有好处，也正是由于这个原因，很多化妆品，特别是那些宣称能够恢复皮肤光泽、让人容光焕发的品种都含有玻璃苣油、月见草油或者黑加仑籽油。人们已经注意到，特异性皮炎患者体内亚油酸向 γ- 亚麻酸转化的过程有所减少 [53]。对于他们而言，月见草油会有所帮助，湿疹的情

况也是如此 [54]。婴儿，特别是非母乳喂养的婴儿也能够从 γ- 亚麻酸或者二高 γ- 亚麻酸补充剂中获益。母乳中含有这两种脂肪酸成分，但是市场上销售的配方奶粉中没有，同时婴儿体内的 δ-6 脂肪酸脱氢酶的活性并不高，由此就会导致这些非母乳喂养的婴儿出现这两种脂肪酸缺乏的现象 [55]。缺乏 γ- 亚麻酸 / 二高 γ- 亚麻酸的症状包括：皮肤干燥、变厚，出现类似湿疹的皮疹以及生长缓慢 [56]。

在其他的健康问题中也可以观察到 γ- 亚麻酸的抗炎作用。研究结果显示，补充 γ- 亚麻酸和 EPA，对于轻中度哮喘有好处，能够降低对抢救药品的依赖程度，改善主观上的生活质量 [57]。罹患经前期综合征的女性也存在亚油酸向 γ- 亚麻酸转化过程受损的情况，月见草油可以改善她们的症状 [58]。对于伴有锌元素减少的多动症患者，月见草油也有好处，锌元素减少的状态会影响亚油酸向 γ- 亚麻酸的转化。研究人员推测，补充 γ- 亚麻酸能够弥补锌元素减少造成的影响 [59]。

有可能从 γ- 亚麻酸补充剂（同时补充或不补充 EPA 和 DHA）中获益的疾病如下。

- 特异性皮炎、湿疹。
- 经前期综合征。
- 自身免疫性疾病（特别是类风湿性关节炎）。
- 多动症。
- 骨质疏松症 [60]。
- 干眼综合征 [61]。

摩洛哥坚果油

摩洛哥坚果树生长在摩洛哥西南部，这里几乎是摩洛哥坚果油的唯一产地 [62]。早在几个世纪之前，当地人已经开始食用摩洛哥坚果油，或者局部外用。柏柏尔人是摩洛哥坚果树森林中的原住民，从摩洛哥坚果树的果核中萃取可食用的摩洛哥坚果油是他们的传统习俗之一，这种油在柏柏尔人的饮食中占据着重要地位 [63]。人们注意到，摩洛哥坚果油可以改善多种皮肤问题（其中包括痤疮、牛皮癣、湿疹、皮肤干燥），能够减缓皱纹的形成，还有助于预防脱发和头发干燥[64]。基于这个原因，与富含 γ- 亚麻酸的玻璃苣油、月见草油和黑加仑籽油一样，它常常会出现在护肤品和头发护理产品的原料列表之中。

现在，可食用的初榨摩洛哥坚果油通常是将果核稍微烘烤后再进行萃取的，这种处理方法可能会改变油脂的性质[65, 66]。摩洛哥坚果树的果核通过这种方法产生的油脂呈红铜色，风味有些类似于榛子。利用未经烘烤的果核萃取的用于化妆品的油脂呈金色，几乎是无味的，然而这种油脂不如可食用的初榨摩洛哥坚果油稳定。

摩洛哥坚果油富含生育酚，具有维生素 E 的活性以及抗氧化特性。人们认为，摩洛哥坚果油对健康有好处，含有生育酚正是原因之一[67]。生育酚具有几种不同的形式，大部分维生素 E 补充剂中只含有 α- 生育酚，但是从清除自由基的角度来说，γ- 生育酚才具有最佳效果。在摩洛哥坚果油所含有的全部生育酚之中，γ- 生育酚这种强力抗氧化剂占据了 69% 的比例[68]。橄榄油中也含有生育酚，女性利用橄榄油来护理皮肤和头发已经有数个世纪的历史，不过摩洛哥坚果油中生育酚的浓度差不多是橄榄油的两倍。

人们认为含有摩洛哥坚果油的化妆品具有滋润皮肤以及促进伤口愈合的特性，另外还可以对抗老化，治疗痤疮，以及控油（减少皮脂分泌）。一项研究发现，使用含有摩洛哥坚果油以及芝麻和沙巴棕提取物的面霜，每天两次，连用四周，能够改善面部油性皮肤的表现，减轻油腻[69]。这项研究的规模很小，只有 20 名研究对象，不过其中既有男性也有女性，几乎每一个研究对象都表示面部皮肤的油腻问题有了显而易见的改善，因此，利用这种方式改善自己的外貌表现并不是女性的专利。对于已经非常油腻的面部皮肤，是不是继续涂抹油脂或者含有油脂的化妆品听上去有些奇怪？在这种疯狂行为的背后隐含着一个原理：油腻并不是皮肤产生了过多的油脂那么简单，很可能是由于皮肤之中各种脂肪成分的比例失衡，导致过多的油脂成分被分泌出来。恢复脂肪成分之间的平衡状态，问题也就被解决了。

摩洛哥坚果油中含有不超过 0.5% 的 ω-3 脂肪酸，因此，对于那些能够通过摄入 ω-3 脂肪酸补充剂而获益的心血管疾病问题，应用摩洛哥坚果油也有效。在以老鼠为研究对象的研究之中，人们观察到摩洛哥坚果油可以降低血液中总胆固醇、甘油三酯以及低密度脂蛋白胆固醇的水平[70]。也许有人会说，低密度脂蛋白胆固醇和心脏健康之间的关系目前依然存在争议，那么，我们为大家提供人体研究的结果。一项研究的结果显示，摩洛哥坚果油可以降低人体血液中的甘油三酯水平，同时升高高密度脂蛋白胆固醇水平[71]，而两者的比值（较低的甘油三酯水平以及较高的高密度脂蛋白水平）正是反映心血管代谢健康程度的重要指标。其他的研究还显示，摩洛哥坚果油含有其他成分，能够保护低密度脂蛋白胆固醇颗粒，使其免于被氧化[72]。我们之前曾经提到过，低密度脂蛋白胆固醇颗粒并不是心脏健康的头号敌人，但是氧化后的低密度脂蛋白胆固醇颗粒会对心脏健康造成麻烦。

还有其他的研究证实了摩洛哥坚果油对心血管状态有益[73]。伴有血脂异常的 2 型糖尿病患者每日摄入 25 毫升摩洛哥坚果油，也就是比一汤匙半稍多一点的量，仅仅三周之后，其血液中的甘油三酯、总胆固醇、低密度脂蛋白胆固醇以及氧化低密度脂蛋白胆固醇水平都有所降低，而高密度脂蛋白胆固醇水平有所升高[74]。这项研究同时以摄入黄油的患者作为对照，这些患者却没有出现上述的改变。就这些指标而论，它们同时也是心血管健康状态的标记，因此，鲜为人知的摩洛哥坚果油可以说是一种万金油。基于这个原因，研究人员甚至说摩洛哥坚果油应该被纳入推荐意见，用于 2 型糖尿病患者的营养管理[75]。考虑到心血管问题是 2 型糖尿病患者的头号杀手，摩洛哥坚果油能有这样的效果可不是一个小的功绩。

对于胆固醇水平不健康的个体来说，每日在早餐的时候摄取 25 毫升可食用的初榨摩洛哥坚果油，三周后就可以改善血小板聚集状况，同时血液中的高密度脂蛋白胆固醇水平升高 26%。这个结果令人印象深刻[76]。与上面提到的研究相似，在本项研究中，摄入黄油的研究对象没有获得这些好处。在动物试验和人体研究中，人们都发现摩洛哥坚果油可以抑制血小板聚集，减轻氧化应激[77, 78]。另外，以老鼠为对象的研究显示，摩洛哥坚果油具有改善血压、降低血糖水平以及缓解胰岛素抵抗的潜力[79]。对于罹患高血压或糖尿病的老鼠，摩洛哥坚果油还可以改善血管功能，控制血压，降低血糖水平[80, 81, 82]。

在这里，我们再一次观察到，尽管摩洛哥坚果油本质上含有大量的 ω-6 脂肪酸，不过可以模拟 ω-3 脂肪酸的作用。现在大家可以理解为什么那些有关脂肪的头条新闻会让我们感到愤怒，事实的真相并不像这些危言耸听的新闻所描述的那么简单。

对于心血管代谢疾病患者，如果希望摩洛哥坚果油可以起到治疗作用，我们建议每天服用 1~2 汤匙，也就是 15~30 毫升。强调一下，我们在这里所说的摩洛哥坚果油必须是可以食用的，并且是未经烹调的初榨摩洛哥坚果油。如果只是希望维持良好的健康状态，则可以每日服用半汤匙至一汤匙。摩洛哥坚果油可以用于制作沙拉，也能用于烹饪，但是由于它含有大量的 ω-6 脂肪酸，我们要小心，应该避免在高温下烹饪 [83]。

关于健康的油脂补充剂的建议

- 鱼油或者海藻油：为了维持良好的健康状态，每日服用 3~4 克 EPA 和 DHA 合剂，那些罹患炎症或者心血管代谢疾病的患者可以选择更大的剂量。
- 磷虾油：可以选择每日服用 500 毫克作为维持剂量，如果伴有某些 ω-3 脂肪酸可能有治疗效果的健康问题，则可以每日服用 1~3 克。
- α- 亚麻酸：为了维持良好的健康状况，每日服用 2.5~5 克。为了减轻机体内的炎症反应，可以每日从亚麻籽或者富含 α- 亚麻酸的食物中获取 5~10 克 α- 亚麻酸。
- γ- 亚麻酸：对于额外补充 γ- 亚麻酸可能发挥作用的情况，特别是皮肤问题和经前期综合征，可以每日服用 400~3000 毫克；对于日常维持健康，无须额外服用 γ- 亚麻酸补充剂。
- 摩洛哥坚果油：为了维持良好的健康状况，可以选择每日服用半汤匙至一汤匙可以食用且未经烹调的初榨摩洛哥坚果油；心血管代谢疾病患者可以选择每天服用 1~2 汤匙。

本章小结

事情远比一句 "ω-3 脂肪酸对人体有好处，而 ω-6 脂肪酸对人体有害" 更复杂。无论是亚油酸还是 α– 亚麻酸都可以转化为具有抑制炎症作用的宝贵脂肪酸。

中链甘油三酯（例如椰子油）属于饱和脂肪，碳链中含有 6~12 个碳原子，特别适合提供能量。

尽管我们一直在建议尽可能选择纯天然食物，但是有的时候服用补充剂也是必要的。

在选择鱼油的时候，要确保鱼油没有经过过度加工，还要选择那些 DHA 和 EPA 含量较高的品种。

磷虾油的效果与鱼油类似，甚至更好，它们含有汞和其他污染物的概率更低，并且磷虾油中所含有的长链 ω-3 脂肪酸由于其自身形式的原因，更加便于机体吸收和利用。

γ– 亚麻酸是亚油酸的下游衍生物，能够减轻炎症反应。研究结果显示，它对于治疗类风湿性关节炎、经前期综合征、多动症以及其他疾病有帮助。γ– 亚麻酸通常存在于玻璃苣油、月见草油和黑加仑籽油之中，这些油脂也很适合作为补充剂使用。

摩洛哥坚果油对于皮肤和心血管的健康非常有益，它通常局部使用或者被用作补充剂。原则上，不要把它用于烹饪。

第 9 章
我们应该吃什么：为了获得
正确的脂肪，选择正确的食物

选择适合自己的脂肪或者油脂进行有针对性的补充，能够帮助我们将体内各种脂肪酸之间的比例关系恢复并维持在健康的平衡状态，从而使自己的细胞和线粒体达到最理想的健康水平。不过，这个过程的基础是我们选择未加工的纯天然原材料制作自己的食物，利用这种饮食提供营养，而补充剂只是这个基础的补充。在本章中，我们将带领大家看一看，为了使自己体内的脂肪酸达到健康的平衡状态，哪些食物可以吃，而哪些食物应该尽量避免。大家也许还记得，在本书较早的章节之中，我们曾经与美国国家卫生研究院一起建议大家，每一位成年人每天应该摄取 650 毫克 EPA 和 DHA、2.22 克 α- 亚麻酸以及 4.44 克亚油酸 [1]。在这种情况下，ω-6 脂肪酸与 ω-3 脂肪酸之间的比例大约为 2∶1。

膳食脂肪的水产来源

我们在表 9.1 和表 9.2 之中分别为大家总结了几种海产品中 ω-3 脂肪酸的含量，以及 ω-3 脂肪酸与 ω-6 脂肪酸的比值。大家一般在超市中就能够买到这些海产品。也许有的读者居住在非常容易购买海鲜的地方，或者亲戚朋友喜欢捕鱼，那么就有可能接触到丰富多样的鱼类和贝类，这里我们就不再一一列举了。

表9.1 海产品中 ω–3 脂肪酸的含量 [2, 3]

膳食来源（海产品）	EPA/DHA 含量（克 / 100 克）
鲑鱼籽	3.2
大比目鱼	2.6
鲱鱼	2~2.1
野生鲑鱼	1.2~3.5
沙丁鱼	1.2~2.0
鳟鱼	1.2
牡蛎	0.5~1.4
马鲛鱼	0.4~2.1
新鲜的金枪鱼	0.3~1.5

表9.2 海产品中 ω–3 脂肪酸与 ω–6 脂肪酸的比值 [4]

膳食来源（海产品）	ω–3 脂肪酸和 ω–6 脂肪酸的比值
沙丁鱼	16.5∶1
大比目鱼	14∶1
鳕鱼	13.4∶1
安康鱼	9.3∶1
马鲛鱼	8.4∶1
金枪鱼	5.8∶1
野生鲑鱼	5.5∶1

水生动植物一直是 DHA /EPA 的传统来源。不过，如果现在我们希望以此达到和维持最佳的健康状况，环境污染就是我们必须面对的重要问题，例如汞、铅、二噁英以及其他污染物的存在。除此以外，现代食品加工技术的发展意味着更多的鱼类是人工养殖的。在养殖场中，这些鱼类不再以天然食物为食，例

如海洋植物、体形较小的鱼类以及其他水生生物。它们将接受饵料喂养，而这些饵料通常由转基因谷物制成，同时还可能被喷洒过草甘膦。当食物中 ω-3 脂肪酸的含量较低的时候，养殖鱼类体内的 ω-3 脂肪酸也会减少。因此，只要有可能，我们就应该尽量选择那些从清洁水域捕捞的野生鱼类。

养殖鱼类的问题远不止如此。在养殖密度很大的时候，局部水域会积累大量的细菌和粪便。为了应对随之而来的问题，人们还会在谷物饵料中添加抗生素、其他药物或者有毒的化合物 [5]。相对于有机虾，人工养殖的虾还会被添加生长激素 [6]。公共市民是一个非营利组织，它曾经在官网上写道，作为一个整体来考虑，目前在水产养殖过程中存在使用抗生素（例如氯霉素）、有毒的化学物质（其中包括持久性有机污染物）以及杀虫剂的问题，因此消费者需要科学家以及卫生管理部门进行更加深入的调查，评估人工养殖的虾是不是存在健康风险 [7]。

拉里·奥姆斯特德曾经出版了一本非常精彩的图书《真食物/假食物》，如果有的读者读过这本书，就会了解到虾是美国消费量最大的海产品。我们吃掉的虾要比任何一种鱼类都多，其中高达 90% 的虾都依赖从其他国家进口，不过似乎只有不到 2% 的比例接受过美国管制机构的检测。尽管如此，2015 年 FDA 拒绝虾类进口的次数还是创造了纪录。拒绝的原因就是在检测的时候发现虾类体内含有无法接受的污染物，例如禁止使用的抗生素或者含量过高的毒素。虾养殖场会使用抗生素，其中的一部分被认为具有致癌性，是美国食物生产行业不允许使用的。奥姆斯特德建议，避免在餐馆食用由虾制成的食物，除非我们能够百分之百地确信这些虾是从墨西哥湾捕捞的。

对于食用海产品来说，选择罐装的鲑鱼、沙丁鱼、马鲛鱼以及其他鱼类是一种便捷而经济的方式，但是我们要避免拿罐装的海产品作为自己摄取 ω-3 脂肪酸的主要来源。在罐装的过程中，通常会经过高温处理，由此会导致这些脆弱的脂肪酸被氧化。我们应坚持选择罐装的有机海产品，如果有的读者在食用罐装海产品的时候喜欢用蛋黄酱进行搭配，那么蛋黄酱也应该选择那些以牛油果油为原料的有机品种，而不要选择由大豆油制成的，这样做可以尽可能减少 ω-6 脂肪酸的摄入量。在选项罐装沙丁鱼的时候，要选择那些用水保存而不是浸泡在橄榄油中的品种，用于罐装沙丁鱼的橄榄油的等级通常很低，质量都不怎么样。

除此以外，我们在烹饪海产品的时候也要当心。现在我们已经非常清楚那些植物油的危害，一定不希望再用这些油去炸鱼。用水煮、蒸或者烘烤的方式取代油炸，在保持营养成分的同时，也不会产生被氧化的 ω-6 脂肪酸，可以避免由此带来的危害。实际上，烤鱼有益于健康[8]，炸鱼却没有这种效果，其中可能性最大的原因应该与炸鱼用的油脂类型有关。

如果有的读者喜欢柠檬腌生鱼、寿司或者生鱼片，那么这很可能是最佳爱好之一。从清洁安全水域捕捞野生鱼类，处理过程也不加热，可以说是获得海产品来源的 ω-3 脂肪酸的最佳方式之一。这是因为保持原料处于生的状态时，我们可以确保这些脆弱的脂肪酸不被破坏。鱼类或者鲑鱼籽可能是我们能够找到的 EPA/DHA 含量最高的食物，它们还含有大量的磷脂酰胆碱。

完整的坚果和种子

食用天然且完整的坚果和种子，与食用工业化加工的植物油完全是两回事。与提取出来的油脂一样，这些坚果和种子也富含 ω-6 脂肪酸，不过当我们通过完整形态摄入的时候，它们天然就被抗氧化成分包裹着，能够免于被氧化。另外，这些坚果和种子还含有纤维素、维生素和矿物质，但是在提取油脂的过程中无法保留这些成分，因此油脂中并不含有这些营养物质。由于加热会损坏脆弱的 ω-6 脂肪酸和 ω-3 脂肪酸，因此，只要我们的胃能够承受，食用这些坚果和种子的最佳方式就是生食。

我们对常见的坚果和种子所含有的脂肪按饱和脂肪酸、单不饱和脂肪酸以及多不饱和脂肪酸进行了分解，将其含量分别列举在了表 9.3 之中，另外还计算了 ω-6 脂肪酸与 ω-3 脂肪酸的比值。其中有几种脂肪，例如花生（属于豆类，并不是坚果）、巴西胡桃和杏仁，看上去其中 ω-6 脂肪酸与 ω-3 脂肪酸的比值很大，不过大家要记住，这几种坚果和种子所含有的单不饱和脂肪酸都明显高于多不饱和脂肪酸，在脂肪的总含量之中，多不饱和脂肪酸全都达不到一半，只占据差不多 1/3 甚至更低的比例。因此，尽管它们中的 ω-6 脂肪酸与 ω-3 脂肪酸的比值都很高，但我们在食用之后获得的 ω-6 脂肪酸并不是很多，还不如同等质量的葵花籽和碧根果，尽管葵花籽和碧根果中的 ω-6 脂肪酸与 ω-3 脂肪酸的比值较低，但是它们中的 ω-6 脂肪酸的总含量很高。

表 9.3　常见的坚果和种子中不同脂肪酸成分的含量[9]（克/100 克）

坚果或种子	饱和脂肪酸	单不饱和脂肪酸	多不饱和脂肪酸	PUFA 比例	ω-6 脂肪酸总量	ω-3 脂肪酸总量	ω-6 脂肪酸和 ω-3 脂肪酸的比值
亚麻籽	3.5	7.4	28.3	72%	6.0	22.6	0.27∶1
奇亚籽	3.2	2.1	23.0	81%	5.7	17.3	0.33∶1
核桃	6.0	8.8	47.0	76%	38.2	9.2	4.2∶1
夏威夷果	12.0	58.7	1.4	2%	1.3	2.0	6.4∶1
碧根果	6.0	40.6	21.6	32%	21.5	1.0	20.7∶1
开心果	5.3	23.0	13.4	32%	13.1	0.025	51.4∶1
芝麻	6.7	18.7	21.6	46%	21.0	0.35	60.0∶1
榛子	4.6	45.2	7.8	13%	7.8	0.088	88.0∶1
南瓜子	8.8	14.1	20.8	48%	20.5	0.18	113.7∶1
松子	4.9	18.7	33.9	59%	33.6	0.113	297.0∶1
葵花籽	4.2	18.4	23.0	50%	23.0	0.074	309.5∶1
巴西胡桃	15.2	24.4	21.5	34%	20.0	0.018	1160.0∶1
杏仁	3.5	30.4	12.0	26%	12.0	0.007	1700.0∶1
花生	6.7	24.0	15.5	34%	15.5	0.0028	5500.0∶1

常见的油脂

对于人体健康来说，不同的油脂之间存在优劣的差别。我们在表 9.4 中为大家展示了常见油脂中 ω-6 脂肪酸与 ω-3 脂肪酸的比值。不过，关于油脂的优劣，ω-6 脂肪酸与 ω-3 脂肪酸的比值并不是唯一的决定因素。举例来说，除了 ω-6 脂肪酸与 ω-3 脂肪酸的比值比较理想之外，橄榄油和椰子油还具有其他有益于健康的特性。在比较亚麻籽油和菜籽油时，尽管通过列表可以发现菜籽油中 ω-6 脂肪酸与 ω-3 脂肪酸的比值更佳，但是实际上亚麻籽油要优于菜籽油。通过表 9.4，我们可以观察到哪些油脂富含 α- 亚麻酸，而在表 9.5 中我们按含量高低进行排序，为大家提供了几种比较好的油脂，它们可以作为 α- 亚麻酸的来源。

表 9.4　常见油脂中 ω-6 脂肪酸与 ω-3 脂肪酸的比值 [10, 11]
（此处指亚油酸与 α- 亚麻酸的比值）

饮食来源	ω-6 脂肪酸和 ω-3 脂肪酸的比值	饮食来源	ω-6 脂肪酸和 ω-3 脂肪酸的比值
葡萄籽油	696∶1	橄榄油	13∶1
芝麻油	138∶1	牛油果油	13∶1
红花油	78∶1	大豆油	7∶1
葵花籽油	68∶1	大麻籽油	3∶1
棉籽油	54∶1	奇亚籽油	0.33∶1
玉米油	46∶1	亚麻籽油	0.27∶1
花生油	32∶1	菜籽油	0.2∶1

表 9.5　优质的 α- 亚麻酸来源（以 α- 亚麻酸含量由高到低排列）[12]

饮食来源	α- 亚麻酸含量（克 / 汤匙，1 汤匙大约为 15 毫升或 12 克）	饮食来源	α- 亚麻酸含量（克 / 汤匙，1 汤匙大约为 15 毫升或 12 克）
核桃（英国）	2.6	小麦（胚芽）	0.70
亚麻籽	2.4~2.8	豆类	0.60
奇亚籽	2.1	蛋类	0.10~0.60
大豆	1.6	杏仁、马齿苋	0.40
核桃油、燕麦（胚芽）	1.4	米糠	0.20
菜籽油	1.3	核桃（黑）	0.16
大豆油	1.23	橄榄油	0.10
海藻	0.80		

亚麻籽的好处

对于心血管代谢来说，在已知的 ω-3 脂肪酸之中，来源于海产品的长链 ω-3 脂肪酸（EPA 和 DHA）产生改善效果的作用最强。但是大家要记住，α- 亚麻酸作为 "亲本" ω-3 脂肪酸也能够在很大程度上提供这样的效果。研究结果始终如一地显示，食用亚麻籽可以减轻炎症反应，减少血小板聚集（形成凝血块）[13, 14, 15, 16, 17]。对于血脂升高的患者，α- 亚麻酸可以降低 C 反应蛋白的水平。这是一种反映体内炎症严重程度的关键性标志物。食用较多的亚麻籽能够减轻炎症反应，研究人员将其归因为通过转化，在血液中形成了更多的 EPA 和 DHA。我们在前面已经讨论过，大部分人都无法非常有效地进行这种转化，不过通过这个研究可以发现，补充 α- 亚麻酸，无论如何最终也会形成一些 EPA 和 DHA[18]。

在另外一项研究中，以肥胖的患者为研究对象，他们每日的饮食中含有 30 克亚麻籽粉，可以提供 5 克 α- 亚麻酸。与接受安慰剂的研究对象相比，两周后就可以观察到他们体内炎症反应的严重程度明显降低 [19]。对于胆固醇水平升高的患者来说，亚麻籽粉还有降低甘油三酯水平和改善总胆固醇与高密度脂蛋白胆固醇的比值的作用 [20]。临床研究的结果显示，亚麻籽对于导致心血管疾病的其他危险因素具有改善作用，其中包括增强胰岛素的敏感性 [21]，降低甘油三酯水平 [22]，以及减少微小而致密的低密度脂蛋白胆固醇颗粒 [23]。我们知道，大量摄入反式脂肪会对机体产生不良影响，而服用亚麻籽对部分影响具有防御作用 [24]。我们可以临时研磨一些亚麻籽，把它们撒在酸奶或者农家干酪之上，也可以混入奶昔中，这些都是不错的选择。

和鱼油一样，亚麻籽中含有大量的多不饱和脂肪酸，对氧化和腐败高度敏感，因此，我们最好购买完整的亚麻籽，在食用之前临时研磨。在做这项工作的时候，一台咖啡豆研磨机或者香料粉碎机可是说是完美的工具。亚麻籽以及研磨后的亚麻籽粉应该存储在阴凉避光的地方，其中冰箱是理想的选择。大家也可以在头一天晚上将亚麻籽浸泡起来，过夜后再将其混入奶昔中。我们不推荐食用亚麻籽油，由于经过了加工，它对氧化损伤更加敏感，也更容易腐败。

也许有的读者会好奇，棕色亚麻籽与金色亚麻籽有什么不同？就 α- 亚麻酸含量来说，棕色亚麻籽的含量略高一点，但是差别几乎可以忽略不计，并且它们都含有十分讨人喜欢的坚果味道，因此在选择的时候就看大家更喜欢哪一种了。亚麻籽是一种很好的 α- 亚麻酸来源，如果有人确实不喜欢亚麻籽，则可以考虑通过鸡蛋获取 α- 亚麻酸。不过，这种鸡蛋并不是普通的鸡蛋，产蛋母鸡的饲料中需要含有亚麻籽。相对于普通鸡蛋，这种鸡蛋中 α- 亚麻酸的含量增加了4 倍[25]。核桃中也含有 α- 亚麻酸，不过核桃中 ω-6 脂肪酸的总量高于 ω-3 脂肪酸，因此，我们不应该依靠核桃作为自己补充 α- 亚麻酸的主要来源。

亚麻籽的潜在好处如下。

- 降低血压。
- 减轻炎症反应。
- 减少血栓的形成。
- 减轻动脉粥样硬化。
- 降低微小而致密的低密度脂蛋白胆固醇、甘油三酯以及总胆固醇与高密度脂蛋白胆固醇的比值。

利用 α- 亚麻酸减轻炎症反应的推荐剂量如下：每日 5~10 克。

草饲与谷饲肉类的差别

在本书中，我们自始至终都在向大家表述一个事实：海产品并不是 DHA 和 EPA 的唯一来源。当然，海产品中 DHA 和 EPA 的含量最高。通过食用海产品，我们可以非常方便地获得大量的 ω-3 脂肪酸。不过，也许有的人对鱼类和甲壳类动物过敏，有的人不喜欢海产品的味道。如果存在这些情况，那么他们完全可以通过陆地动物获得 α- 亚麻酸。不过通过这种方式，只能获得很少量的 DHA 和 EPA。尽管谷饲牛肉只含有少量的 ω-3 脂肪酸，但是来源于草饲动物的肉类食物能够为我们提供更多的 ω-3 脂肪酸，特别是 α- 亚麻酸。

曾经有研究人员对比了草饲牛肉与谷饲牛肉中脂肪成分的差异，根据结果可知，当饲料中添加谷物的时候，牛肉中 ω–3 脂肪酸的含量有所减少，并且减少的幅度与饲料中的谷物成分成线性关系。也就是说，饲养的牛摄取的谷物越多，牛肉中 ω–3 脂肪酸的含量越低 [26]。与来自谷饲动物的肉类食物相比，来自草饲动物的肉类食物中的 α– 亚麻酸含量增加了 2~11 倍，EPA 的含量增加了 2~5 倍，而 DHA 的含量增加了差不多 1 倍。

来自草饲动物的肉类食物在提供更多的 ω–3 脂肪酸的同时，ω–6 脂肪酸的含量却没有明显增加，这也就造成了这些肉类食物中 ω–6 脂肪酸与 ω–3 脂肪酸的比值更加讨人喜欢 [27]。对于来自草饲动物的肉类食物来说，ω–6 脂肪酸与 ω–3 脂肪酸的比值是比较理想的 2∶1。相比之下，来自谷饲动物的肉类食物中的 ω–6 脂肪酸与 ω–3 脂肪酸的比值高达 13∶1。

美国的绝大部分羊羔、山羊以及牛都采用放牧方式饲养，因此，只有在选择牛肉的时候，我们才需要特意去寻找草饲产品。我们找到草饲牛肉的最好方法是在附近寻找一位以放牧方式饲养牲畜的牧民。这样，我们甚至能够找到从出生到成熟屠宰前一直以放牧方式饲养的牛。不过，在遍布美国的超市之中，现在出现了越来越多的草饲肉类食品。目前，获得美国草饲协会认证是证实产品符合草饲标准的最佳证据，因此，在购买牛肉的时候，我们可以尝试去寻找相应的标志。

共轭亚油酸

除了能够提供更多的 ω–3 脂肪酸以外，相对于谷饲牛肉，草饲牛肉还具有另外一个明显的优势，那就是提供一类特殊的脂肪酸。这些脂肪酸被统称为共轭亚油酸，可以简称为 CLA。CLA 是一种反式脂肪，但是与部分被氢化的植物油不同，人们发现这种天然存在的反式脂肪不仅无害，反而对健康有益。

相关的研究结果显示，CLA 可以改善血脂异常，恢复胰岛素的敏感性，刺激骨盐沉积，另外还有阻止血液凝固、阻止动脉粥样硬化以及抗癌的效果 [28, 29]。研究人员曾经写道，在过去的 20 多年里，大量的研究结果都证实 CLA 有利于身体健康。就像动物模型试验显示的那样，它们能够减少癌变的出现，降低动脉粥样硬化的发生率，阻止糖尿病患者发病。除此之外，以不同类型的生物为调查对象的研究都提示我们，CLA 还能够通过减少脂肪组织在体内的积累，调节机体不同构成成分之间的比例关系。这些调查对象包括小鼠、大鼠、猪。近期的人体试验也再次证实了这个结果[30]。在过去的几十年里，现代西方饮食中的 CLA 几乎彻底消失了。这很可能是导致肥胖症流行以及各种慢性病发生率激增的关键因素之一。

CLA 是通过反刍动物（例如牛、山羊、绵羊等）的消化道中的细菌性发酵产生的，并且集中在由这些动物出产的肉类食物和奶制品之中。猪、鸡以及火鸡也会产生少量的 CLA。在饲养场工业化的时代，无论是肉牛还是奶牛都远离水草丰美的牧场。当它们主要接受谷物喂养的时候，出产的肉类食物和奶制品中的 CLA 含量明显降低。除了能够提供更多的 ω-3 脂肪酸之外，我们提倡选择草饲动物出产的肉类食物和奶制品的另外一个原因就是它们能够提供更多的 CLA。有一个好消息，大家并不是非得吃肉食才能获得 CLA。通过草饲黄油，我们同样可以获得足够的 CLA，相对于谷饲奶牛出产的牛奶，草饲奶牛出产的牛奶中的 CLA 含量增加了 500%[31]。

实际上，即使是草饲牛肉，其中 CLA 的总含量也是很低的，每克脂肪中只含有 1.7~10.8 毫克 CLA[32]。不过，尽管 CLA 的含量很低，我们也不应该忽视它的重要性。大家应该还记得，我们曾经谈到过维生素和矿物质，这两种营养物质的需求量很少，但是一旦缺乏，后果是灾难性的。

CLA 的益处之一是减少体脂，保持肌肉组织[33]。大家应该还记得，当我们尝试减肥的时候，就是希望减少脂肪组织，而不是减少肌肉和其他的无脂肪组织。研究结果显示，即使不改变饮食结构和锻炼强度，仅仅补充 CLA，就足以产生上述效果[34]。这也就意味着 CLA 能够在不改变饮食和锻炼习惯的情况下帮助我们减肥。我们在前面曾经说过脂肪酸自身会向机体细胞传递重要的信号，这句话并不是玩笑话。

研究人员发现，CLA 能够减少脂肪的合成，还可以增强机体分解脂肪的能力。我们曾经讨论过，细胞是在线粒体中分解脂肪并以此提供能量的。在这个过程中，肉毒碱棕榈酰转移酶-1（Carnitine Palmitoyl-transferase-1，CPT-1）会协助脂肪转移到线粒体之中。CLA 能够增加 CPT-1 的活性，而对于那些通知机体产生和储存脂肪的各种酶，CLA 会发挥抑制作用[35]。

对于 CLA 通过饮食的最佳摄入量，人们进行了粗略估计，范围为 95~3000 毫克 / 天。考虑到现在的大部分美国人每日只能通过饮食摄入 150~200 毫克 CLA（也就是在下限附近），对于那些并不经常食用草饲牛肉和奶制品的人士来说，更是如此，因此，我们建议每日补充 500~1000 毫克 CLA。这样，我们每日的 CLA 摄入量就可以接近旧石器时代祖先的水平 [36]。

草饲牛肉：除了脂肪酸以外，还可以提供其他好处

现在让我们暂时离开脂肪酸，谈谈维生素和矿物质的问题。如果我们说牛肉还是这两种营养素的丰富来源，大家会不会感到惊讶？大部分人在想到维生素和矿物质的时候，总会不由自主地联想起色泽明亮的水果和蔬菜，而实际上牛肉中也富含 B 族维生素、铁元素、锌元素、硒元素等。

如果有人曾经购买过草饲牛肉，很可能就会注意到牛肉中的脂肪组织呈现出明显的黄色外观，这是因为它含有 β - 胡萝卜素。胡萝卜和番薯之所以呈现橙红色正是因为它们都含有 β - 胡萝卜素。绿草中也含有 β - 胡萝卜素，而牛在大量吃草的时候，这种色素就会在牛体内的脂肪组织中逐渐聚集 [37]。当我们比较草饲黄油和谷饲黄油的时候，也会发现它们的颜色存在明显的差异。不过，当我们挑选黄油的时候，要仔细阅读产品标签，这是因为有些厂家为了模仿真正的草饲黄油，会在自己生产的黄油、人造奶油以及由植物油制成的涂抹酱中添加合成的着色剂，所以，我们不要被它们欺骗，一定要购买真正的草饲黄油。

与谷饲牛肉相比，草饲牛肉中 β - 胡萝卜素的含量增加了 7 倍。β - 胡萝卜素是维生素 A 的前体，而维生素 A 对于眼睛的健康、视力的好坏、骨骼的健康、生殖能力以及呼吸系统的健康等问题都是至关重要的。白细胞的产生及其功能的发挥也离不开维生素 A，它还有助于维持皮肤和小肠的完整性，而皮肤和小肠是机体对抗毒素与病原微生物的第一道防线。因此，拥有足够的 β - 胡萝卜素和维生素 A 能够使免疫系统更加强健。在我们的祖父母生活的时代，为了防治感冒和其他疾病，人们每天会喝下去一大勺富含维生素 A 的鱼肝油。现在我们应该尽可能购买来自草饲动物的肉食、奶酪、酸奶以及其他奶制品。

我们可以从牛肉中获取的另外一种营养素是维生素 E。草饲牛肉中维生素

E 的含量是谷饲牛肉的 2~10 倍 [38]。维生素 E 是一种关键性的抗氧化剂，能够阻止牛肉自身含有的脂肪被氧化，也能够补充我们体内的抗氧化物质，从而保护我们体内的脂肪，使其免于被氧化。

也许有人曾经注意到牛肉在放置一段时间之后会变色。新鲜的牛肉呈明亮的红色，非常鲜艳，但是那些打折销售、不太新鲜的牛肉呈棕色。我们建议大家不要购买这些变成棕色的牛肉，这种现象就是在提示我们那些导致牛肉呈现鲜红色的蛋白质已经被氧化破坏。草饲牛肉中维生素 E 的含量较高，能够对蛋白质产生保护作用，从而可以将亮红色维持更长的时间 [39]。

由草饲动物出产的肉食还含有其他非常重要的抗氧化成分。不知道大家还记不记得谷胱甘肽？人体的每个细胞中都含有这种物质，它有一个绰号叫"抗氧化大师"，其最主要的作用是在肝脏内中和有毒物质。除了解毒作用之外，谷胱甘肽还具有清除自由基的能力，并且这种能力非常强大。自由基会导致人体组织中 DNA、结构脂肪以及其他成分的氧化性损伤。肉类食物与蔬菜中都含有谷胱甘肽。对于在牧场饲养的动物来说，由于郁郁葱葱的牧草中也含有大量的谷胱甘肽，因此，在这些动物出产的肉类食物中，谷胱甘肽的含量也高于谷饲动物出产的肉类食物 [40]。

还有另外两种能够中和自由基的抗氧化剂，分别是超氧化物歧化酶和过氧化氢酶。在草饲动物出产的肉类食物中，它们的含量也高于谷饲动物出产的肉类食物 [41]。与维生素 E 一样，当肉类食物曝露在空气中或者被烹饪的时候，草饲动物出产的肉类食物中存在较高浓度的抗氧化酶，能够帮助脂肪免于被氧化。因此，尽管草饲动物出产的肉类食物中富含脆弱的 ω–3 脂肪酸，但大量抗氧化剂的存在能够为这些脂肪提供保护 [42]。

相对于来源于谷饲动物的肉类食物，由草饲动物出产的肉类食物能够为人体提供的益处如下。

- 含有更多的 ω–3 脂肪酸，这些 ω–3 脂肪酸以 α– 亚麻酸的形式存在。
- 含有更少的 ω–6 脂肪酸。
- ω–6 脂肪酸与 ω–3 脂肪酸的比值更低。
- 含有更多的反式异油酸。
- 含有更多的 CLA。

- 含有更多的维生素 A 和维生素 E 的前体物质。
- 含有更多的抗氧化剂，例如谷胱甘肽、超氧化物歧化酶和过氧化氢酶。
- 含有更少的反式脂肪。
- 被氧化的脂肪含量更低。

把一切都综合起来：维持健康的技巧

食用海产品

如果我们希望增加 ω-3 脂肪酸特别是 EPA 和 DHA 的摄入量，吃更多来自海洋的食物就是最有效的办法。无论什么时候，我们都应该尽可能购买在清洁水域捕捞的野生海产品，而不是选择那些养殖的种类，因为养殖的海产品通常含有更多的有害污染物 [43]。我们以前曾经提到过，相对于捕捞的野生鱼类，养殖的鱼类由于饲料的原因，含有更多的 ω-6 脂肪酸，而 ω-3 脂肪酸的含量有所减少。也就是说，好的成分不足，而不好的成分更多。为了维护自身健康，这并不是我们想要的方式。不过，有一点要提醒大家，现在有些养殖场用健康的海产品作为饲料喂养鲑鱼。这种鲑鱼也可以作为选择对象，但是在购买的时候，我们要选择那些优质的养殖鲑鱼，它们在养殖过程中没有使用过抗生素，并且拥有 EPA 和 DHA 含量的证明文件 [44]。

选择由草饲动物提供的食物

选择有机农场出产的肉类、黄油、奶酪、蛋类、牛奶以及其他种类的食物。这样做能够为我们提供更多的 ω-3 脂肪酸和 CLA，同时我们还可以得到更多的 β-胡萝卜素、各种维生素以及矿物质 [45, 46]。我们可以向当地的农场主询问他们如何饲养动物，很多小农场会非常人道地对待动物，牧草也不是转基因作物，更没有喷洒过农药，不过这样的小农场通常没有有机认证。申请有机认证的文书工作对于一个很小的家庭农场来说是非常繁重的负担，尽管他们的养殖过程完全符合要求，甚至优于有机认证的官方标准。

获得 ω-3 脂肪酸还有另外一个途径，我们可以购买牧场散养的母鸡出产的鸡蛋。相对于普通鸡蛋，这些鸡蛋中 ω-3 脂肪酸的含量增加了 10 倍，它们还富含维生素 D、维生素 B12 以及叶酸 [47]。不过，大家要记住，所有这些营养物质都存在于蛋黄之中，因此我们可以尽情地享受全蛋，完全没有必要只吃蛋白。

为了尽可能减轻肉和蛋类食物中脂肪和胆固醇被氧化的程度，我们在进行烹饪的时候应该避免高温。对于剩下的食物，我们通常也不建议直接将其放入微波炉中重新加热，唯一的原因就是这样做会增加食物被氧化的机会。当然，我们也理解，对于每个人来说，都无法完全避免吃剩饭剩菜。如果剩饭剩菜中含有脂肪酸和胆固醇，我们就应该选择可以设定功率的设备，利用 50% 甚至更低的功率进行加热。

对于其他动物来源的食物来说，鸡的脂肪中亚油酸的含量为 13.5%[48]，猪肉中亚油酸的含量为 8%[49]，而牛肉中亚油酸的含量只有 2.7%[50]。猪肉脂肪以饱和脂肪酸和单不饱和脂肪酸为主，多不饱和脂肪酸的含量很低，不过在多不饱和脂肪酸之中，ω-6 脂肪酸的含量远远高于 ω-3 脂肪酸。鸡肉的情况与之类似，在鸡的脂肪中单不饱和脂肪酸占主导地位，紧随其后的是多不饱和脂肪酸，其中 ω-6 脂肪酸的比例也高于 ω-3 脂肪酸。

当然，自由放养的鸡以绿草及各种小虫子为食，除此之外还有有机谷物。相对于大规模室内集中饲养、以转基因谷物为饲料的鸡，它们体内营养物质的构成更加合理。树林中散养的猪与圈养的猪相比，前者体内营养素的构成也具有优势。尽可能选择那些非集中饲喂的有机鸡肉和猪肉，我们也可以只买瘦肉，通过添加橄榄油或者牛油果油的方式改善风味。

适量食用坚果和种子

在选择坚果和种子的时候，大家应该挑选有机的。如果有的读者不太愿意生食，更喜欢烘烤的风味，则可以选择那些在加工过程中没有添加任何工业化加工的植物油的品种。很多坚果流行品牌在烘烤的过程中都会使用大豆油或者棉籽油。如果有的读者喜欢尝试不同的口味，就不要选择那些用蜂蜜烘烤的类型，它们通常在加工过程中会添加糖或者玉米糖浆。在挑选的时候，要阅读标签，确保自己明白原材料中的每一种成分，例如小茴香、辣椒、姜黄和可可粉。对于存在胰岛素抵抗或者心脏代谢相关问题的患者，我们建议限制食用那些富含 ω-6 脂肪酸的坚果和种子，其中包括核桃、松子、葵花籽以及南瓜子。这些坚果和种子会导致胰岛素水平升高。

在食物中添加亚麻籽

不要选择亚麻籽油！亚麻籽油非常容易被氧化，对于健康来说，它们似乎无法提供与新鲜研磨的亚麻籽相同的益处。我们建议在每天的饮食中添加 1~3 汤匙的亚麻籽，可以浸泡一夜后食用，也可以在食用前研磨出新鲜的亚麻籽粉。如果有的读者无法通过其他的来源（例如植物绿叶）获取足够的 α- 亚麻酸，这样做就更加必不可少。为了迅速而便捷地补充 ω-3 脂肪酸，我们可以把新鲜研磨的亚麻籽加到酸奶、农家干酪、燕麦粥或者水果奶昔之中。

避免食用反式脂肪和工业化加工的植物油

从烘焙食品到各种调味品，几乎每一种加工食品中都隐藏着工业化加工的植物油，甚至我们从来都没有意识到有些食物（如面包屑）中也有这些油脂潜伏。通常含有大量反式脂肪和植物油的食物包括沙拉酱、蛋糕糖霜、蛋黄酱、油炸食物、人造奶油、植物起酥油、酥皮糕点、花生酱、饼干以及各种加工过的零食（例如薯片）。再一次提醒大家，购买的时候要阅读食品标签，大家要提前做好准备；否则，在意想不到的地方跳出来的油脂标识会把你吓一跳。

本章总结

现在大家可能已经了解了一些饮食方式，通过它们，可以充分利用超级燃料——脂肪。这些饮食方式与我们既往已经习惯的饮食方式有一些差异。我们将会花费更多的时间来烹饪，而不是购买外卖或者加热那些从超市购买的预处理食物。我们在进行采购的时候也会花费更多的时间来阅读食品标签，仔细寻找那些隐藏起来的植物油。不过，用不了多长时间，选择正确的食物就会成为我们的第二天性。在很多的时候，我们就不必再进行思考。也就是说，不久之后，我们就会变得非常老练，无论是购物还是准备食物，都会和以前一样快捷，并且毫不费力。为了我们的健康，这样做非常值得，它意味着我们只需要投入较少的时间和精力，就可以获得丰厚的回报，长时间维持自己的健康状况，提高生活质量。

结　论

　　现在大家应该已经明白了，饮食中 ω-6 脂肪酸与 ω-3 脂肪酸的比值具有多么大的能力。对于我们的健康，无论是从身体、精神还是从认知的角度来说，这个比例都发挥着至关重要的作用。政府在过去颁布的膳食指南中宣称工业化加工的植物油有益于健康，鼓励大家大量摄入。现在看来，这个观点已经彻底过时了。如果有人曾经忠实地执行这些膳食指南，选择富含碳水化合物的低脂饮食，彻底抛弃动物脂肪并用那些植物油来代替，那么现在就会发现自己还是在和肥胖以及疾病进行艰苦卓绝的斗争。是时候抛弃那些失败的建议，让我们把过时的膳食指南丢进历史的垃圾桶中。

　　如果有的读者打算执行我们建议的周期性生酮饮食方案，那么在购物的时候就应该抛弃富含碳水化合物的食物，把目标集中在那些富含 ω-3 脂肪酸的食物之上。大家要记住，机体的健康从细胞水平开始，我们机体的健康水平取决于细胞以及细胞膜的健康状况。人体内的每一个器官、每一个腺体、每一块肌肉以及其他的组织都是由细胞构成的，而这些细胞都需要健康的脂肪。我们应该选择那些未经加工的纯天然食物，以此为自己提供健康的脂肪。这些食物的最初原料都生长或者饲养在纯天然的环境中，没有掺假或者经过化学诱导，在加工过程中也没有使用有害的添加剂，从而保留了它们维持生命的特性。这些食物包括有机的蔬菜、水果、坚果、种子、牛肉、猪肉、鸡肉、禽蛋以及奶制品。某些动物生活在健康的环境下，接受适合自己的食物，此类动物出产的食物也可以放心食用。从清洁的、可持续发展的产地捕捞的野生海产品也属于此类。

　　我们吃什么食物决定着机体的健康状况，而且提供食物的动物曾经以什么为食是至关重要的。从营养角度来说，选择由健康动物出产的食物绝对是一件物超所值的事情。这些动物生活在空气新鲜、阳光充足、牧草丰美的环境中，能够在室外自由地寻觅食物，而这些食物没有被除草剂污染，也不是那些含有大量 ω-6 脂肪酸的转基因谷物，由这些动物出产的食物中的营养成分特别是脂肪的含量和质量都与集中饲养的动物出产的食物有着本质的差别，而当我们摄入这些食物的时候，它们又会反过来对我们体内的营养成分产生影响。

根据相关研究的结果，现在我们已经无须再对食物中含有的盐分、饱和脂肪以及胆固醇谈之色变，恐惧不已，但这并不意味着我们可以大吃特吃黄油、培根、鸡蛋、奶酪以及肥腻的肉食，只是说没有理由让我们彻底放弃这些食物，特别是当这些食物来自那些以草料为食、通过放牧或者散养的方式喂养的动物时。人们曾经在几个国家中发现了身体健康而长寿的人群，在长达几个世纪的时间里，他们的食物之间存在明显的差异。人们把这种现象称为悖论。实际上，这根本就算不上悖论。现在我们已经知道了有关膳食脂肪的真相，它们也不再神秘。那些人群健康长寿可能与他们选择的食物没有太大的关系（举例来说，法国人青睐奶酪、奶油以及肉酱，而希腊人更喜欢羊奶干酪以及烤全羊），而与他们不吃的食物（也就是大量经过高度工业化加工的植物油）有关。

在本书即将结束的时候，让我们再用几分钟的时间回顾一下有关 ω-3 脂肪酸和 ω-6 脂肪酸的几个关键问题。

ω-6 脂肪酸会促进炎症反应和氧化反应

通过摄入更多的 ω-3 脂肪酸以及限制 ω-6 脂肪酸，我们可以将机体从促进炎症的状态转向抗炎状态，使慢性炎症的火焰熄灭。现今的西方世界有大量的慢性病患者，而这些慢性病的发病基础正是慢性炎症。

ω-6 脂肪酸增加罹患癌症的风险，而 ω-3 脂肪酸的作用恰恰相反

在脂肪酸被整合进入细胞膜的过程中，ω-3 脂肪酸与 ω-6 脂肪酸之间是相互竞争的关系，摄取 ω-3 脂肪酸有助于减少 ω-6 脂肪酸进入细胞的数量，特别是鱼油中大剂量的长链 ω-3 脂肪酸能够减少肿瘤细胞对亚油酸的摄取，减缓肿瘤的生长。尽量减少食用工业化加工的植物油，降低 ω-6 脂肪酸的摄入量。通过这种方式，我们不仅可以减小罹患癌症的风险，对于已经存在的肿瘤，也可以减缓它们的生长速度。

ω-3 脂肪酸能够降低罹患心血管疾病的风险

大家要记住，ω-3 脂肪酸有助于降低我们罹患心血管疾病的风险。这些特殊的

脂肪在体内具有抗炎以及促进炎症消退的作用，还能够降低血压，阻止血液的异常凝固，促使血管发挥适当的功能。

ω–6 脂肪酸会增强饥饿感，促进脂肪的摄取

通过限制饮食中低质量的 ω–6 脂肪酸，我们可以抑制饥饿感，由此开始逐渐减轻体重。纠正自己体内 ω–6 脂肪酸与 ω–3 脂肪酸的比值，我们更容易释放那些被储存起来的脂肪。

ω–3 脂肪酸可以增加肌肉组织，加快脂肪减少的速度

摄入 ω–3 脂肪酸可以促进脂肪分解，帮助机体构建肌肉组织。对于获得以及维持健康的体重来说，这是一个双赢的局面。在细胞内，DHA 发挥着类似起搏器的作用，它会提升代谢率，始终促进机体产生更多的能量，而不是只限于锻炼的时刻。

为了自身的健康，也为了子孙后代的健康，请让我们的饮食回归正轨，食用那些真正富含营养物质的食物，处理方式也要尽可能接近自然。如果仅仅依靠饮食无法纠正某些失衡状态，那么就可以利用补充剂。我们通常无法控制自身健康的各个方面，但是利用饮食脂肪，我们将在机体与不健康因素的博弈中处于主导地位，能够为现在以及未来的健康状况做好准备。而做到这一点，只需要我们对自己的饮食做出一些改变。我们希望大家在阅读本书之后能够知道如何去做。

参考文献

引 言

[1] Adapted from Enig, M. Know Your Fats. Silver Spring (MD): Bethesda Press; 2000. 358 p.

[2] Fallon, S, Enig, M. The Great Con-ola. Washington (DC): The Weston A. Price Foundation; 2002 Jul 28.

[3] Blasbalg TL, Hibbeln JR, Ramsden CE, et al. Changes in consumption of omega-3 and omega-6 fatty acids in the United States during the 20th century. *Am J Clin Nutr.* 2011 May;93(5):950-62.

[4] Ibid.

[5] Simopoulos AP. Essential fatty acids in health and chronic disease. *Am J Clin Nutr.* 1999 Sep;70 (3 Suppl):560s-9s.

[6] Simopoulos AP, DiNicolantonio JJ. The importance of a balanced omega-6 to omega-3 ratio in the prevention and management of obesity. *Open Heart.* 2016 Sep;3(2):e000385.

[7] DiNicolantonio JJ, McCarty MF, Chatterjee S, et al. A higher dietary ratio of long-chain omega-3 to total omega-6 fatty acids for prevention of COX-2-dependent adenocarcinomas. *Nutr Cancer.* 2014;66(8):1279-84.

[8] Simopoulos AP. Essential fatty acids in health and chronic disease. *Am J Clin Nutr.* 1999 Sep;70 (3 Suppl):560s-9s.

[9] Kuipers RS, Luxwolda MF, Dijck-Brouwer DA, et al. Estimated macronutrient and fatty acid intakes from an East African Paleolithic diet. *Br J Nutr.* 2010 Dec;104(11):1666-87.

[10] Singh RB, Demeester F, Wilczynska A. The tsim tsoum approaches for prevention of cardiovascular disease. *Cardiol Res Pract*. 2010;2010:824938.

[11] Rodriguez-Leyva D, Dupasquier CM, McCullough R, et al. The cardiovascular effects of flaxseed and its omega-3 fatty acid, alpha-linolenic acid. *Can J Cardiol*. 2010 Nov;26(9):489-96.

[12] Burdge GC, Wootton SA. Conversion of alpha-linolenic acid to eicosapentaenoic, docosapentaenoic and docosahexaenoic acids in young women. *Br J Nutr*. 2002 Oct;88(4):411-20.

[13] Kuipers RS, Luxwolda MF, Dijck-Brouwer DA, et al. Estimated macronutrient and fatty acid intakes from an East African Paleolithic diet. *Br J Nutr*. 2010 Dec;104(11):1666-87.

[14] Eaton SB, Eaton SB 3rd, Sinclair AJ, et al. Dietary intake of long-chain polyunsaturated fatty acids during the paleolithic. *World Rev Nutr Diet*. 1998;83:12-23.

第1章

[1] Keys A. Atherosclerosis: a problem in newer public health. *J Mt Sinai Hosp N Y*. 1953 Jul-Aug;20(2):118-39.

[2] Yerushalmy J, Hilleboe HE. Fat in the diet and mortality from heart disease; a methodologic note. *N Y State J Med*, 1957 Jul 15;57(14):2343-54.

[3] DiNicolantonio JJ, Lucan SC, O'Keefe JH. The evidence for saturated fat and for sugar related to coronary heart disease. *Prog Cardiovasc Dis*. 2016;58(5):464-72.

[4] DiNicolantonio JJ. The cardiometabolic consequences of replacing saturated fats with carbohydrates or Ω-6 polyunsaturated fats: Do the dietary guidelines have it wrong? *Open Heart*. 2014 Feb 8;1(1):e000032.

[5] Ahrens EH Jr., Insull W Jr., Blomstrand R, et al. The influence of dietary fats on serum-lipid levels in man. *Lancet*. 1957 May 11;272(6976):943-53.

[6] Ahrens EH Jr., Blankenhorn DH, Tsaltas TT. Effect on human serum lipids of substituting plant for animal fat in diet. *Proc Soc Exp Biol Med*. 1954 Aug 1;86(4): 872-8.

[7] Parodi PW. Has the association between saturated fatty acids, serum cholesterol

and coronary heart disease been over emphasized? *Intl Dairy J.* 2009 JunJul; 19(6-7):345-61.

[8] Kannel WB, Dawber TR, Kagan A, et al. Factors of risk in the development of coronary heart disease-six year follow-up experience. The Framingham Study. *Ann Intern Med.* 1961 Jul;55:33-50.

[9] Ramsden CE, Hibbeln JR, Majchrzak-Hong SF. All PUFAs are not created equal: absence of CHD benefit specific to linoleic acid in randomized controlled trials and prospective observational cohorts. *World Rev Nutr Diet.* 2011;102:30-43.

[10] Mustad VA, Ellsworth JL, Cooper AD, et al. Dietary linoleic acid increases and palmitic acid decreases hepatic LDL receptor protein and mRNA abundance in young pigs. *J Lipid Res.* 1996 Nov;37(11):2310-23.

[11] Ibid.

[12] Fernandez ML, West KL. Mechanisms by which dietary fatty acids modulate plasma lipids. *J Nutr.* 2005 Sep;135(9):2075-8.

[13] Dias CB, Garg R, Wood LG, et al. Saturated fat consumption may not be the main cause of increased blood lipid levels. *Med Hypotheses.* 2014 Feb;82(2):187-95.

[14] Steinberg D. Thematic review series: the pathogenesis of atherosclerosis. An interpretive history of the cholesterol controversy, part V: the discovery of the statins and the end of the controversy. *J Lipid Res.* 2006 Jul;47(7):1339-51.

[15] Parodi PW. Has the association between saturated fatty acids, serum cholesterol and coronary heart disease been over emphasized? *Intl Dairy J.* 2009 JunJul; 19(6-7):345-61.

[16] Dietary goals for the United States.

[17] Hu FB, Stampfer MJ, Manson JE, et al. Dietary fat intake and the risk of coronary heart disease in women. *N Engl J Med.* 1997;337(21):1491-9.

[18] Oh K, Hu FB, Manson JE, et al. Dietary fat intake and risk of coronary heart disease in women: 20 years of follow-up of the nurses' health study. *Am J Epidemiol.* 2005 Apr 1;161(7):672-9.

[19] Ramsden CE, Hibbeln JR, Majchrzak-Hong SF. All PUFAs are not created equal: absence of CHD benefit specific to linoleic acid in randomized controlled trials and

prospective observational cohorts. *World Rev Nutr Diet*. 2011;102:30-43.

[20] Huang X, Sjogren P, Arnlov J, et al. Serum fatty acid patterns, insulin sensitivity and the metabolic syndrome in individuals with chronic kidney disease. *J Intern Med*. 2014 Jan;275(1):71-83.

[21] Wu JH, Lemaitre RN, King IB, et al. Circulating omega-6 polyunsaturated fatty acids and total and cause-specific mortality: The Cardiovascular Health Study. *Circulation*. 2014 Oct 7;130(15):1245-53.

[22] Warensjo E, Sundstrom J, Vessby B, et al. Markers of dietary fat quality and fatty acid desaturation as predictors of total and cardiovascular mortality: a population-based prospective study. *Am J Clin Nutr*. 2008 Jul;88(1):203-9.

[23] de Goede J, Verschuren WM, Boer JM, et al. N-6 and N-3 fatty acid cholesteryl esters in relation to fatal CHD in a Dutch adult population: a nested case-control study and meta-analysis. *PLoS One*. 2013 May 31;8(5):e59408.

[24] Fernandez-Real JM, Broch M, Vendrell J, et al. Insulin resistance, inflammation, and serum fatty acid composition. *Diabetes Care*. 2003 May;26(5):1362-8.

[25] Miettinen TA, Naukkarinen V, Huttunen JK, et al. Fatty-acid composition of serum lipids predicts myocardial infarction. *Br Med J (Clin Res Ed)*. 1982 Oct 9;285(6347):993-6.

[26] Wu JH, Lemaitre RN, King IB, et al. Circulating omega-6 polyunsaturated fatty acids and total and cause-specific mortality: The Cardiovascular Health Study. *Circulation*. 2014 Oct 7;130(15):1245-53.

[27] Marventano S, Kolacz P, Castellano S, et al. A review of recent evidence in human studies of n-3 and n-6 PUFA intake on cardiovascular disease, cancer, and depressive disorders: does the ratio really matter? *Int J Food Sci Nutr*. 2015;66(6):611-22.

[28] Keys A. Coronary heart disease in seven countries. 1970. *Nutrition*. 1997 Mar 13;13(3):250-2; discussion 49, 3.

[29] Keys A. Mediterranean diet and public health: personal reflections. *Am J Clin Nutr*. 1995 Jun;61(6 Suppl):1321s-3s.

[30] Ibid.

[31] Dias CB, Garg R, Wood LG, et al. Saturated fat consumption may not be the main

cause of increased blood lipid levels. *Med Hypotheses*. 2014 Feb;82(2):18795.

[32] Yano K, Rhoads GG, Kagan A, et al. Dietary intake and the risk of coronary heart disease in Japanese men living in Hawaii. *Am J Clin Nutr*. 1978 Jul;31(7):1270-9.

[33] Ibid.

[34] Keys A, Kimura N, Kusukawa A, et al. Lessons from serum cholesterol studies in Japan, Hawaii and Los Angeles. *Ann Intern Med*. 1958 Jan 1;48(1):83-94.

[35] Parodi PW. Has the association between saturated fatty acids, serum cholesterol and coronary heart disease been over emphasized? *Int Dairy J*. 2009 JunJul; 19(6-7):345-61.

[36] Ibid.

[37] Ibid.

[38] Ibid.

[39] Ibid.

[40] Campos H, Blijlevens E, McNamara JR, et al. LDL particle size distribution. Results from the Framingham Offspring Study. *Arterioscler Thromb*. 1992 Dec;12(1):1410-9.

[41] Dreon DM, Fernstrom HA, Campos H, et al. Change in dietary saturated fat intake is correlated with change in mass of large low-density-lipoprotein particles in men. *Am J Clin Nutr*. 1998 May;67(5):828-36.

[42] Parodi PW. Has the association between saturated fatty acids, serum cholesterol and coronary heart disease been over emphasized? *Int Dairy J*. 2009 Jun-Jul;19(6-7):345-61.

[43] Ibid.

[44] Rizzo M, Berneis K. Low-density lipoprotein size and cardiovascular risk assessment. *QJM*, 2006 Jan;99(1):1-14.

[45] Dreon DM, Fernstrom HA, Williams PT, et al. A very low-fat diet is not associated with improved lipoprotein profiles in men with a predominance of large, low-density lipoproteins. *Am J Clin Nutr*. 1999 Mar;69(3):411-8.

[46] Turpeinen O, Karvonen MJ, Pekkarinen M, et al. Dietary prevention of coronary heart disease: the Finnish Mental Hospital Study. *Int J Epidemiol*. 1979 Jun;8(2):99-118.

[47] Parodi PW. Has the association between saturated fatty acids, serum cholesterol and coronary heart disease been over emphasized? *Int Dairy J.* 2009 Jun-Jul;19(6-7):345-61.

[48] Dayton S, Pearce ML. Diet high in unsaturated fat. A controlled clinical trial. *Minn Med.* 1969 Aug;52(8):1237-42.

[49] Loffredo L, Perri L, Di Castelnuovo A, et al. Supplementation with vitamin E alone is associated with reduced myocardial infarction: a meta-analysis. *Nutr Metab Cardiovasc Dis.* 2015 Apr;25(4):354-63.

[50] Ramsden CE, Hibbeln JR, Majchrzak SF, et al. n-6 fatty acid-specific and mixed polyunsaturate dietary interventions have different effects on CHD risk: a meta-analysis of randomised controlled trials. *Br J Nutr.* 2010 Dec;104(11):1586-600.

[51] Ibid.

[52] Frantz ID Jr., Dawson EA, Ashman PL, et al. Test of effect of lipid lowering by diet on cardiovascular risk. The Minnesota Coronary Survey. *Arteriosclerosis.* 1989 Jan-Feb;9(1):129-35.

[53] Baum SJ, Kris-Etherton PM, Willett WC, et al. Fatty acids in cardiovascular health and disease: a comprehensive update. *J Clin Lipidol.* 2012 MayJun;6(3):216-34.

[54] Christakis G, Rinzler SH, Archer M, et al. Effect of the Anti-Coronary Club program on coronary heart disease. Risk-factor status. *JAMA.* 1966 Nov 7;198(6):597-604.

[55] DiNicolantonio JJ. The cardiometabolic consequences of replacing saturated fats with carbohydrates or Ω-6 polyunsaturated fats: Do the dietary guidelines have it wrong? *Open Heart,* 2014 Feb 8;1(1):e000032.

[56] Christakis G, Rinzler SH, Archer M, et al. The anti-coronary club. A dietary approach to the prevention of coronary heart disease—a seven-year report. *Am J Public Health Nations Health.* 1966 Feb;56(2):299-314.

[57] Rose GA, Thomson WB, Williams RT. Corn oil in treatment of ischaemic heart disease. *Br Med J.* 1965 Jun 12;1(5449):1531-3.

[58] Ibid.

[59] de Lorgeril M, Salen P, Martin JL, et al. Mediterranean diet, traditional risk factors, and the rate of cardiovascular complications after myocardial infarction: final report

of the Lyon Diet Heart Study. *Circulation*. 1999 Feb 16;99(6):779-85.

[60] de Lorgeril M, Renaud S, Mamelle N, et al. Mediterranean alpha-linolenic acid-rich diet in secondary prevention of coronary heart disease. *Lancet*. 1994 Jun 11;343(8911):1454-9.

[61] Estruch R, Ros E, Salas-Salvado J, et al. Primary prevention of cardiovascular disease with a Mediterranean diet. *N Engl J Med*. 2013 Apr 4;368(14):1279-90.

[62] de Lorgeril M, Salen P, Defaye P, et al. Recent findings on the health effects of omega-3 fatty acids and statins, and their interactions: do statins inhibit omega-3? *BMC Med*. 2013;11:5.

[63] DiNicolantonio JJ, Niazi AK, McCarty MF, et al. Omega-3s and cardiovascular health. *Ochsner J*. 2014 Fall;14(3):399-412.

[64] DiNicolantonio JJ, Niazi AK, O'Keefe JH, Lavie CJ. Explaining the recent fish oil trial "failures". *J Glycomics Lipidomics*. 2013;3(1): e112.

[65] Burr ML, Fehily AM, Gilbert JF, et al. Effects of changes in fat, fish, and fibre intakes on death and myocardial reinfarction: diet and reinfarction trial (DART). *Lancet*. 1989 Sep 30;2(8666):757-61.

[66] Burr ML, Sweetham PM, Fehily AM. Diet and reinfarction. *Eur Heart J*. 1994 Aug;15(8):1152-3.

[67] Marchioli R, Barzi F, Bomba E, et al. Early protection against sudden death by n-3 polyunsaturated fatty acids after myocardial infarction: time-course analysis of the results of the Gruppo Italiano per lo Studio della Sopravvivenza nell'Infarto Miocardico (GISSI)-Prevenzione. *Circulation*. 2002 Apr 23;105(16):1897-903.

[68] Dietary supplementation with n-3 polyunsaturated fatty acids and vitamin E after myocardial infarction: results of the GISSI-Prevenzione trial. Gruppo Italiano per lo Studio della Sopravvivenza nell'Infarto miocardico. *Lancet*. 1999 Aug 7;354(9177):447-55.

[69] Tavazzi L, Maggioni AP, Marchioli R, et al. Effect of n-3 polyunsaturated fatty acids in patients with chronic heart failure (the GISSI-HF trial): a randomised, double-blind, placebo-controlled trial. *Lancet*. 2008 Oct 4;372(9645):1223-30.

[70] Yokoyama M, Origasa H, Matsuzaki M, et al. Effects of eicosapentaenoic acid on

major coronary events in hypercholesterolaemic patients (JELIS): a randomised open-label, blinded endpoint analysis. *Lancet*. 2007 Mar 31;369(9567):1090-8.

[71] Ibid.

[72] Tanaka K, Ishikawa Y, Yokoyama M, et al. Reduction in the recurrence of stroke by eicosapentaenoic acid for hypercholesterolemic patients: subanalysis of the JELIS trial. *Stroke*. 2008 Jul;39(7):2052-8.

[73] Einvik G, Klemsdal TO, Sandvik L, et al. A randomized clinical trial on n-3 polyunsaturated fatty acids supplementation and all-cause mortality in elderly men at high cardiovascular risk. *Eur J Cardiovasc Prev Rehabil*. 2010 Oct;17(5):588-92.

[74] Simopoulos AP. The importance of the ratio of omega-6/omega-3 essential fatty acids. *Biomed Pharmacother*. 2002 Oct;56(8):365-79.

[75] DiNicolantonio JJ, Meier P, O'Keefe JH. Omega-3 polyunsaturated fatty acids for the prevention of cardiovascular disease: do formulation, dosage & comparator matter? *Mo Med*. 2013 Nov-Dec;110(6):495-8.

[76] Simopoulos AP, Leaf A, Salem N Jr. Essentiality of recommended dietary intakes for omega-6 and omega-3 fatty acids. *Ann Nutr Metab*. 1999;43(2):127-30.

[77] Harris WS, Von Schacky C. The omega-3 index: a new risk factor for death from coronary heart disease? *Prev Med*. 2004 Jul;39(1):212-20.

第 2 章

[1] Lee KW, Lee HJ, Cho HY, et al. Role of the conjugated linoleic acid in the prevention of cancer. *Crit Rev Food Sci Nutr*. 2005;45(2):135-44.

[2] Wang Y, Lu J, Ruth MR, et al. Trans-11 vaccenic acid dietary supplementation induces hypolipidemic effects in JCR:LA-cp rats. *J Nutr*. 2008 Nov;138(1):2117-22.

[3] Micha R, Mozaffarian D. Trans fatty acids: effects on cardiometabolic health and implications for policy. *Prostaglandins Leukot Essent Fatty Acids*. 2008;79(3-5):147-52.

[4] Kinsella JE, Bruckner G, Mai J, et al. Metabolism of trans fatty acids with emphasis on the effects of trans, trans-octadecadienoate on lipid composition, essential fatty acid, and prostaglandins: an overview. *Am J Clin Nutr*. 1981 Oct;34(1):2307-18.

[5] Tardy AL, Morio B, Chardigny JM, et al. Ruminant and industrial sources of trans-fat and cardiovascular and diabetic diseases. *Nut Res Rev*. 2011 Jun;24(1):111-7.

[6] Morris MC, Evans DA, Bienias JL, et al. Dietary fats and the risk of incident Alzheimer disease. *Arch Neurol*. 2003 Feb;60(2):194-200.

[7] Chavarro JE, Stampfer MJ, Campos H, et al. A prospective study of trans-fatty acid levels in blood and risk of prostate cancer. *Cancer Epidemiol Biomarkers Prev*. 2008 Jan;17(1):95-101.

[8] Chajes V, Thiebaut AC, Rotival M, et al. Association between serum trans-monounsaturated fatty acids and breast cancer risk in the E3N-EPIC Study. *Am J Epidemiol*. 2008 Jun 1;167(11):1312-20.

[9] Phivilay A, Julien C, Tremblay C, et al. High dietary consumption of trans fatty acids decreases brain docosahexaenoic acid but does not alter amyloid-beta and tau pathologies in the 3xTg-AD model of Alzheimer's disease. *Neuroscience* 2009 Mar 3;159(1):296-307.

[10] Golomb BA, Bui AK. A fat to forget: trans fat consumption and memory. *PLoS One*. 2015 Jun 17;10(6):e0128129.

[11] Sanchez-Villegas A, Verberne L, De Irala J, et al. Dietary fat intake and the risk of depression: the SUN Project. *PLoS One*. 2011 Jan 26;6(1):e16268.

[12] A scientific discovery which will affect every kitchen in America. *Ladies Home Journal*. 2012:45.

[13] Rupp, R. The butter wars: when margarine was pink. *Nat Geographic*. 2014 Aug 13.

[14] Braun, AD. Save Waste Fats. *Atlantic* . 2014 Apr 18.

[15] History of the American Heart Association. *Am Heart Assn*.

[16] Enig, M, Fallon S. Eat fat, lose fat: the healthy alternative to trans fats.New York (NY): Penguin; 2004. 304 p.

[17] Christakis, G. The anti-coronary club. A dietary approach to the prevention of coronary heath disease: a seven-year report. *Am J Pub Health*. 1966 Feb;56(2):299-314.

[18] Christakis G, Rinzler SH, Archer M, et al. Effect of the Anti-Coronary Club program on coronary heart disease. Risk-factor status. *JAMA*. 1966 Nov 7;198(6):597-604.

[19] Johnston PV, Johnson OC, Kummerow FA. Occurrence of trans fatty acids in human

tissue. *Science*. 1957 Oct 11;126(3296):698-9.

[20] Kummerow FA, et al. The influence of three sources of dietary fats and cholesterol on lipid composition of swine serum lipids and aorta tissue. *Artery 4*. 1978:360–384.

[21] Schleifer D. We spent a million bucks and then we had to do something: the unexpected implications of industry involvement in trans fat research. *Bull of Science, Tech & Soc*. 2011 Oct 4.

[22] Guidance for industry: trans fatty acids in nutrition labeling, nutrient content claims, health claims; small entity compliance guide. *FDA*. 2018 Aug.

[23] AMA supports ban of artificial trans fats in restaurants and bakeries nationwide. *AMA*. 2008 Press release, 2008 Nov 10.

[24] United States military casualties of war. *Wikipedia*. 2018 May 21.

第3章

[1] Leaf A, Weber PC. A new era for science in nutrition. *Am J Clin Nutr*. 1987 May;45(5 Suppl):1048-53.

[2] Ibid.

[3] Singh RB, Demeester F, Wilczynska A. The tsim tsoum approaches for prevention of cardiovascular disease. *Cardiol Res Pract*. 2010;2010:824938.

[4] Ibid.

[5] Kuipers RS, Luxwolda MF, Dijck-Brouwer DA, et al. Estimated macronutrient and fatty acid intakes from an East African Paleolithic diet. *Br J Nutr*. 2010 Dec;104(11):1666-87.

[6] Sprecher H. Dietary ω-3 and ω-6 fatty acids: biological effects and nutritional essentiality. *NATO Series A, Life Sciences*. 1989 Jan:69-79.

[7] Peskin B. Plants vs. fish: why plants win. *Aging Matters Magazine*. 2015;1:6-11.

[8] Kemsley T. Animal brains a favorite among early humans: a study. *Nature World News*. 2013 May 6.

[9] Cordain L, Watkins BA, Florant GL, et al. Fatty acid analysis of wild ruminant tissues: evolutionary implications for reducing diet-related chronic disease. *Eur J Clin Nutr*. 2002 Mar;56(3):181-91.

[10] Ferraro JV, Plummer TW, Pobiner BL, et al. Earliest archaeological evidence of persistent hominin carnivory. *PLoS One*. 2013 Apr 25;8(4):e62174.

[11] Eaton SB, Eaton SB 3rd, Sinclair AJ, et al. Dietary intake of long-chain polyunsaturated fatty acids during the paleolithic. *World Rev Nutr Diet*. 1998;83:12-23.

[12] Kuipers RS, Luxwolda MF, Dijck-Brouwer DA, et al. Estimated macronutrient and fatty acid intakes from an East African Paleolithic diet. *Br J Nutr*. 2010 Dec;104(11):1666-87.

[13] Mathias RA, Fu W, Akey JM, et al. Adaptive evolution of the FADS gene cluster within Africa. *PLoS One*. 2012;7(9):e44926.

[14] Kuipers RS, Luxwolda MF, Dijck-Brouwer DA, et al. Estimated macronutrient and fatty acid intakes from an East African Paleolithic diet. *Br J Nutr*. 2010 Dec;104(11):1666-87.

[15] Plourde M, Cunnane SC. Extremely limited synthesis of long chain polyunsaturates in adults: implications for their dietary essentiality and use as supplements. *Appl Phys Nutr Metab*. 2007 Aug;32(4):619-34.

[16] Leaf A, Weber PC. A new era for science in nutrition. *Am J Clin Nutr*. 1987 May;45(5 Suppl):1048-53.

[17] Eaton SB, Konner M. Paleolithic nutrition. A consideration of its nature and current implications. *N Engl J Med*. 1985 Jan 31;312(5):283-9.

[18] Cordain L, Watkins BA, Florant GL, et al. Fatty acid analysis of wild ruminant tissues: evolutionary implications for reducing diet-related chronic disease. *Eur J Clin Nutr*. 2002 Mar;56(3):181-91.

[19] Sprecher H. Dietary ω-3 and ω-6 fatty acids: biological effects and nutritional essentiality. *NATO Series A, Life Sciences*. 1989 Jan:69-79.

[20] Ibid.

[21] Cordain L, Watkins BA, Florant GL, et al. Fatty acid analysis of wild ruminant tissues: evolutionary implications for reducing diet-related chronic disease. *Eur J Clin Nutr*. 2002 Mar;56(3):181-91.

[22] Ibid.

[23] Singh RB, Demeester F, Wilczynska A. The tsim tsoum approaches for prevention of

cardiovascular disease. *Cardiol Res Pract*. 2010;2010:824938.

[24] Ibid.

[25] Eaton SB, Eaton SB 3rd, Sinclair AJ, et al. Dietary intake of long-chain polyunsaturated fatty acids during the paleolithic. *World Rev Nutr Diet*. 1998;83:12-23.

[26] Kris-Etherton PM, Taylor DS, Yu-Poth S, et al. Polyunsaturated fatty acids in the food chain in the United States. *Am J Clin Nutr*. 2000 Jan;71(1 Suppl):179s-88s.

[27] Singh RB, Demeester F, Wilczynska A. The tsim tsoum approaches for prevention of cardiovascular disease. *Cardiol Res Pract*. 2010;2010:824938.

[28] Rodriguez-Leyva D, Dupasquier CM, McCullough R, et al. The cardiovascular effects of flaxseed and its omega-3 fatty acid, alpha-linolenic acid. *Can J Cardiol*. 2010 Nov;26(9):489-96.

[29] Kuipers RS, Luxwolda MF, Dijck-Brouwer DA, et al. Estimated macronutrient and fatty acid intakes from an East African Paleolithic diet. *Br J Nutr*. 2010 Dec;104(11):1666-87.

[30] Eaton SB, Eaton SB 3rd, Sinclair AJ, et al. Dietary intake of long-chain polyunsaturated fatty acids during the paleolithic. *World Rev Nutr Diet*. 1998;83:12-23.

[31] Peskin B. Plants vs. fish: why plants win. *Aging Matters Magazine*. 2015;1:6-11.

[32] Ramsden CE, Ringel A, Feldstein AE, et al. Lowering dietary linoleic acid reduces bioactive oxidized linoleic acid metabolites in humans. *Prostaglandins Leukot Essent Fatty Acids*. 2012 Oct-Nov;87(4-5):135-41.

[33] Singh RB, Demeester F, Wilczynska A. The tsim tsoum approaches for prevention of cardiovascular disease. *Cardiol Res Pract*. 2010;2010:824938.

[34] Kuipers RS, Luxwolda MF, Dijck-Brouwer DA, et al. Estimated macronutrient and fatty acid intakes from an East African Paleolithic diet. *Br J Nutr*. 2010 Dec;104 (11):1666-87.

[35] Eaton SB, Eaton SB 3rd, Sinclair AJ, et al. Dietary intake of long-chain polyunsaturated fatty acids during the paleolithic. *World Rev Nutr Diet*. 1998;83:12-23.

[36] Kris-Etherton PM, Taylor DS, Yu-Poth S, et al. Polyunsaturated fatty acids in the food chain in the United States. *Am J Clin Nutr*. 2000 Jan;71(1 Suppl):179s-88s.

[37] Singh RB, Demeester F, Wilczynska A. The tsim tsoum approaches for prevention of

cardiovascular disease. *Cardiol Res Pract*. 2010;2010:824938.

[38] Kuipers RS, Luxwolda MF, Dijck-Brouwer DA, et al. Estimated macronutrient and fatty acid intakes from an East African Paleolithic diet. *Br J Nutr*. 2010 Dec;104(11):1666-87.

[39] Rodriguez-Leyva D, Dupasquier CM, McCullough R, et al. The cardiovascular effects of flaxseed and its omega-3 fatty acid, alpha-linolenic acid. *Can J Cardiol*. 2010 Nov;26(9):489-96.

[40] Kuipers RS, Luxwolda MF, Dijck-Brouwer DA, et al. Estimated macronutrient and fatty acid intakes from an East African Paleolithic diet. *Br J Nutr*. 2010 Dec;104(11):1666-87.

[41] Eaton SB, Eaton SB 3rd, Sinclair AJ, et al. Dietary intake of long-chain polyunsaturated fatty acids during the paleolithic. *World Rev Nutr Diet*. 1998;83:12-23.

[42] Singh RB, Demeester F, Wilczynska A. The tsim tsoum approaches for prevention of cardiovascular disease. *Cardiol Res Pract*. 2010;2010:824938.

[43] Rodriguez-Leyva D, Dupasquier CM, McCullough R, et al. The cardiovascular effects of flaxseed and its omega-3 fatty acid, alpha-linolenic acid. *Can J Cardiol*. 2010 Nov;26(9):489-96.

[44] Kuipers RS, Luxwolda MF, Dijck-Brouwer DA, et al. Estimated macronutrient and fatty acid intakes from an East African Paleolithic diet. *Br J Nutr*. 2010 Dec;104(11):1666-87.

[45] Ibid.

[46] DeFilippis AP, Sperling LS. Understanding omega-3's. *Am Heart J*. 2006 Mar;151(3):564-70.

[47] Kuipers RS, Luxwolda MF, Dijck-Brouwer DA, et al. Estimated macronutrient and fatty acid intakes from an East African Paleolithic diet. *Br J Nutr*. 2010 Dec;104(11):1666-87.

[48] Hite AH, Feinman RD, Guzman GE, et al. In the face of contradictory evidence: report of the Dietary Guidelines for Americans Committee. *Nutrition*. 2010 Oct;26(1):915-24.

[49] Wells, HF, Buzby JC. Dietary assessment of major trends in U.S. food consumption,

1970-2005. *ERS Report Summary*. 2008 Mar..

[50] Food labeling: trans fatty acids in nutrition labeling, nutrient content claims, and health claims. Final rule. *Fed Regist.* 2003 Jul 11;68(133):41433-1506.

第 4 章

[1] Simopoulos AP. The importance of the omega-6/omega-3 fatty acid ratio in cardiovascular disease and other chronic diseases. *Exp Biol Med (Maywood).* 2008 Jun;233(6):674-88.

[2] Simopoulos AP. The importance of the ratio of omega-6/omega-3 essential fatty acids. *Biomed Pharmacother.* 2002 Oct;56(8):365-79.

[3] IBid.

[4] Leaf A, Weber PC. A new era for science in nutrition. *Am J Clin Nutr.* 1987 May;45(5 Suppl):1048-53.

[5] Ibid.

[6] Simopoulos AP. The importance of the ratio of omega-6/omega-3 essential fatty acids. *Biomed Pharmacother.* 2002 Oct;56(8):365-79.

[7] Leaf A, Weber PC. A new era for science in nutrition. *Am J Clin Nutr.* 1987 May;45(5 Suppl):1048-53.

[8] Sperling LS, Nelson JR. History and future of omega-3 fatty acids in cardiovascular disease. *Curr Med Res Opin.* 2016;32(2):301-11.

[9] Kromann N, Green A. Epidemiological studies in the Upernavik district, Greenland. Incidence of some chronic diseases 1950-1974. *Acta Med Scand* 1980 Jan-Dec;208:401-6.

[10] Okuyama H, Kobayashi T, Watanabe S. Dietary fatty acids--the N-6/N-3 balance and chronic elderly diseases. Excess linoleic acid and relative N-3 deficiency syndrome seen in Japan. *Prog Lipid Res.* 1996 Dec;35(4):409-57.

[11] Ibid.

[12] Ibid.

[13] Ibid.

[14] Imaida K, Sato H, Okamiya H, et al. Enhancing effect of high fat diet on 4-nitroquinoline

1-oxide-induced pulmonary tumorigenesis in ICR male mice. *Jpn J Cancer Res.* 1989 Jun;80(6):499-502.

[15] Okuyama H, Kobayashi T, Watanabe S. Dietary fatty acids-the N-6/N-3 balance and chronic elderly diseases. Excess linoleic acid and relative N-3 deficiency syndrome seen in Japan. *Prog Lipid Res.* 1996 Dec;35(4):409-57.

[16] Ibid.

[17] Ibid.

[18] Ibid.

[19] Malhotra SL. Epidemiology of ischaemic heart disease in India with special reference to causation. *Br Heart J.* 1967 Nov;29(6):895-905.

[20] Ibid.

[21] Padmavati S. Epidemiology of cardiovascular disease in India. II. Ischemic heart disease. *Circulation.* 1962 Apr;25:711-7.

[22] Malhotra SL. Epidemiology of ischaemic heart disease in India with special reference to causation. *Br Heart J.* 1967 Nov;29(6):895-905.

[23] Ibid.

[24] Ibid.

[25] Ibid.

[26] Ibid.

[27] Ghee. *Wikipedia.* 2018 May 21.

[28] Padmavati S. Epidemiology of cardiovascular disease in India. II. Ischemic heart disease. *Circulation.* 1962 Apr;25:711-7.

[29] Malhotra SL. Geographical aspects of acute myocardial infarction in India with special reference to patterns of diet and eating. *Br Heart J.* 1967 May;29(3):33744.

[30] Padmavati S. Epidemiology of cardiovascular disease in India. II. Ischemic heart disease. *Circulation.* 1962 Apr;25:711-7.

[31] Ibid.

[32] Ibid.

[33] Raheja BS, Sadikot SM, Phatak RB, et al. Significance of the N-6/N-3 ratio for insulin action in diabetes. *Ann N Y Acad Sci.* 1993 Jun 14;683:258-71.

[34] Ibid.

[35] Ibid.

[36] Lindeberg S, Nilsson-Ehle P, Vessby B. Lipoprotein composition and serum cholesterol ester fatty acids in nonwesternized Melanesians. *Lipids.* 1996 Feb;31(2):153-8.

[37] Ibid.

[38] Esposito K, Marfella R, Ciotola M, et al. Effect of a mediterranean-style diet on endothelial dysfunction and markers of vascular inflammation in the metabolic syndrome: a randomized trial. *JAMA.* 2004 Sep 22;292(12):1440-6.

[39] Ibid.

[40] Singh RB, Demeester F, Wilczynska A. The tsim tsoum approaches for prevention of cardiovascular disease. *Cardiol Res Pract.* 2010;2010:824938.

[41] Adapted from Singh RB, Demeester F, Wilczynska A. The tsim tsoum approaches for prevention of cardiovascular disease. *Cardiol Res Pract.* 2010;2010:824938.

[42] Massaro M, Habib A, Lubrano L, et al. The omega-3 fatty acid docosahexaenoate attenuates endothelial cyclooxygenase-2 induction through both NADP(H) oxidase and PKC epsilon inhibition. *Proc Natl Acad Sci USA.* 2006 Oct 10;103(41):15184-9.

[43] Sun Q, Ma J, Campos H, et al. Comparison between plasma and erythrocyte fatty acid content as biomarkers of fatty acid intake in US women. *Am J Clin Nutr.* 2007 Jul;86(1):74-81.

[44] Grenon SM, Conte MS, Nosova E, et al. Association between n-3 polyunsaturated fatty acid content of red blood cells and inflammatory biomarkers in patients with peripheral artery disease. *J Vasc Surg.* 2013 Nov;58(5):1283-90.

[45] Harris WS. The omega-3 index as a risk factor for coronary heart disease. *Am J Clin Nutr.* 2008 Jun;87(6):1997s-2002s.

[46] Farzaneh-Far R, Harris WS, Garg S, et al. Inverse association of erythrocyte n-3 fatty acid levels with inflammatory biomarkers in patients with stable coronary artery disease: The Heart and Soul Study. *Atherosclerosis.* 2009 Aug;205(2):538-43.

第 5 章

[1] Pope AJ, Druhan L, Guzman JE, et al. Role of DDAH-1 in lipid peroxidation product-mediated inhibition of endothelial NO generation. *Am J Physiol Cell Physiol.* 2007 Nov;293(5):C1679-86.

[2] Ibid.

[3] Chen L, Zhou JP, Kuang DB, et al. 4-HNE increases intracellular ADMA levels in cultured HUVECs: evidence for miR-21-dependent mechanisms. *PLoS One.* 2013 May 22;8(5):e64148.

[4] Yla-Herttuala S, Palinski W, Rosenfeld ME, et al. Evidence for the presence of oxidatively modified low density lipoprotein in atherosclerotic lesions of rabbit and man. *J Clin Invest.* 1989 Oct;84(4):1086-95.

[5] Lahoz C, Alonso R, Ordovas JM, et al. Effects of dietary fat saturation on eicosanoid production, platelet aggregation and blood pressure. *Eur J Clin Invest.* 1997 Sep;27(9):780-7.

[6] Gradinaru D, Borsa C, Ionescu C, et al. Oxidized LDL and NO synthesis—Biomarkers of endothelial dysfunction and ageing. *Mech Ageing Dev.* 2015 Nov;151:101-13.

[7] Bonaa KH, Bjerve KS, Straume B, et al. Effect of eicosapentaenoic and docosahexaenoic acids on blood pressure in hypertension. A population-based intervention trial from the Tromso study. *N Engl J Med.* 1990;322:795-801.

[8] Ibid.

[9] Ferrara LA, Raimondi AS, d'Episcopo L, et al. Olive oil and reduced need for antihypertensive medications. *Arch Intern Med.* 2000 Mar 27;160(6):837-42.

[10] Ibid.

[11] Ibid.

[12] Pope AJ, Druhan L, Guzman JE, et al. Role of DDAH-1 in lipid peroxidation product-mediated inhibition of endothelial NO generation. *Am J Physiol Cell Physiol.* 2007 Nov;293(5):C1679-86.

[13] Wang XL, Zhang L, Youker K, et al. Free fatty acids inhibit insulin signaling-stimulated endothelial nitric oxide synthase activation through upregulating PTEN or

inhibiting Akt kinase. *Diabetes.* 2006 Aug;55(8):2301-10.

[14] Gradinaru D, Borsa C, Ionescu C, et al. Oxidized LDL and NO synthesis—Biomarkers of endothelial dysfunction and ageing. *Mech Ageing Dev.* 2015 Nov;151:101-13.

[15] Lahoz C, Alonso R, Ordovas JM, et al. Effects of dietary fat saturation on eicosanoid production, platelet aggregation and blood pressure. *Eur J Clin Invest.* 1997 Sep;27(9):780-7.

[16] Marchix J, Choque B, Kouba M, et al. Excessive dietary linoleic acid induces proinflammatory markers in rats. *J Nutr Biochem* 2015 Dec;26(12):1434-41.

[17] Hennig B, Toborek M, McClain CJ. High-energy diets, fatty acids and endothelial cell function: implications for atherosclerosis. *J Am Coll Nutr.* 2001 Apr;20(2 Suppl):97-105.

[18] Simpson HC, Mann JI, Meade TW, et al. Hypertriglyceridaemia and hypercoagulability. *Lancet* 1983 Apr 9;1(8328):786-90.

[19] Yosefy C, Viskoper JR, Laszt A, et al. The effect of fish oil on hypertension, plasma lipids and hemostasis in hypertensive, obese, dyslipidemic patients with and without diabetes mellitus. *Prostaglandins Leukot Essent Fatty Acids.* 1999 Aug;61(2):83-7.

[20] Morris MC, Sacks F, Rosner B. Does fish oil lower blood pressure? A metaanalysis of controlled trials. *Circulation.* 1993 Aug 1;88(2):523-33.

[21] Appel LJ, Miller ER 3rd, Seidler AJ, et al. Does supplementation of diet with 'fish oil' reduce blood pressure? A meta-analysis of controlled clinical trials. *Arch Intern Med.* 1993 Jun 28;153(12):1429-38.

[22] Geleijnse JM, Giltay EJ, Grobbee DE, et al. Blood pressure response to fish oil supplementation: metaregression analysis of randomized trials. *J Hypertens.* 2002 Aug;20(8):1493-9.

[23] Wang Q, Liang X, Wang L, et al. Effect of omega-3 fatty acids supplementation on endothelial function: a meta-analysis of randomized controlled trials. *Atherosclerosis.* 2012 Apr;221(2):536-43.

[24] Egert S, Stehle P. Impact of n-3 fatty acids on endothelial function: results from human interventions studies. *Curr Opin Clin Nutr Metab Care.* 2011 Mar;14(2):121-31.

[25] Berry EM, Hirsch J. Does dietary linolenic acid influence blood pressure? *Am J Clin Nutr.* 1986 Sep;44(3):336-40.

[26] Griffin MD, Sanders TA, Davies IG, et al. Effects of altering the ratio of dietary n-6 to n-3 fatty acids on insulin sensitivity, lipoprotein size, and postprandial lipemia in men and postmenopausal women aged 45-70 y: the OPTILIP Study. *Am J Clin Nutr.* 2006 Dec;84(6):1290-8.

[27] Hartwich J, Malec MM, Partyka L, et al. The effect of the plasma n-3/n-6 polyunsaturated fatty acid ratio on the dietary LDL phenotype transformation-insights from the LIPGENE study. *Clin Nutr.* 2009 Oct;28(5):510-5.

[28] Ibid.

[29] Calabresi L, Donati D, Pazzucconi F, et al. Omacor in familial combined hyperlipidemia: effects on lipids and low density lipoprotein subclasses. *Atherosclerosis.* 2000 Feb;148(2):387-96.

[30] Ibid.

[31] Egert S, Kannenberg F, Somoza V, et al. Dietary alpha-linolenic acid, EPA, and DHA have differential effects on LDL fatty acid composition but similar effects on serum lipid profiles in normolipidemic humans. *J Nutr.* 2009 May;139(5):861-8.

[32] Wilkinson P, Leach C, Ah-Sing EE, et al. Influence of alpha-linolenic acid and fish-oil on markers of cardiovascular risk in subjects with an atherogenic lipoprotein phenotype. *Atherosclerosis.* 2005 Jul;181(1):115-24.

[33] Ibid.

[34] Mori TA, Burke V, Puddey IB, et al. Purified eicosapentaenoic and docosahexaenoic acids have differential effects on serum lipids and lipoproteins, LDL particle size, glucose, and insulin in mildly hyperlipidemic men. *Am J Clin Nutr.* 2000 May;71(5):1085-94.

[35] Kelley DS, Siegel D, Vemuri M, et al. Docosahexaenoic acid supplementation improves fasting and postprandial lipid profiles in hypertriglyceridemic men. *Am J Clin Nutr.* 2007 Aug;86(2):324-33.

[36] Egert S, Kannenberg F, Somoza V, et al. Dietary alpha-linolenic acid, EPA, and DHA have differential effects on LDL fatty acid composition but similar effects on serum

lipid profiles in normolipidemic humans. *J Nutr.* 2009 May;139(5):861-8.

[37] Buckley R, Shewring B, Turner R, et al. Circulating triacylglycerol and apoE levels in response to EPA and docosahexaenoic acid supplementation in adult human subjects. *Br J Nutr.* 2004 Sep;92(3):477-83.

[38] Nestel P, Shige H, Pomeroy S, et al. The n-3 fatty acids eicosapentaenoic acid and docosahexaenoic acid increase systemic arterial compliance in humans. *Am J Clin Nutr.* 2002 Aug;76(2):326-30.

[39] Mori TA, Woodman RJ. The independent effects of eicosapentaenoic acid and docosahexaenoic acid on cardiovascular risk factors in humans. *Curr Opin Clin Nutr Metab Care.* 2006 Mar;9(2):95-104.

[40] Din JN, Harding SA, Valerio CJ, et al. Dietary intervention with oil rich fish reduces platelet-monocyte aggregation in man. *Atherosclerosis.* 2008 Mar;197(1):290-6.

[41] Harris WS. Expert opinion: omega-3 fatty acids and bleeding—cause for concern? *Am J Cardiol.* 2007 Mar 19;99(6A):44c-6c.

[42] Olsen SF, Sorensen JD, Secher NJ, et al. Randomised controlled trial of effect of fish-oil supplementation on pregnancy duration. *Lancet.* 1992 Apr 25;339(8800):1003-7.

[43] Harris WS. Expert opinion: omega-3 fatty acids and bleeding—cause for concern? *Am J Cardiol.* 2007 Mar 19;99(6A):44c-6c.

[44] Reiffel JA, McDonald A. Antiarrhythmic effects of omega-3 fatty acids. *Am J Cardiol.* 2006 Aug 21;98(4A):50i-60i.

[45] AHA releases 2015 heart and stroke statistics. *SCA News.* 2014 Dec 30.

[46] Sudden cardiac arrest. *SCA News.*

[47] Marchioli R, Barzi F, Bomba E, et al. Early protection against sudden death by n-3 polyunsaturated fatty acids after myocardial infarction: time-course analysis of the results of the Gruppo Italiano per lo Studio della Sopravvivenza nell'Infarto Miocardico (GISSI)-Prevenzione. *Circulation.* 2002 Apr 23;105(16):1897-903.

[48] De Backer G, Ambrosioni E, Borch-Johnsen K, et al. European guidelines on cardiovascular disease prevention in clinical practice. Third Joint Task Force of European and Other Societies on cardiovascular disease prevention in clinical practice. *Eur Heart J* 2003 Sep;24(17):1601-10.

[49] Marchioli R, Barzi F, Bomba E, et al. Early protection against sudden death by n-3 polyunsaturated fatty acids after myocardial infarction: time-course analysis of the results of the Gruppo Italiano per lo Studio della Sopravvivenza nell'Infarto Miocardico (GISSI)-Prevenzione. *Circulation.* 2002 Apr 23;105(16):1897-903.

[50] Reiffel JA, McDonald A. Antiarrhythmic effects of omega-3 fatty acids. *Am J Cardiol.* 2006 Aug 21;98(4A):50i-60i.

[51] von Schacky C. Cardiovascular disease prevention and treatment. *Prostaglandins Leukot Essent Fatty Acids.* 2009 Aug-Sep;81(2-3):193-8.

[52] Ibid.

[53] Itomura M, Fujioka S, Hamazaki K, et al. Factors influencing EPA+DHA levels in red blood cells in Japan. *In Vivo.* 2008 Jan-Feb;22(1):131-5.

[54] Harris WS, Von Schacky C. The omega-3 index: a new risk factor for death from coronary heart disease? *Prev Med.* 2004 Jul;39:212-20.

[55] von Schacky C, Harris WS. Cardiovascular benefits of omega-3 fatty acids. *Cardiovasc Res.* 2007 Jan 15;73(2):310-5.

[56] Siscovick DS, Raghunathan TE, King I, et al. Dietary intake and cell membrane levels of long-chain n-3 polyunsaturated fatty acids and the risk of primary cardiac arrest. *JAMA.* 1995 Nov 1;274(17):1363-7.

[57] Zampelas A, Roche H, Knapper JM, et al. Differences in postprandial lipaemic response between Northern and Southern Europeans. *Atherosclerosis.* 1998 Jul;139(1):83-93.

[58] Perez-Jimenez F, Lopez-Miranda J, Mata P. Protective effect of dietary monounsaturated fat on arteriosclerosis: beyond cholesterol. *Atherosclerosis.* 2002 Aug;163(2):385-98.

[59] Dubnov G, Berry EM. Omega-6/omega-3 fatty acid ratio: the Israeli paradox. *World Rev Nutr Diet.* 2003;92:81-91.

[60] Yam D, Eliraz A, Berry EM. Diet and disease—the Israeli paradox: possible dangers of a high omega-6 polyunsaturated fatty acid diet. *Isr J Med Sci.* 1996 Nov;32(11):1134-43.

[61] Renaud S, de Lorgeril M, Delaye J, et al. Cretan Mediterranean diet for prevention of

coronary heart disease. *Am J Clin Nutr.* 1995 Jun 1;61(6):1360s-7s.

[62] Covas MI, Nyyssonen K, Poulsen HE, et al. The effect of polyphenols in olive oil on heart disease risk factors: a randomized trial. *Ann Intern Med.* 2006 Sep 5;145(5):333-41.

[63] Ibid.

[64] Is your olive oil fake?. *Mercola.com.* 2016 Dec 17.

第 6 章

[1] Borkman M, Storlien LH, Pan DA, et al. The relation between insulin sensitivity and the fatty-acid composition of skeletal-muscle phospholipids. *N Engl J Med.* 1993 Jan 28;328(4):238-44.

[2] Vessby B, Gustafsson IB, Tengblad S, et al. Desaturation and elongation of Fatty acids and insulin action. *Ann N Y Acad Sci.* 2002 Jun;967:183-95.

[3] de Lorgeril M, Salen P, Defaye P, et al. Recent findings on the health effects of omega-3 fatty acids and statins, and their interactions: do statins inhibit omega-3? *BMC Med..* 2013;11:5.

[4] Rise P, Ghezzi S, Priori I, et al. Differential modulation by simvastatin of the metabolic pathways in the n-9, n-6 and n-3 fatty acid series, in human monocytic and hepatocytic cell lines. *Biochem Pharmacol.* 2005 Apr 1;69(7):1095-100.

[5] de Lorgeril M, Salen P, Guiraud A, et al. Lipid-lowering drugs and essential omega-6 and omega-3 fatty acids in patients with coronary heart disease. *Nutr Metab Cardiovasc Dis.* 2005 Feb;15(1):36-41.

[6] Nozue T, Yamamoto S, Tohyama S, et al. Comparison of effects of serum n-3 to n-6 polyunsaturated fatty acid ratios on coronary atherosclerosis in patients treated with pitavastatin or pravastatin undergoing percutaneous coronary intervention. *Am J Cardiol.* 2013 Jun1;111(11):1570-5.

[7] Harris JI, Hibbeln JR, Mackey RH, et al. Statin treatment alters serum n-3 and n-6 fatty acids in hypercholesterolemic patients. *Prostaglandins Leukot Essent Fatty Acids.* 2004 Oct;71(4):263-9.

[8] Kurisu S, Ishibashi K, Kato Y, et al. Effects of lipid-lowering therapy with strong

statin on serum polyunsaturated fatty acid levels in patients with coronary artery disease. *Heart Vessels.* 2013 Jan;28(1):34-8.

[9] Nozue T, Yamamoto S, Tohyama S, et al. Effects of statins on serum n-3 to n-6 polyunsaturated fatty acid ratios in patients with coronary artery disease. *Am J Cardiol.* 2013 Jan 1;111(1):6-11.

[10] Morris DH. Metabolism of alpha-linolenic acid. *Flax Council of Canada.* 2014.

[11] Barcelo-Coblijn G, Murphy EJ. Alpha-linolenic acid and its conversion to longer chain n-3 fatty acids: benefits for human health and a role in maintaining tissue n-3 fatty acid levels. *Prog Lipid Res.* 2009 Nov;48(6):355-74.

[12] Al MD, Badart-Smook A, von Houwelingen AC, et al. Fat intake of women during normal pregnancy: relationship with maternal and neonatal essential fatty acid status. *J Am Coll Nutr.* 1996;15(1):49-55.

[13] Carlson SE, Werkman SH, Peeples JM, et al. Long-chain fatty acids and early visual and cognitive development of preterm infants. *Eur J Clin Nutr.* 1994 Aug;48 Suppl 2:S27-30.

[14] Hornstra G. Essential fatty acids in mothers and their neonates. *Am J Clin Nutr.* 2000 May;71(5 Suppl):1262s-9s.

[15] Burdge GC, Wootton SA. Conversion of alpha-linolenic acid to eicosapentaenoic, docosapentaenoic and docosahexaenoic acids in young women. *Br J Nutr.* 2002 Oct;88:411-20.

[16] Docosahexaenoic acid (DHA). Monograph. *Altern Med Rev.* 2009;14(4):391-9.

[17] Hornstra G. Essential fatty acids in mothers and their neonates. *Am J Clin Nutr.* 2000 May;71(5 Suppl):1262s-9s.

[18] Barcelo-Coblijn G, Murphy EJ. Alpha-linolenic acid and its conversion to longer chain n-3 fatty acids: benefits for human health and a role in maintaining tissue n-3 fatty acid levels. *Prog Lipid Res.* 2009 Nov;48(6):355-74.

[19] Ibid.

[20] Gibson RA, Neumann MA, Makrides M. Effect of increasing breast milk docosahexaenoic acid on plasma and erythrocyte phospholipid fatty acids and neural indices of exclusively breast fed infants. *Eur J Clin Nutr.* 1997 Sep;51(9):578-84.

[21] Hornstra G. Essential fatty acids in mothers and their neonates. *Am J Clin Nutr.* 2000 May;71(5 Suppl):1262s-9s.

[22] Barcelo-Coblijn G, Murphy EJ. Alpha-linolenic acid and its conversion to longer chain n-3 fatty acids: benefits for human health and a role in maintaining tissue n-3 fatty acid levels. *Prog Lipid Res.* 2009 Nov;48(6):355-74.

[23] Youdim KA, Martin A, Joseph JA. Essential fatty acids and the brain: possible health implications. *Int J Dev Neurosci.* 2000 Jul-Aug;18(4-5):383-99.

[24] Willatts P, Forsyth JS, DiModugno MK, et al. Effect of long-chain polyunsaturated fatty acids in infant formula on problem solving at 10 months of age. *Lancet.* 1998 Aug 29;352(9129):688-91.

[25] Youdim KA, Martin A, Joseph JA. Essential fatty acids and the brain: possible health implications. *Int J Dev Neurosci.* 2000 Jul-Aug;18(4-5):383-99.

[26] Barcelo-Coblijn G, Murphy EJ. Alpha-linolenic acid and its conversion to longer chain n-3 fatty acids: benefits for human health and a role in maintaining tissue n-3 fatty acid levels. *Prog Lipid Res.* 2009 Nov;48(6):355-74.

[27] Lucas A, Morley R, Cole TJ, et al. Breast milk and subsequent intelligence quotient in children born preterm. *Lancet.* 1992 Feb 1;339(8788):261-4.

[28] Rodgers B. Feeding in infancy and later ability and attainment: a longitudinal study. *Dev Med Child Neurol.* 1978 Aug;20(4):421-6.

[29] Taylor B, Wadsworth J. Breast feeding and child development at five years. *Dev Med Child Neurol.* 1984 Feb;26(1):73-80.

[30] Rogan WJ, Gladen BC. Breast-feeding and cognitive development. *Early Hum Dev.* 1993 Jan;31(3):181-93.

[31] Horwood LJ, Fergusson DM. Breastfeeding and later cognitive and academic outcomes. *Pediatrics.* 1998 Jan;101(1):E9.

[32] Lanting CI, Fidler V, Huisman M, et al. Neurological differences between 9-year-old children fed breast-milk or formula-milk as babies. *Lancet.* 1994 Nov 12;344(8933):1319-22.

[33] Menkes JH. Early feeding history of children with learning disorders. *Dev Med Child Neurol.* 1977 Apr;19(2):169-71.

[34] Rodgers B. Feeding in infancy and later ability and attainment: a longitudinal study. *Dev Med Child Neurol.* 1978 Aug;20(4):421-6.

[35] Taylor B, Wadsworth J. Breast feeding and child development at five years. *Dev Med Child Neurol.* 1984 Feb;26(1):73-80.

[36] Hornstra G. Essential fatty acids in mothers and their neonates. *Am J Clin Nutr.* 2000 May;71(5 Suppl):1262s-9s.

[37] Popeski D, Ebbeling LR, Brown PB, et al. Blood pressure during pregnancy in Canadian Inuit: community differences related to diet. *CMAJ.* 1991 Sep 1;145(5):445-54.

[38] Williams MA, Zingheim RW, King IB, et al. Omega-3 fatty acids in maternal erythrocytes and risk of preeclampsia. *Epidemiology.* 1995 May;6(3):232-7.

[39] Ibid.

[40] Onwude JL, Lilford RJ, Hjartardottir H, et al. A randomised double blind placebo controlled trial of fish oil in high risk pregnancy. *Br J Obstet Gynaecol.* 1995 Feb;102(2):95-100.

[41] Logan AC. Neurobehavioral aspects of omega-3 fatty acids: possible mechanisms and therapeutic value in major depression. *Altern Med Rev.* 2003 Nov;8(4):41025.

[42] Klerman GL, Weissman MM. Increasing rates of depression. *JAMA.* 1989 Apr 21;261(15):2229-35.

[43] Kornstein SG, Schneider RK. Clinical features of treatment-resistant depression. *J Clin Psychiatry.* 2001;62 Suppl 16:18-25.

[44] Lin PY, Huang SY, Su KP. A meta-analytic review of polyunsaturated fatty acid compositions in patients with depression. *Biol Psychiatry.* 2010 Jul 15;68(2):140-7.

[45] Tanskanen A, Hibbeln JR, Tuomilehto J, et al. Fish consumption and depressive symptoms in the general population in Finland. *Psychiatr Serv.* 2001 Apr;52(4): 529-31.

[46] Maes M, Smith RS. Fatty acids, cytokines, and major depression. *Biol Psychiatry.* 1998 Mar 1;43(5):313-4.

[47] Ibid.

[48] Mazereeuw G, Lanctot KL, Chau SA, et al. Effects of omega-3 fatty acids on

cognitive performance: a meta-analysis. *Neurobiol Aging.* 2012 Jul;33(7):1482. e17-29.

[49] Xia Z, DePierre JW, Nassberger L. Tricyclic antidepressants inhibit IL-6, IL-1 beta and TNF-alpha release in human blood monocytes and IL-2 and interferon-gamma in T cells. *Immunopharmacology.* 1996 Aug;34(1):27-37.

[50] Serhan CN, Arita M, Hong S, et al. Resolvins, docosatrienes, and neuroprotectins, novel omega-3-derived mediators, and their endogenous aspirin-triggered epimers. *Lipids.* 2004 Nov;39(11):1125-32.

[51] Hibbeln JR. Fish consumption and major depression. *Lancet.* 1998 Apr 18;351 (9110):1213.

[52] Hibbeln JR, Gow RV. The potential for military diets to reduce depression, suicide, and impulsive aggression: a review of current evidence for omega-3 and omega-6 fatty acids. *Mil Med.* 2014 Nov;17911 Suppl):117-28.

[53] Tanskanen A, Hibbeln JR, Tuomilehto J, et al. Fish consumption and depressive symptoms in the general population in Finland. *Psychiatr Serv.* 2001 Apr;52(4):529-31.

[54] Silvers KM, Scott KM. Fish consumption and self-reported physical and mental health status. *Public Health Nutr.* 2002 Jun;5(3):427-31.

[55] Adams PB, Lawson S, Sanigorski A, et al. Arachidonic acid to eicosapentaenoic acid ratio in blood correlates positively with clinical symptoms of depression. *Lipids.* 1996 Mar;31 Suppl:S157-61.

[56] Tiemeier H, van Tuijl HR, Hofman A, et al. Plasma fatty acid composition and depression are associated in the elderly: the Rotterdam Study. *Am J Clin Nutr.* 2003 Jul;78(1):40-6.

[57] Mamalakis G, Tornaritis M, Kafatos A. Depression and adipose essential polyunsaturated fatty acids. *Prostaglandins Leukot Essent Fatty Acids.* 2002 Nov;67(5):311-8.

[58] Hibbeln JR. Seafood consumption, the DHA content of mothers' milk and prevalence rates of postpartum depression: a cross-national, ecological analysis. *J Affect Disord.* 2002 May;69(1-3):15-29.

[59] Mazereeuw G, Lanctot KL, Chau SA, et al. Effects of omega-3 fatty acids on

cognitive performance: a meta-analysis. *Neurobiol Aging.* 2012 Jul;33(7):1482. e17-29.

[60] Ibid.

[61] Ibid.

[62] Nemets B, Stahl Z, Belmaker RH. Addition of omega-3 fatty acid to maintenance medication treatment for recurrent unipolar depressive disorder. *Am J Psychiatry.* 2002 Mar;159(3):477-9.

[63] Su KP, Huang SY, Chiu CC, et al. Omega-3 fatty acids in major depressive disorder. A preliminary double-blind, placebo-controlled trial. *Eur Neuropsychopharmacol.* 2003 Aug;13(4):267-71.

[64] Lin PY, Huang SY, Su KP. A meta-analytic review of polyunsaturated fatty acid compositions in patients with depression. *Biol Psychiatry.* 2010 Jul 15;68(2):140-7.

[65] Grosso G, Pajak A, Marventano S, et al. Role of omega-3 fatty acids in the treatment of depressive disorders: a comprehensive meta-analysis of randomized clinical trials. *PLoS One.* 2014;9(5):e96905.

[66] Nemets B, Stahl Z, Belmaker RH. Addition of omega-3 fatty acid to maintenance medication treatment for recurrent unipolar depressive disorder. *Am J Psychiatry.* 2002 Mar;159(3):477-9.

[67] Peet M, Horrobin DF. A dose-ranging study of the effects of ethyleicosapentaenoate in patients with ongoing depression despite apparently adequate treatment with standard drugs. *Arch Gen Psychiatry.* 2002 Oct;59(1):913-9.

[68] Frangou S, Lewis M, McCrone P. Efficacy of ethyl-eicosapentaenoic acid in bipolar depression: randomised double-blind placebo-controlled study. *Br J Psychiatry.* 2006 Jan;188:46-50.

[69] Nemets H, Nemets B, Apter A, et al. Omega-3 treatment of childhood depression: a controlled, double-blind pilot study. *Am J Psychiatry.* 2006 Jun;163(6):1098100.

[70] Su KP, Huang SY, Chiu TH, et al. Omega-3 fatty acids for major depressive disorder during pregnancy: results from a randomized, double-blind, placebo-controlled trial. *J Clin Psychiatry.* 2008 Apr;69(4):644-51.

[71] Jazayeri S, Tehrani-Doost M, Keshavarz SA, et al. Comparison of therapeutic

effects of omega-3 fatty acid eicosapentaenoic acid and fluoxetine, separately and in combination, in major depressive disorder. *Aust N Z J Psychiatry.* 2008 Mar;42(3):192-8.

[72] Jadoon A, Chiu CC, McDermott L, et al. Associations of polyunsaturated fatty acids with residual depression or anxiety in older people with major depression. *J Affect Disord.* 2012 Feb;136(3):918-25.

[73] Wolfe AR, Ogbonna EM, Lim S, et al. Dietary linoleic and oleic fatty acids in relation to severe depressed mood: 10 years follow-up of a national cohort. *Prog Neuropsychopharmacol Biol Psychiatry.* 2009 Aug 31;33(6):972-7.

[74] Lucas M, Mirzaei F, O'Reilly EJ, et al. Dietary intake of n-3 and n-6 fatty acids and the risk of clinical depression in women: a 10-y prospective follow-up study. *Am J Clin Nutr.* 2011 Jun;93(6):1337-43.

[75] Kidd PM. Omega-3 DHA and EPA for cognition, behavior, and mood: clinical findings and structural-functional synergies with cell membrane phospholipids. *Altern Med Rev.* 2007 Sep;12(3):207-27.

[76] Ibid.

[77] Hirayama S, Hamazaki T, Terasawa K. Effect of docosahexaenoic acid-containing food administration on symptoms of attention-deficit/hyperactivity disorder-a placebo-controlled double-blind study. *Eur J Clin Nutr.* 2004 Mar;58(3):467-73.

[78] Stevens L, Zhang W, Peck L, et al. EFA supplementation in children with inattention, hyperactivity, and other disruptive behaviors. *Lipids.* 2003 Oct;38(1):1007-21.

[79] Vancassel S, Durand G, Barthelemy C, et al. Plasma fatty acid levels in autistic children. *Prostaglandins Leukot Essent Fatty Acids.* 2001 Jul;65(1):1-7.

[80] Kidd PM. Omega-3 DHA and EPA for cognition, behavior, and mood: clinical findings and structural-functional synergies with cell membrane phospholipids. *Altern Med Rev.* 2007 Sep;12(3):207-27.

[81] Ibid.

[82] Amminger GP, Berger GE, Schafer MR, et al. Omega-3 fatty acids supplementation in children with autism: a double-blind randomized, placebo-controlled pilot study. *Biol Psychiatry.* 2007 Feb 15;61(4):551-3.

[83] Kidd PM. Omega-3 DHA and EPA for cognition, behavior, and mood: clinical findings and structural-functional synergies with cell membrane phospholipids. *Altern Med Rev.* 2007 Sep;12(3):207-27.

[84] Fontani G, Corradeschi F, Felici A, et al. Cognitive and physiological effects of omega-3 polyunsaturated fatty acid supplementation in healthy subjects. *Eur J Clin Invest.* 2005 Nov;35(11):691-9.

[85] Kidd PM. Omega-3 DHA and EPA for cognition, behavior, and mood: clinical findings and structural-functional synergies with cell membrane phospholipids. *Altern Med Rev.* 2007 Sep;12(3):207-27.

[86] Zanarini MC, Frankenburg FR. Omega-3 fatty acid treatment of women with borderline personality disorder: a double-blind, placebo-controlled pilot study. *Am J Psychiatry.* 2003 Jan;160(1):167-9.

[87] De Vriese SR, Christophe AB, Maes M. In humans, the seasonal variation in poly-unsaturated fatty acids is related to the seasonal variation in violent suicide and serotonergic markers of violent suicide. *Prostaglandins Leukot Essent Fatty Acids.* 2004 Jul;71(1):13-8.

[88] Lewis MD, Hibbeln JR, Johnson JE, et al. Suicide deaths of active-duty US military and omega-3 fatty-acid status: a case-control comparison. *J Clin Psychiatry.* 2011 Dec;72(1):1585-90.

[89] Huan M, Hamazaki K, Sun Y, et al. Suicide attempt and n-3 fatty acid levels in red blood cells: a case control study in China. *Biol Psychiatry.* 2004 Oct 1;56(7):490-6.

[90] Hallahan B, Hibbeln JR, Davis JM, et al. Omega-3 fatty acid supplementation in patients with recurrent self-harm. Single-centre double-blind randomised controlled trial. *Br J Psychiatry.* 2007 Feb;190:118-22.

[91] Green P, Hermesh H, Monselise A, et al. Red cell membrane omega-3 fatty acids are decreased in nondepressed patients with social anxiety disorder. *Eur Neuropsychopharmacol.* 2006 Feb;16(2):107-13.

[92] Chiu CC, Huang SY, Su KP, et al. Polyunsaturated fatty acid deficit in patients with bipolar mania. *Eur Neuropsychopharmacol.* 2003 Mar;13(2):99-103.

[93] Kidd PM. Omega-3 DHA and EPA for cognition, behavior, and mood: clinical

213

findings and structural-functional synergies with cell membrane phospholipids. *Altern Med Rev.* 2007 Sep;12(3):207-27.

[94] Connor WE, Connor SL. The importance of fish and docosahexaenoic acid in Alzheimer disease. *Am J Clin Nutr.* 2007 Apr;85(4):929-30.

[95] Andlin-Sobocki P, Jonsson B, Wittchen HU, et al. Cost of disorders of the brain in Europe. *Eur J Neurol.* 2005 Jun;12 Suppl 1:1-27.

[96] Olesen J, Gustavsson A, Svensson M, et al. The economic cost of brain disorders in Europe. *Eur J Neurol.* 2012 Jan;19(1):155-62.

[97] Prasad MR, Lovell MA, Yatin M, et al. Regional membrane phospholipid alterations in Alzheimer's disease. *Neurochem Res.* 1998 Jan;23(1):81-8.

[98] Kidd PM. Omega-3 DHA and EPA for cognition, behavior, and mood: clinical findings and structural-functional synergies with cell membrane phospholipids. *Altern Med Rev.* 2007 Sep;12(3):207-27.

[99] Das UN. Essential fatty acids: biochemistry, physiology and pathology. *Biotechnology J.* 2006 Apr;1(4):420-39.

[100] Moyad MA. An introduction to dietary/supplemental omega-3 fatty acids for general health and prevention: part II. *Urol Oncol.* 2005 Jan-Feb;23(1):36-48.

[101] Kalmijn S, Launer LJ, Ott A, et al. Dietary fat intake and the risk of incident dementia in the Rotterdam Study. *Ann Neurol.* 1997 Nov;42(5):776-82.

[102] Barberger-Gateau P, Letenneur L, Deschamps V, et al. Fish, meat, and risk of dementia: cohort study. *BMJ.* 2002 Oct 26;325(7370):932-3.

[103] Morris MC, Evans DA, Bienias JL, et al. Consumption of fish and n-3 fatty acids and risk of incident Alzheimer disease. *Arch Neurol.* 2003 Jul;60(7):940-6.

[104] Freemantle E, Vandal M, Tremblay-Mercier J, et al. Omega-3 fatty acids, energy substrates, and brain function during aging. *Prostaglandins Leukot Essent Fatty Acids.* 2006 Sep;75(3):213-20.

[105] Ibid.

[106] Ibid.

[107] Ibid.

[108] Ibid.

[109] Tully AM, Roche HM, Doyle R, et al. Low serum cholesteryl esterdocosahexaenoic acid levels in Alzheimer's disease: a case-control study. *Br J Nutr.* 2003 Apr;89(4):483-9.

[110] Conquer JA, Tierney MC, Zecevic J, et al. Fatty acid analysis of blood plasma of patients with Alzheimer's disease, other types of dementia, and cognitive impairment. *Lipids.* 2000 Dec;35(12):1305-12.

[111] Huang TL. Omega-3 fatty acids, cognitive decline, and Alzheimer's disease: a critical review and evaluation of the literature. *J Alzheimers Dis.* 2010;21(3):673-90.

[112] Whalley LJ, Deary IJ, Starr JM, et al. n-3 Fatty acid erythrocyte membrane content, APOE varepsilon4, and cognitive variation: an observational follow-up study in late adulthood. *Am J Clin Nutr.* 2008 Feb;87(2):449-54.

[113] Mazereeuw G, Lanctot KL, Chau SA, et al. Effects of omega-3 fatty acids on cognitive performance: a meta-analysis. *Neurobiol Aging.* 2012 Jul;33(7):1482. e17-29.

[114] Freemantle E, Vandal M, Tremblay-Mercier J, et al. Omega-3 fatty acids, energy substrates, and brain function during aging. *Prostaglandins Leukot Essent Fatty Acids.* 2006 Sep;75(3):213-20.

[115] Conquer JA, Tierney MC, Zecevic J, et al. Fatty acid analysis of blood plasma of patients with Alzheimer's disease, other types of dementia, and cognitive impairment. *Lipids.* 2000 Dec;35(12):1305-12.

[116] Schaefer EJ, Bongard V, Beiser AS, et al. Plasma phosphatidylcholine docosahexaenoic acid content and risk of dementia and Alzheimer disease: the Framingham Heart Study. *Arch Neurol.* 2006 Nov;63(11):1545-50.

[117] Freund-Levi Y, Eriksdotter-Jonhagen M, Cederholm T, et al. Omega-3 fatty acid treatment in 174 patients with mild to moderate Alzheimer disease: OmegAD study: a randomized double-blind trial. *Arch Neurol.* 2006 Oct;63(1):1402-8.

[118] Mazereeuw G, Lanctot KL, Chau SA, et al. Effects of omega-3 fatty acids on cognitive performance: a meta-analysis. *Neurobiol Aging.* 2012 Jul;33(7):1482. e17-29.

[119] Shinto L, Quinn J, Montine T, et al. A randomized placebo-controlled pilot trial of

omega-3 fatty acids and alpha lipoic acid in Alzheimer's disease. *J Alzheimers Dis.* 2014;38(1):111-20.

[120] Mazereeuw G, Lanctot KL, Chau SA, et al. Effects of omega-3 fatty acids on cognitive performance: a meta-analysis. *Neurobiol Aging.* 2012 Jul;33(7):1482. e17-29.

[121] Kalmijn S, Launer LJ, Ott A, et al. Dietary fat intake and the risk of incident dementia in the Rotterdam Study. *Ann Neurol.* 1997 Nov;42(5):776-82.

[122] Barberger-Gateau P, Letenneur L, Deschamps V, et al. Fish, meat, and risk of dementia: cohort study. *BMJ.* 2002 Oct 26;325(7370):932-3.

[123] Richardson AJ, Puri BK. A randomized double-blind, placebo-controlled study of the effects of supplementation with highly unsaturated fatty acids on ADHD-related symptoms in children with specific learning difficulties. *Prog Neuropsychopharmacol Biol Psychiatry.* 2002 Feb;26(2):233-9.

[124] Vancassel S, Durand G, Barthelemy C, et al. Plasma fatty acid levels in autistic children. *Prostaglandins Leukot Essent Fatty Acids.* 2001 Jul;65(1):1-7.

[125] Mamalakis G, Tornaritis M, Kafatos A. Depression and adipose essential polyunsaturated fatty acids. *Prostaglandins Leukot Essent Fatty Acids.* 2002 Nov;67(5):311-8.

[126] Mamalakis G, Kalogeropoulos N, Andrikopoulos N, et al. Depression and long chain n-3 fatty acids in adipose tissue in adults from Crete. *Eur J Clin Nutr.* 2006 Jul;60(7):882-8.

[127] Zanarini MC, Frankenburg FR. Omega-3 fatty acid treatment of women with borderline personality disorder: a double-blind, placebo-controlled pilot study. *Am J Psychiatry.* 2003 Jan;160(1):167-9.

[128] Assies J, Lieverse R, Vreken P, et al. Significantly reduced docosahexaenoic and docosapentaenoic acid concentrations in erythrocyte membranes from schizophrenic patients compared with a carefully matched control group. *Biol Psychiatry.* 2001 Mar 15;49(6):510-22.

[129] Hamazaki T, Sawazaki S, Itomura M, et al. Effect of docosahexaenoic acid on hostility. *World Rev Nutr Diet.* 2001;88:47-52.

[130] Mamalakis G, Kafatos A, Tornaritis M, et al. Anxiety and adipose essential fatty acid precursors for prostaglandin E1 and E2. *J Am Coll Nutr.* 1998 Jun;17(3):239-43.

[131] Shakeri J, Khanegi M, Golshani S, et al. Effects of omega-3 supplement in the treatment of patients with bipolar I disorder. *Int J Prev Med.* 2016 May 19;7:77.

[132] Vesco AT, Lehmann J, Gracious BL, et al. Omega-3 supplementation for psychotic mania and comorbid anxiety in children. *J Child Adolesc Psychopharmacol.* 2015 Sep 1;25(7):526-34.

[133] Cott J, Hibbeln JR. Lack of seasonal mood change in Icelanders. *Am J Psychiatry.* 2001 Feb;158(2):328.

[134] Wong-Ekkabut J, Xu Z, Triampo W, et al. Effect of lipid peroxidation on the properties of lipid bilayers: a molecular dynamics study. *Biophys J.* 2007 Dec 15;93(12):4225-36.

[135] Spiteller G. Peroxyl radicals: inductors of neurodegenerative and other inflammatory diseases. Their origin and how they transform cholesterol, phospholipids, plasmalogens, polyunsaturated fatty acids, sugars, and proteins into deleterious products. *Free Radic Biol Med.* 2006 Aug 1;41(3):362-87.

[136] Ibid.

[137] Ibid.

[138] Moran JH, Mon T, Hendrickson TL, et al. Defining mechanisms of toxicity for linoleic acid monoepoxides and diols in Sf-21 cells. *Chem Res Toxicol.* 2001 Apr;14(4):431-7.

[139] Montine TJ, Amarnath V, Martin ME, et al. E-4-hydroxy-2-nonenal is cytotoxic and cross-links cytoskeletal proteins in P19 neuroglial cultures. *Am J Pathol.* 1996 Jan;148(1):89-93.

[140] Best KP, Gold M, Kennedy D, et al. Omega-3 long-chain PUFA intake during pregnancy and allergic disease outcomes in the offspring: a systematic review and meta-analysis of observational studies and randomized controlled trials. *Am J Clin Nutr.* 2016 Jan;103(1):128-43.

[141] Ibid.

[142] Ibid.

[143] Maslova E, Strom M, Oken E, et al. Fish intake during pregnancy and the risk of child asthma and allergic rhinitis-longitudinal evidence from the Danish National Birth Cohort. *Br J Nutr.* 2013 Oct;110(7):1313-25.

[144] Nwaru BI, Erkkola M, Lumia M, et al. Maternal intake of fatty acids during pregnancy and allergies in the offspring. *Br J Nutr.* 2012 Aug;108(4):720-32.

[145] Jedrychowski W, Perera F, Maugeri U, et al. Effects of prenatal and perinatal exposure to fine air pollutants and maternal fish consumption on the occurrence of infantile eczema. *Int Arch Allergy Immunol.* 2011;155(3):275-81.

[146] Willers SM, Devereux G, Craig LC, et al. Maternal food consumption during pregnancy and asthma, respiratory and atopic symptoms in 5-year-old children. *Thorax.* 2007 Sep;62(9):773-9.

[147] Janakiram NB, Mohammed A, Rao CV. Role of lipoxins, resolvins, and other bioactive lipids in colon and pancreatic cancer. *Cancer Metastasis Rev.* 2011 Dec;30(3-4):507-23.

[148] Gonzalez MJ, Schemmel RA, Gray JI, et al. Effect of dietary fat on growth of MCF-7 and MDA-MB231 human breast carcinomas in athymic nude mice: relationship between carcinoma growth and lipid peroxidation product levels. *Carcinogenesis.* 1991 Jul;12(7):1231-5.

[149] Gonzalez MJ, Schemmel RA, Dugan L, Jr., et al. Dietary fish oil inhibits human breast carcinoma growth: a function of increased lipid peroxidation. *Lipids.* 1993 Sep;28(9):827-32.

[150] Hudson EA, Beck SA, Tisdale MJ. Kinetics of the inhibition of tumour growth in mice by eicosapentaenoic acid-reversal by linoleic acid. *Biochem Pharmacol.* 1993 Jun 9;45(11):2189-94.

[151] Conklin KA. Dietary polyunsaturated fatty acids: impact on cancer chemotherapy and radiation. *Altern Med Rev.* 2002 Feb;7(1):4-21.

[152] Ibid.

[153] Ibid.

[154] Ibid.

第 7 章

[1] Ogden CL, Carroll MD, Kit BK, et al. Prevalence of obesity in the United States, 2009-2010. *NCHS data brief.* 2012 Jan:(82)1-8.

[2] Yki-Jarvinen H. Fat in the liver and insulin resistance. *Ann Med.* 2005;37(5):34756.

[3] Jung SH, Ha KH, Kim DJ. Visceral Fat Mass Has Stronger Associations with Diabetes and Prediabetes than Other Anthropometric Obesity Indicators among Korean Adults. *Yonsei Med J.* 2016 May 1;57(3):674-80.

[4] Sheth SG, Chopra Sanjive. Epidemiology, clinical features, and diagnosis of nonalcoholic fatty liver disease in adults.

[5] Vernon G, Baranova A, Younossi ZM. Systematic review: the epidemiology and natural history of non-alcoholic fatty liver disease and non-alcoholic steatohepatitis in adults. *Aliment Pharmacol Ther.* 2011 Aug;34(3):274-85.

[6] Williams CD, Stengel J, Asike MI, et al. Prevalence of nonalcoholic fatty liver disease and nonalcoholic steatohepatitis among a largely middle-aged population utilizing ultrasound and liver biopsy: a prospective study. *Gastroenterology.* 2011 Jan;140(1):124-31.

[7] Menke A, Casagrande S, Geiss L, et al. Prevalence of and trends in diabetes among adults in the United States, 1988-2012. *JAMA.* 2015 Sep 8;314(1):1021-9.

[8] Lopategi A, Lopez-Vicario C, Alcaraz-Quiles J, et al. Role of bioactive lipid mediators in obese adipose tissue inflammation and endocrine dysfunction. *Mol Cell Endocrinol.* 2016 Jan5;419:44-59.

[9] Ibid.

[10] Claria J, Nguyen BT, Madenci AL, et al. Diversity of lipid mediators in human adipose tissue depots. *Am J Physiol Cell Physiol.* 2013 Jun 15;304(12):C1141-9.

[11] Claria J, Dalli J, Yacoubian S, et al. Resolvin D1 and resolvin D2 govern local inflammatory tone in obese fat. *J Immunol.* 2012 Sep 1;189(5):2597-605.

[12] Lopategi A, Lopez-Vicario C, Alcaraz-Quiles J, et al. Role of bioactive lipid mediators in obese adipose tissue inflammation and endocrine dysfunction. *Mol Cell Endocrinol.* 2016 Jan5;419:44-59.

[13] White PJ, Arita M, Taguchi R, et al. Transgenic restoration of long-chain n-3 fatty

acids in insulin target tissues improves resolution capacity and alleviates obesity-linked inflammation and insulin resistance in high-fat-fed mice. *Diabetes*. 2010 Dec;59(12):3066-73.

[14] Neuhofer A, Zeyda M, Mascher D, et al. Impaired local production of proresolving lipid mediators in obesity and 17-HDHA as a potential treatment for obesity-associated inflammation. *Diabetes*. 2013 Jun;62(6):1945-56.

[15] Hellmann J, Tang Y, Kosuri M, et al. Resolvin D1 decreases adipose tissue macrophage accumulation and improves insulin sensitivity in obese-diabetic mice. *FASEB J*. 2011 Jul;25(7):2399-407.

[16] Lopategi A, Lopez-Vicario C, Alcaraz-Quiles J, et al. Role of bioactive lipid mediators in obese adipose tissue inflammation and endocrine dysfunction. *Mol Cell Endocrinol*. 2016 Jan5;419:44-59.

[17] Ibid.

[18] Guyenet SJ, Carlson SE. Increase in adipose tissue linoleic acid of US adults in the last half century. *Advances in Nutrition*. 2015 Nov 1;6(6):660-4.

[19] Surette ME, Koumenis IL, Edens MB, et al. Inhibition of leukotriene synthesis, pharmacokinetics, and tolerability of a novel dietary fatty acid formulation in healthy adult subjects. *Clin Ther*. 2003 Mar;25(3):948-71.

[20] James MJ, Gibson RA, Cleland LG. Dietary polyunsaturated fatty acids and inflammatory mediator production. *Am J Clin Nutr*. 2000 Jan;71(1 Suppl):343s-8s.

[21] Manole, Bogdan A. "Effect of Alpha-Linolenic Acid on Global Fatty Oxidation in Adipocytes and Skeletal Muscle Cells" [honors thesis project]. University of Tennessee; 2011.

[22] Ikemoto S, Takahashi M, Tsunoda N, et al. High-fat diet-induced hyperglycemia and obesity in mice: differential effects of dietary oils. *Metabolism*. 1996 Dec;45(12):1539-46.

[23] Hill JO, Peters JC, Lin D, et al. Lipid accumulation and body fat distribution is influenced by type of dietary fat fed to rats. *Int J Obes Relat Metab Disord*. 1993 Apr;17(4):223-36.

[24] Flachs P, Rossmeisl M, Kuda O, et al. Stimulation of mitochondrial oxidative

capacity in white fat independent of UCP1: a key to lean phenotype. *Biochim Biophys Acta.* 2013 May;1831(5):986-1003.

[25] Flachs P, Horakova O, Brauner P, et al. Polyunsaturated fatty acids of marine origin upregulate mitochondrial biogenesis and induce beta-oxidation in white fat. *Diabetologia.* 2005 Nov;48(11):2365-75.

[26] Hensler M, Bardova K, Jilkova ZM, et al. The inhibition of fat cell proliferation by n-3 fatty acids in dietary obese mice. *Lipids Health Dis.* 2011 Aug 2;10:128.

[27] Ruzickova J, Rossmeisl M, Prazak T, et al. Omega-3 PUFA of marine origin limit diet-induced obesity in mice by reducing cellularity of adipose tissue. *Lipids.* 2004 Dec;39(12):1177-85.

[28] Spalding KL, Arner E, Westermark PO, et al. Dynamics of fat cell turnover in humans. *Nature.* 2008 Jun 5;453(7196):783-7.

[29] Azain MJ. Role of fatty acids in adipocyte growth and development. *J Anim Sci.* 2004 Mar;82(3):916-24.

[30] Hutley LJ, Newell FM, Joyner JM, et al. Effects of rosiglitazone and linoleic acid on human preadipocyte differentiation. *Eur J Clin Invest.* 2003 Jul;33(7):574-81.

[31] Alvheim AR, Malde MK, Osei-Hyiaman D, et al. Dietary linoleic acid elevates endogenous 2-AG and anandamide and induces obesity. *Obesity (Silver Spring).* 2012 Oct;20(1):1984-94.

[32] Massiera F, Saint-Marc P, Seydoux J, et al. Arachidonic acid and prostacyclin signaling promote adipose tissue development: a human health concern? *J Lipid Res.* 2003 Feb;44(2):271-9.

[33] Moon RJ, Harvey NC, Robinson SM, et al. Maternal plasma polyunsaturated fatty acid status in late pregnancy is associated with offspring body composition in childhood. *J Clin Endocrinol Metab.* 2013 Jan;98(1):299-307.

[34] Donahue SM, Rifas-Shiman SL, Gold DR, et al. Prenatal fatty acid status and child adiposity at age 3 y: results from a US pregnancy cohort. *Am J Clin Nutr.* 2011 Apr;93(4):780-8.

[35] Hill JO, Peters JC, Lin D, et al. Lipid accumulation and body fat distribution is influenced by type of dietary fat fed to rats. *Int J Obes Relat Metab Disord.* 1993

Apr;17(4):223-36.

[36] Su W, Jones PJ. Dietary fatty acid composition influences energy accretion in rats. *J Nutr.* 1993 Dec;123(12):2109-14.

[37] Baillie RA, Takada R, Nakamura M, et al. Coordinate induction of peroxisomal acyl-CoA oxidase and UCP-3 by dietary fish oil: a mechanism for decreased body fat deposition. *Prostaglandins Leukot Essent Fatty Acids.* 1999 MayJun;60(5-6):351-6.

[38] Belzung F, Raclot T, Groscolas R. Fish oil n-3 fatty acids selectively limit the hypertrophy of abdominal fat depots in growing rats fed high-fat diets. *Am J Physiol.* 1993 Jun;264(6 Pt 2):R1111-8.

[39] Kunesova M, Braunerova R, Hlavaty P, et al. The influence of n-3 polyunsaturated fatty acids and very low calorie diet during a short-term weight reducing regimen on weight loss and serum fatty acid composition in severely obese women. *Physiol Res.* 2006;55(1):63-72.

[40] Ibid.

[41] Thorsdottir I, Tomasson H, Gunnarsdottir I, et al. Randomized trial of weightloss-diets for young adults varying in fish and fish oil content. *Int J Obes (Lond).* 2007 Oct;31(1):1560-6.

[42] Mater MK, Thelen AP, Pan DA, et al. Sterol response element-binding protein 1c (SREBP1c) is involved in the polyunsaturated fatty acid suppression of hepatic S14 gene transcription. *J Biol Chem.* 1999 Nov;274(46):32725-32.

[43] Hulbert AJ, Else PL. Membranes as possible pacemakers of metabolism. *J Theor Biol.* 1999 Aug 7;199(3):257-74.

[44] Allport S. The queen of fats: why omega-3s were removed from the western diet and what we can do to replace them. Oakland (CA): University of California Press; 2006. 232 p.

[45] Hulbert AJ, Else PL. Membranes as possible pacemakers of metabolism. *J Theor Biol.* 1999 Aug 7;199(3):257-74.

[46] Ibid.

[47] Smith GI, Atherton P, Reeds DN, et al. Dietary omega-3 fatty acid supplementation increases the rate of muscle protein synthesis in older adults: a randomized

controlled trial. *Am J Clin Nutr.* 2011 Feb;93(2):402-12.

[48] Smith GI, Julliand S, Reeds DN, et al. Fish oil-derived n-3 PUFA therapy increases muscle mass and function in healthy older adults. *Am J Clin Nutr.* 2015 Jul;102(1):115-22.

[49] Gingras AA, White PJ, Chouinard PY, et al. Long-chain omega-3 fatty acids regulate bovine whole-body protein metabolism by promoting muscle insulin signalling to the Akt-mTOR-S6K1 pathway and insulin sensitivity. *J Physiol.* 2007 Feb 15;579(Pt 1):269-84.

[50] Alexander JW, Saito H, Trocki O, et al. The importance of lipid type in the diet after burn injury. *Ann Surg.* 1986 Jul;204(1):1-8.

[51] Berbert AA, Kondo CR, Almendra CL, et al. Supplementation of fish oil and olive oil in patients with rheumatoid arthritis. *Nutrition.* 2005 Feb;21(2):131-6.

[52] Murphy RA, Mourtzakis M, Chu QS, et al. Nutritional intervention with fish oil provides a benefit over standard of care for weight and skeletal muscle mass in patients with nonsmall cell lung cancer receiving chemotherapy. *Cancer.* 2011 Apr 15;117(8):1775-82.

[53] Rodacki CL, Rodacki AL, Pereira G, et al. Fish-oil supplementation enhances the effects of strength training in elderly women. *Am J Clin Nutr.* 2012 Feb;95(2):428-36.

[54] Ryan AM, Reynolds JV, Healy L, et al. Enteral nutrition enriched with eicosapentaenoic acid (EPA) preserves lean body mass following esophageal cancer surgery: results of a double-blinded randomized controlled trial. *Ann Surg.* 2009 Mar;249(3):355-63.

[55] Whitehouse AS, Smith HJ, Drake JL, et al. Mechanism of attenuation of skeletal muscle protein catabolism in cancer cachexia by eicosapentaenoic acid. *Cancer Res.* 2001 May;61(9):3604-9.

[56] Smith GI, Julliand S, Reeds DN, et al. Fish oil-derived n-3 PUFA therapy increases muscle mass and function in healthy older adults. *Am J Clin Nutr.* 2015 Jul;102(1):115-22.

[57] Jucker BM, Cline GW, Barucci N, et al. Differential effects of safflower oil versus

fish oil feeding on insulin-stimulated glycogen synthesis, glycolysis, and pyruvate dehydrogenase flux in skeletal muscle: a 13C nuclear magnetic resonance study. *Diabetes.* 1999 Jan;48(1):134-40.

[58] Neschen S, Moore I, Regittnig W, et al. Contrasting effects of fish oil and safflower oil on hepatic peroxisomal and tissue lipid content. *Am J Physiol Endocrinol Metab.* 2002 Feb;282(2):E395-401.

[59] Vaughan RA, Garcia-Smith R, Bisoffi M, et al. Conjugated linoleic acid or omega 3 fatty acids increase mitochondrial biosynthesis and metabolism in skeletal muscle cells. *Lipids Health Dis.* 2012 Oct 30;11:142.

[60] Rodacki CL, Rodacki AL, Pereira G, et al. Fish-oil supplementation enhances the effects of strength training in elderly women. *Am J Clin Nutr.* 2012 Feb;95(2):428-36.

[61] Peoples GE, McLennan PL, Howe PR, et al. Fish oil reduces heart rate and oxygen consumption during exercise. *J Cardiovasc Pharmacol.* 2008 Dec;52(6):540-7.

第 8 章

[1] Van Woudenbergh GJ, Kuijsten A, Van der Kallen CJ, et al. Comparison of fatty acid proportions in serum cholesteryl esters among people with different glucose tolerance status: the CoDAM study. *Nutr Metab Cardiovasc Dis.* 2012 Feb;22(2):133-40.

[2] Adapted from Eicosanoids. *Wikipedia.*

[3] Van Woudenbergh GJ, Kuijsten A, Van der Kallen CJ, et al. Comparison of fatty acid proportions in serum cholesteryl esters among people with different glucose tolerance status: the CoDAM study. *Nutr Metab Cardiovasc Dis.* 2012 Feb;22(2):133-40.

[4] Salomaa V, Ahola I, Tuomilehto J, et al. Fatty acid composition of serum cholesterol esters in different degrees of glucose intolerance: a population-based study. *Metabolism.* 1990 Dec;39(1):1285-91.

[5] Steffen LM, Vessby B, Jacobs DR, Jr., et al. Serum phospholipid and cholesteryl ester fatty acids and estimated desaturase activities are related to overweight and cardiovascular risk factors in adolescents. *Int J Obes (Lond).* 2008 Aug;32(8):1297-304.

[6] Warensjo E, Rosell M, Hellenius ML, et al. Associations between estimated fatty acid desaturase activities in serum lipids and adipose tissue in humans: links to obesity and

insulin resistance. *Lipids Health Dis.* 2009 Aug 27;8:37.

[7] Pan DA, Lillioja S, Milner MR, et al. Skeletal muscle membrane lipid composition is related to adiposity and insulin action. *J Clin Invest.* 1995 Dec;96(6):2802-8.

[8] Brenner RR. Hormonal modulation of delta6 and delta5 desaturases: case of diabetes. *Prostaglandins Leukot Essent Fatty Acids.* 2003 Feb;68(2):151-62.

[9] Ibid.

[10] Bezard J, Blond JP, Bernard A, et al. The metabolism and availability of essential fatty acids in animal and human tissues. *Reprod Nutr Dev.* 1994;34(6):539-68.

[11] Emken EA, Adlof RO, Gulley RM. Dietary linoleic acid influences desaturation and acylation of deuterium-labeled linoleic and linolenic acids in young adult males. *Biochim Biophys Acta.* 1994 Aug 4;1213(3):277-88.

[12] St-Onge MP, Bosarge A, Goree LL, et al. Medium chain triglyceride oil consumption as part of a weight loss diet does not lead to an adverse metabolic profile when compared to olive oil. *J Am Coll Nutr.* 2008 Oct;27(5):547-52.

[13] Van Wymelbeke V, Himaya A, Louis-Sylvestre J, et al. Influence of medium-chain and long-chain triacylglycerols on the control of food intake in men. *Am J Clin Nutr.* 1998 Aug;68(2):226-34.

[14] Mumme K, Stonehouse W. Effects of medium-chain triglycerides on weight loss and body composition: a meta-analysis of randomized controlled trials. *J Acad Nutr Diet.* 2015 Feb;115(2):249-63.

[15] Binnert C, Pachiaudi C, Beylot M, et al. Influence of human obesity on the metabolic fate of dietary long-and medium-chain triacylglycerols. *Am J Clin Nutr.* 1998 Apr;67(4):595-601.

[16] Assuncao ML, Ferreira HS, dos Santos AF, et al. Effects of dietary coconut oil on the biochemical and anthropometric profiles of women presenting abdominal obesity. *Lipids.* 2009 Jul;44(7):593-601.

[17] Liau KM, Lee YY, Chen CK, et al. An open-label pilot study to assess the efficacy and safety of virgin coconut oil in reducing visceral adiposity. *ISRN Pharmacol.* 2011;2011:949686.

[18] DeLany JP, Windhauser MM, Champagne CM, et al. Differential oxidation of

individual dietary fatty acids in humans. *Am J Clin Nutr.* 2000 Oct;72(4):905-11.

[19] Lasekan JB, Rivera J, Hirvonen MD, et al. Energy expenditure in rats maintained with intravenous or intragastric infusion of total parenteral nutrition solutions containing medium-or long-chain triglyceride emulsions. *J Nutr.* 1992 Jul;122(7):1483-92.

[20] DeLany JP, Windhauser MM, Champagne CM, et al. Differential oxidation of individual dietary fatty acids in humans. *Am J Clin Nutr.* 2000 Oct;72(4):905-11.

[21] Ibid.

[22] Leyton J, Drury PJ, Crawford MA. Differential oxidation of saturated and unsaturated fatty acids in vivo in the rat. *Br J Nutr.* 1987 May;57(3):383-93.

[23] Lasekan JB, Rivera J, Hirvonen MD, et al. Energy expenditure in rats maintained with intravenous or intragastric infusion of total parenteral nutrition solutions containing medium-or long-chain triglyceride emulsions. *J Nutr.* 1992 Jul;122(7):1483-92.

[24] McCarty MF, DiNicolantonio JJ. Lauric acid-rich medium-chain triglycerides can substitute for other oils in cooking applications and may have limited pathogenicity. *Open Heart.* 2016 Jul 27;3(2):105.

[25] von Schacky C. Cardiovascular disease prevention and treatment. *Prostaglandins Leukot Essent Fatty Acids.* 2009 Aug-Sep;81(2-3):193-8.

[26] Ibid.

[27] Bunea R, El Farrah K, Deutsch L. Evaluation of the effects of Neptune Krill Oil on the clinical course of hyperlipidemia. *Altern Med Rev.* 2004 Dec;9(4):420-8.

[28] Schuchardt JP, Schneider I, Meyer H, et al. Incorporation of EPA and DHA into plasma phospholipids in response to different omega-3 fatty acid formulations-a comparative bioavailability study of fish oil vs. krill oil. *Lipids Health Dis.* 2011 Aug 22;10:145.

[29] Neubronner J, Schuchardt JP, Kressel G, et al. Enhanced increase of omega-3 index in response to long-term n-3 fatty acid supplementation from triacylglycerides versus ethyl esters. *Eur J Clin Nutr.* 2011 Deb;65(2):247-54.

[30] Dyerberg J, Madsen P, Moller JM, et al. Bioavailability of marine n-3 fatty acid

formulations. *Prostaglandins Leukot Essent Fatty Acids.* 2010 Sep;83(3):137-41.

[31] Krill. *Nat* Geog.

[32] Ulven SM, Kirkhus B, Lamglait A, et al. Metabolic effects of krill oil are essentially similar to those of fish oil but at lower dose of EPA and DHA, in healthy volunteers. *Lipids.* 2011 Jan;46(1):37-46.

[33] Nguyen LN, Ma D, Shui G, et al. Mfsd2a is a transporter for the essential omega-3 fatty acid docosahexaenoic acid. *Nature.* 2014 May 22;509(7501):5036.

[34] Alakbarzade V, Hameed A, Quek DQ, et al. A partially inactivating mutation in the sodium-dependent lysophosphatidylcholine transporter MFSD2A causes a non-lethal microcephaly syndrome. *Nat Genet.* 2015 Jul;47(7):814-7.

[35] Guemez-Gamboa A, Nguyen LN, Yang H, et al. Inactivating mutations in MFSD2A, required for omega-3 fatty acid transport in brain, cause a lethal microcephaly syndrome. *Nat Genet.* 2015 Jul;47(7):809-13.

[36] Nishida Y, Yamashita E, Miki W, et al. Quenching activities of common hydrophilic and lipophilic antioxidants against singlet oxygen using chemiluminescence detection system. *Carotenoid Science.* 2007 Jan;11(6):16-20.

[37] Corbin KD, Zeisel SH. Choline metabolism provides novel insights into nonalcoholic fatty liver disease and its progression. *Curr Opin Gastroenterol.* 2012 Mar;28(2):159-65.

[38] Nguyen LN, Ma D, Shui G, et al. Mfsd2a is a transporter for the essential omega-3 fatty acid docosahexaenoic acid. *Nature.* 2014 May 22;509(7501):503-6.

[39] Alakbarzade V, Hameed A, Quek DQ, et al. A partially inactivating mutation in the sodium-dependent lysophosphatidylcholine transporter MFSD2A causes a non-lethal microcephaly syndrome. *Nat Genet.* 2015 Jul;47(7):814-7.

[40] Guemez-Gamboa A, Nguyen LN, Yang H, et al. Inactivating mutations in MFSD2A, required for omega-3 fatty acid transport in brain, cause a lethal microcephaly syndrome. *Nat Genet.* 2015 Jul;47(7):809-13.

[41] MSC labelled Aker Biomarine krill products are from a sustainable and well-manager fishery.

[42] Ulven SM, Kirkhus B, Lamglait A, et al. Metabolic effects of krill oil are essentially

similar to those of fish oil but at lower dose of EPA and DHA, in healthy volunteers. *Lipids*. 2011 Jan;46(1):37-46.

[43] Krill oil. Monograph. *Altern Med Rev.* 2010 Apr;15(1):84-6.

[44] Maki KC, Reeves MS, Farmer M, et al. Krill oil supplementation increases plasma concentrations of eicosapentaenoic and docosahexaenoic acids in overweight and obese men and women. *Nutr Res.* 2009 Sep;29(9):609-15.

[45] Deutsch L. Evaluation of the effect of Neptune Krill Oil on chronic inflammation and arthritic symptoms. *J Am Coll Nutr.* 2007 Feb;26(1):39-48.

[46] Sampalis F, Bunea R, Pelland MF, et al. Evaluation of the effects of Neptune Krill Oil on the management of premenstrual syndrome and dysmenorrhea. *Altern Med Rev.* 2003 May;8(2):171-9.

[47] Gamma-linolenic acid (GLA). Monograph. *Altern Med Rev.* 2004 Mar;9(1):70-8.

[48] Ibid.

[49] Leventhal LJ, Boyce EG, Zurier RB. Treatment of rheumatoid arthritis with gammalinolenic acid. *Ann Intern Med.* 1993 Nov 1;119(9):867-73.

[50] Zurier RB, Rossetti RG, Jacobson EW, et al. gamma-Linolenic acid treatment of rheumatoid arthritis. A randomized, placebo-controlled trial. *Arthritis Rheum.* 1996 Nov;39(11):1808-17.

[51] Gamma-linolenic acid (GLA). Monograph. *Altern Med Rev.* 2004 Mar;9(1):70-8.

[52] Leventhal LJ, Boyce EG, Zurier RB. Treatment of rheumatoid arthritis with blackcurrant seed oil. *Br J Rheumatol.* 1994 Sep;33(9):847-52.

[53] Melnik BC, Plewig G. Is the origin of atopy linked to deficient conversion of omega-6-fatty acids to prostaglandin E1? *J Am Acad Dermatol.* 1989 Sep;21(3 Pt 1):557-63.

[54] Morse PF, Horrobin DF, Manku MS, et al. Meta-analysis of placebo-controlled studies of the efficacy of Epogam in the treatment of atopic eczema. Relationship between plasma essential fatty acid changes and clinical response. *Br J Dermatol.* 1989 Jul;121(1):75-90.

[55] Horrobin DF. Nutritional and medical importance of gamma-linolenic acid. *Prog Lipid Res.* 1992;31(2):163-94.

[56] Hansen AE. Essential fatty acids and infant nutrition; Borden award address.

Pediatrics 1958 Mar;21(3):494-501.

[57] Surette ME, Stull D, Lindemann J. The impact of a medical food containing gammalinolenic and eicosapentaenoic acids on asthma management and the quality of life of adult asthma patients. *Curr Med Res Opin.* 2008 Feb;24(2):559-67.

[58] Brush MG, Watson SJ, Horrobin DF, et al. Abnormal essential fatty acid levels in plasma of women with premenstrual syndrome. *Am J Obstet Gynecol.* 1984 Oct;150(4):363-6.

[59] Arnold LE, Pinkham SM, Votolato N. Does zinc moderate essential fatty acid and amphetamine treatment of attention-deficit/hyperactivity disorder? *J Child Adolesc Psychopharmacol.* 2000 Summer;10(2):111-7.

[60] Kruger MC, Coetzer H, de Winter R, et al. Calcium, gamma-linolenic acid and eicosapentaenoic acid supplementation in senile osteoporosis. *Aging (Milano).* 1998 Oct;10(5):385-94.

[61] Barabino S, Rolando M, Camicione P, et al. Systemic linoleic and gammalinolenic acid therapy in dry eye syndrome with an inflammatory component. *Cornea.* 2003 Mar;22(2):97-101.

[62] Guillaume D, Charrouf Z. Argan oil. Monograph. *Altern Med Rev.* 2011 Sep;16(3):275-9.

[63] Charrouf Z, Guillaume D. Should the amazigh diet (regular and moderate arganoil consumption) have a beneficial impact on human health? *Crit Rev Food Sci Nutr.* 2010 May;50(5):473-7.

[64] Guillaume D, Charrouf Z. Argan oil. Monograph. *Altern Med Rev.* 2011 Sep;16(3):275-9.

[65] Ibid.

[66] Harhar H, Gharby S, Kartah B, et al. Influence of argan kernel roasting-time on virgin argan oil composition and oxidative stability. *Plant Foods Hum Nutr.* 2011 Jan;66(2):163-8.

[67] Guillaume D, Charrouf Z. Argan oil. Monograph. *Altern Med Rev.* 2011 Sep;16(3):275-9.

[68] Ibid.

[69] Dobrev H. Clinical and instrumental study of the efficacy of a new sebum control cream. *J Cosmet Dermatol.* 2007 Jun;6(2):113-8.

[70] Berrougui H, Ettaib A, Herrera Gonzalez MD, et al. Hypolipidemic and hypocholesterolemic effect of argan oil (Argania spinosa L.) in Meriones shawi rats. *J Ethnopharmacol.* 2003 Nov;89(1):15-8.

[71] Derouiche A, Cherki M, Drissi A, et al. Nutritional intervention study with argan oil in man: effects on lipids and apolipoproteins. *Ann Nutr Metab.* 2005 May-Jun;49(3):196-201.

[72] Berrougui H, Cloutier M, Isabelle M, et al. Phenolic-extract from argan oil (Argania spinosa L.) inhibits human low-density lipoprotein (LDL) oxidation and enhances cholesterol efflux from human THP-1 macrophages. *Atherosclerosis.* 2006 Feb;184(2):389-96.

[73] Cherki M, Derouiche A, Drissi A, et al. Consumption of argan oil may have an antiatherogenic effect by improving paraoxonase activities and antioxidant status: Intervention study in healthy men. *Nutr Metab Cardiovasc Dis.* 2005 Oct;15(5):352-60.

[74] Ould Mohamedou MM, Zouirech K, El Messal M, et al. Argan oil exerts an antiatherogenic effect by improving lipids and susceptibility of LDL to oxidation in type 2 diabetes patients. *Int J Endocrinol.* 2011;2011:747835.

[75] Ibid.

[76] Haimeur A, Messaouri H, Ulmann L, et al. Argan oil prevents prothrombotic complications by lowering lipid levels and platelet aggregation, enhancing oxidative status in dyslipidemic patients from the area of Rabat (Morocco). *Lipids Health Dis.* 2013;12:107.

[77] Ibid.

[78] Mekhfi H, Belmekki F, Ziyyat A, et al. Antithrombotic activity of argan oil: an in vivo experimental study. *Nutrition.* 2012 Sep;28(9):937-41.

[79] El Midaoui A, Haddad Y, Couture R. Beneficial effects of argan oil on blood pressure, insulin resistance, and oxidative stress in rat. *Nutrition.* 2016 Oct;32(10):1132-7.

[80] Bellahcen S, Hakkou Z, Ziyyat A, et al. Antidiabetic and antihypertensive effect of Virgin Argan Oil in model of neonatal streptozotocin-induced diabetic and

l-nitroarginine methylester (l-NAME) hypertensive rats. *J. Complement Integr Med.* 2013 Jul 6;10.

[81] Berrougui H, Alvarez de Sotomayor M, Perez-Guerrero C, et al. Argan (Argania spinosa) oil lowers blood pressure and improves endothelial dysfunction in spontaneously hypertensive rats. *Br J Nutr.* 2004 Dec;92(6):921-9.

[82] Berrada Y, Settaf A, Baddouri K, et al. [Experimental evidence of an antihypertensive and hypocholesterolemic effect of oil of argan, Argania sideroxylon]. *Therapie.* 2000 May-Jun;55(3):375-8.

[83] Guillaume D, Charrouf Z. Argan oil. Monograph. *Altern Med Rev.* 2011 Sep;16(3):275-9.

第 9 章

[1] Daley CA, Abbott A, Doyle PS, et al. A review of fatty acid profiles and antioxidant content in grass-fed and grain-fed beef. *Nutr J.* 2010 Mar;9:10.

[2] Moyad MA. An introduction to dietary/supplemental omega-3 fatty acids for general health and prevention: part I. *Urol Oncol.* 2005 Jan-Feb;23(1):28-35.

[3] Arab-Tehrany E, Jacquot M, Gaiani C, et al. Beneficial effects and oxidative stability of omega-3 long-chain polyunsaturated fatty acids. *Trends in Food Science & Technology.* 2012 May;25(1):24-33.

[4] Modified from Arab-Tehrany E, Jacquot M, Gaiani C, et al. Beneficial effects and oxidative stability of omega-3 long-chain polyunsaturated fatty acids. *Trends in Food Science & Technology.* 2012 May;25(1):24-33.

[5] How safe is your shrimp? *Consumer Reports.* 2015 Apr 24.

[6] Wild caught vs. farm raised. *Carson & Co.*

[7] Au WW. Susceptibility of children to environmental toxic substances. *Int J Hyg Env Health.* 2002; 205(1).

[8] DiNicolantonio JJ, McCarty MF, Chatterjee S, et al. A higher dietary ratio of long-chain omega-3 to total omega-6 fatty acids for prevention of COX-2-dependent adenocarcinomas. *Nutr Cancer.* 2014;66(8):1279-84.

[9] *Selfnutritiondata.*

[10] Herrera-Camacho J, Soberano-Martinez A, Orozco Duran KE. Effect of fatty acids on reproductive performance of ruminants. *Artificial Insemination in Farm Animals.* 2011 Jun 21:217-242.

[11] *USDA Food Composition Databases.*

[12] Adapted from Rodriguez-Leyva D, Dupasquier CM, McCullough R, et al. The cardiovascular effects of flaxseed and its omega-3 fatty acid, alpha-linolenic acid. *Can J Cardiol.* 2010 Nov;26(9):489-96.

[13] James MJ, Gibson RA, Cleland LG. Dietary polyunsaturated fatty acids and inflammatory mediator production. *Am J Clin Nutr.* 2000 Jan;71(1 Suppl):343s8s.

[14] Rallidis LS, Paschos G, Liakos GK, et al. Dietary alpha-linolenic acid decreases C-reactive protein, serum amyloid A and interleukin-6 in dyslipidaemic patients. *Atherosclerosis.* 2003 Apr;167(2):237-42.

[15] Paschos GK, Rallidis LS, Liakos GK, et al. Background diet influences the anti-inflammatory effect of alpha-linolenic acid in dyslipidaemic subjects. *Br J Nutr.* 2004 Oct;92(4):649-55.

[16] Bemelmans WJ, Lefrandt JD, Feskens EJ, et al. Increased alpha-linolenic acid intake lowers C-reactive protein, but has no effect on markers of atherosclerosis. *Eur J Clin Nutr.* 2004 Jul;58(7):1083-9.

[17] Allman MA, Pena MM, Pang D. Supplementation with flaxseed oil versus sunflowerseed oil in healthy young men consuming a low fat diet: effects on platelet composition and function. *Eur J Clin Nutr.* 1995 Mar;49(3):169-78.

[18] Zhao G, Etherton TD, Martin KR, et al. Dietary alpha-linolenic acid reduces inflammatory and lipid cardiovascular risk factors in hypercholesterolemic men and women. *J Nutr.* 2004 Nov;134(11):2991-7.

[19] Faintuch J, Horie LM, Barbeiro HV, et al. Systemic inflammation in morbidly obese subjects: response to oral supplementation with alpha-linolenic acid. *Obes Surg.* 2007 Mar;17(3):341-7.

[20] Mandasescu S, Mocanu V, Dascalita AM, et al. Flaxseed supplementation in hyperlipidemic patients. *Rev Med Chir Soc Med Nat Iasi.* 2005 JulSep;109(3):502-6.

[21] Bloedon LT, Balikai S, Chittams J, et al. Flaxseed and cardiovascular risk factors:

results from a double blind, randomized, controlled clinical trial. *J Am Coll Nutr.* 2008 Feb;27(1):65-74.

[22] Mandasescu S, Mocanu V, Dascalita AM, et al. Flaxseed supplementation in hyperlipidemic patients. *Rev Med Chir Soc Med Nat Iasi.* 2005 JulSep;109(3):502-6.

[23] Kawakami Y, Yamanaka-Okumura H, Naniwa-Kuroki Y, et al. Flaxseed oil intake reduces serum small dense low-density lipoprotein concentrations in Japanese men: a randomized, double blind, crossover study. *Nutr J.* 2015 Apr 21;14:39.

[24] Ibid.

[25] Manda D, Giurcaneanu G, Ionescu L, et al. Lipid profile after alpha-linolenic acid (ALA) enrichedeggs diet: a study on healthy volunteers. *Archiva Zootechnica.* 2008;11(2):35-41.

[26] Daley CA, Abbott A, Doyle PS, et al. A review of fatty acid profiles and antioxidant content in grass-fed and grain-fed beef. *Nutr J.* 2010 Mar;9:10.

[27] Ibid.

[28] Pariza MW, Park Y, Cook ME. Mechanisms of action of conjugated linoleic acid: evidence and speculation. *Proc Soc Exp Biol Med.* 2000 Jan;223(1):8-13.

[29] Moon HS. Biological effects of conjugated linoleic acid on obesity-related cancers. *Chem Biol Interact.* 2014 Dec 5;224:189-95.

[30] Daley CA, Abbott A, Doyle PS, et al. A review of fatty acid profiles and antioxidant content in grass-fed and grain-fed beef. *Nutrition journal* 2010;9:10.

[31] Dhiman TR, Anand GR, Satter LD, et al. Conjugated linoleic acid content of milk from cows fed different diets. *J Dairy Sci.* 1999 Oct;82(1):2146-56.

[32] Lehnen TE, da Silva MR, Camacho A, et al. A review on effects of conjugated linoleic fatty acid (CLA) upon body composition and energetic metabolism. *J Int Soc Sports Nutr.* 2015;12:36.

[33] McCrorie TA, Keaveney EM, Wallace JM, et al. Human health effects of conjugated linoleic acid from milk and supplements. *Nutr Res Rev.* 2011 Dec;24(2):206-27.

[34] Gaullier JM, Halse J, Hoivik HO, et al. Six months supplementation with conjugated linoleic acid induces regional-specific fat mass decreases in overweight and obese. *Br J Nutr.* 2007 Mar;97(3):550-60.

[35] Wang Y, Jones PJ. Dietary conjugated linoleic acid and body composition. *Am J Clin Nutr.* 2004 Jun;79(6 Suppl):1153s-8s.

[36] Daley CA, Abbott A, Doyle PS, et al. A review of fatty acid profiles and antioxidant content in grass-fed and grain-fed beef. *Nutr J.* 2010 Mar;9:10.

[37] Ibid.

[38] Ibid.

[39] Ibid.

[40] Descalzo AM, Rossetti L, Grigioni G, et al. Antioxidant status and odour profile in fresh beef from pasture or grain-fed cattle. *Meat Sci.* 2007 Feb;75(2):299-307.

[41] Gatellier P, Mercier Y, Renerre M. Effect of diet finishing mode (pasture or mixed diet) on antioxidant status of Charolais bovine meat. *Meat Sci.* 2004 Jul;67(3):385-94.

[42] Daley CA, Abbott A, Doyle PS, et al. A review of fatty acid profiles and antioxidant content in grass-fed and grain-fed beef. *Nutr J.* 2010 Mar;9:10.

[43] Mercola J. The unsavory aspects of farmed shrimp. *Mercola.* 2013 Aug 14.

[44] How safe is your shrimp? *Consumer Reports.* 2015 Apr 24.

[45] Gunnars K. Grass-fed vs. grain-fed beef—what's the difference? *Healthline.* 2018 May 7.

[46] Robinson J. Health benefits of grass-fed products. *Eatwild.*

[47] Ibid.

[48] Chicken, broilers or fryers, back, meat and skin, cooked, rotisserie, original seasoning. *Selfnutritiondata.*

[49] Pork, fresh, loin, blade (chops), bone-in, separable lean and fat, cooked, braised. *Selfnutritiondata.*

[50] Beef, tenderloin, separable lean and fat, trimmed to 0" fat, all grades, cooked, broiled. *Selfnutritiondata.*

致　谢

感谢尼尔斯·赫米和杰克·托葛海尔，他们对本书做出了无法估量的贡献。

——詹姆斯·迪尼可兰东尼奥博士

感谢挪威阿克海洋生物公司首席科学家尼尔斯·赫米博士，感谢他为我们提供了有关 ω–3 脂肪酸的技术支持。

——约瑟夫·麦克拉博士